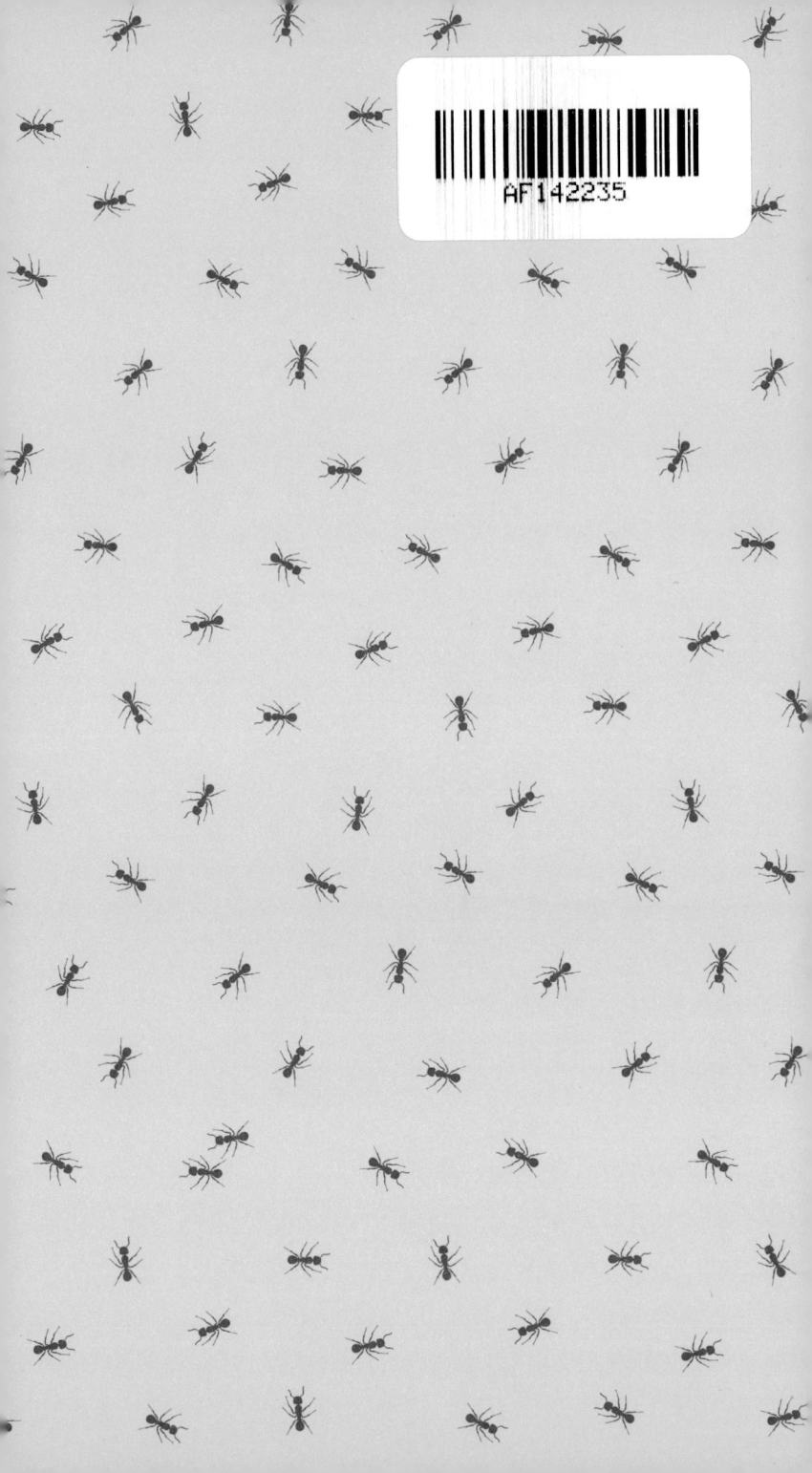

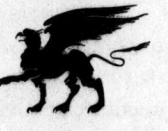

Tauchen Sie ein in dieses einzigartige, überraschende und fesselnde A–Z-Kompendium, um zu entdecken, wie unsere Fixierungen vom Mittelalter bis heute Gestalt angenommen haben. Und finden Sie heraus, ob auch Sie eine unentdeckte Angst oder Obsession haben.

Kate Summerscale, geboren 1965, ist Bestsellerautorin und wurde mehrfach für ihre Bücher ausgezeichnet. Sie lebt im Norden Londons. Online findet man sie unter: katesummerscale.com

Kate Summerscale

DAS BUCH DER
PHOBIEN
&
MANIEN

Eine Geschichte der Welt
in 99 Obsessionen

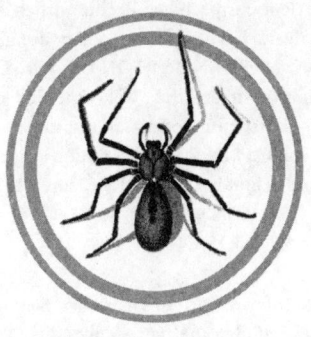

Klett-Cotta

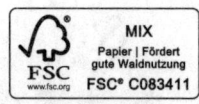

Klett-Cotta
www.klett-cotta.de
Die Originalausgabe erschien unter dem Titel
»The Book of Phobias and Manias. A History of the World in 99 Obsessions«
im Verlag Profile Books Ltd, London.
© 2022 by Kate Summerscale
Für die deutsche Ausgabe
© 2023 by J. G. Cotta'sche Buchhandlung Nachfolger GmbH,
gegr. 1659, Stuttgart
Alle deutschsprachigen Rechte vorbehalten
Cover: Rothfos & Gabler, Hamburg, unter Verwendung des Originaldesigns
von © NATHAN BURTON DESIGN LTD
Illustration Innenteil: © Wellcome Collection
Illustration Vorsatz: shutterstock
Gesetzt von C.H.Beck.Media.Solutions, Nördlingen
Gedruckt und gebunden von CPI – Clausen & Bosse, Leck
ISBN 978-3-608-98753-9
E-Book ISBN 978-3-608-12184-1

Bibliografische Information der Deutschen Nationalbibliothek
Die Deutsche Nationalbibliothek verzeichnet diese Publikation in der
Deutschen Nationalbibliografie; detaillierte bibliografische Daten
sind im Internet über http://dnb.d-nb.de abrufbar.

Für Sam Randall

INHALT

EINFÜHRUNG – 9

HINWEIS ZUR BENUTZUNG – 17

A BIS Z DER PHOBIEN UND MANIEN – 23

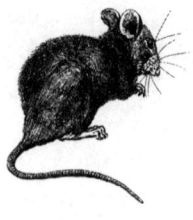

EINFÜHRUNG

Wir werden alle getrieben von unseren Ängsten und Sehnsüchten, und nicht selten sind wir sogar ihre Sklaven. Benjamin Rush, einer der Gründerväter der Vereinigten Staaten, gab im Jahr 1786 den Anstoß zu dem Trend, derartigen Fixierungen Namen zu geben. Bis dahin war der Begriff »Phobie« (abgeleitet von Phobos, dem griechischen Gott der Furcht und panischen Angst) eher für Symptome einer körperlichen Erkrankung geläufig gewesen und »Manie« (nach dem griechischen Wort für Wahnsinn, Raserei) zur Beschreibung von Modetrends. Rush gab beiden eine neue Ausrichtung als psychologische Phänomene. »Ich werde Phobie definieren als die Angst vor einem eingebildeten Übel«, erläuterte er, »beziehungsweise als die unverhältnismäßige Angst vor einem tatsächlichen.« Er listete 18 Phobien auf, darunter die extreme Angst vor Schmutz, vor Geistern, Ärzten und Ratten, sowie 26 neue Manien wie etwa die »Spiel-Manie«, die »Militär-Manie« oder die »Freiheits-Manie«. Rush schlug noch einen eher heiteren Ton an – so erklärte er beispielsweise, dass die »Heim-Phobie« bevorzugt Herren befalle, die den Zwang verspürten, nach der Arbeit in der Taverne Halt zu machen – doch im Lauf des folgenden Jahrhunderts entwickelten Psychiater ein deutlich komplexeres Verständnis derartiger Eigenarten. Heute gelten Phobien und Manien als spektakuläre Spuren unseres evolutionären und persönlichen Werdegangs, Manifestationen verborgener tierischer Instinkte und unterdrückter Sehnsüchte.

Zu Rushs Liste gesellten sich im frühen 19. Jahrhundert noch eine Reihe weiterer Manien sowie zahlreiche Phobien und Manien gegen Ende des Jahrhunderts. Unter den Phobien waren irrationale Ängste vor öffentlichen Plätzen und engen Räumen, vor Erröten und Lebendig-Begrabenwerden (Agoraphobie, Klaustrophobie, Erythrophobie, Taphephobie). Zu den Manien gehörten der Zwang zu tanzen, umherzuirren, zu zählen und sich Haare auszureißen (Choreomanie, Dromomanie, Arithmomanie, Trichotillomanie). Seither sind wir ständig weiteren Angststörungen auf die Spur gekommen: der Nomophobie (Angst, ohne Handy dazustehen), der Bambakomallophobie (Ekel vor Watte), der Coulrophobie (Horror vor Clowns), der Trypophobie (Aversion gegen gehäuft auftretende Löcher). Viele haben mehr als einen Namen. So wird beispielsweise die Angst vorm Fliegen in diesem Buch als Aerophobie bezeichnet, doch ist sie auch als Aviophobie, Pteromerhanophobie und treffender als Flugangst bekannt.

Alle Phobien und Manien sind gesellschaftliche Phänomene. Der Zeitpunkt, an dem sie jeweils ermittelt – oder erfunden – wurden, markierte einen Wandel in unserem Selbstverständnis. Einige der hier genannten beruhen überhaupt nicht auf psychiatrischen Diagnosen, mit ihnen werden Vorurteile auf den Punkt gebracht (Homophobie, Xenophobie), Modeerscheinungen oder Marotten auf die Schippe genommen (Beatlemania, Tulpenmanie) oder einfach nur Scherze gemacht (Eibohphobie, Hippopotomonstrosesquippedaliophobie, die vermeintliche Furcht vor Palindromen beziehungsweise langen Wörtern). Doch die meisten Einträge in diesem Buch beziehen sich auf echte und nicht selten auch qualvolle Leiden. Phobien und Manien offenbaren unsere Seelenlandschaft – wovor wir zurückschrecken oder worauf wir zuschlittern, was uns nicht aus dem Kopf geht. Insgesamt gesehen sind sie die am weitesten verbreiteten Angststörungen unserer Zeit.

»Die Phobie spezifiziert die Angststörung«, erläutert der Literaturwissenschaftler David Trotter, »bis zu dem Punkt, an dem sie *in ihrer Besonderheit* erfasst und damit bekämpft oder umschifft werden kann.« Auch eine Manie kann eine Vielzahl von Ängsten und Sehnsüchten bündeln. Diese heimlichen Obsessionen sind die Verrücktheiten der geistig Gesunden, möglicherweise die Verrücktheiten, die uns bei Verstand halten, indem sie unsere Ängste und Vorlieben kristallisieren und uns erlauben, weiterzumachen, als ergebe alles andere einen Sinn.

Um als Phobie diagnostiziert zu werden, muss eine Furcht dem *Diagnostischen und Statistischen Manual psychischer Störungen 5* (2013) der Amerikanischen Psychiatrischen Gesellschaft zufolge exzessiv und unangemessen sein und bereits sechs Monate oder länger andauern, und sie muss die betroffene Person dazu bewogen haben, die gefürchtete Situation oder das gefürchtete Objekt auf eine Weise zu meiden, die ihr gewohntes Verhalten beeinträchtigt. Das *DSM-5* unterscheidet soziale Phobien, also übermächtige Ängste vor gesellschaftlichen Situationen, von spezifischen Phobien, die wiederum in fünf Typen unterteilt werden: Tierphobien; Umweltphobien (Angst vor Höhen beispielsweise oder vor Wasser); Blut-, Injektions-, Verletzungsphobien; situative Phobien (etwa vor Eingeschlossensein in engen Räumen) sowie andere extreme Ängste wie die Furcht vor Erbrechen, Ersticken oder vor Geräuschen.

Zwar sprechen spezifische Phobien in der Regel besser als alle anderen Angststörungen auf Behandlungen an, doch machen die meisten Menschen sie gar nicht erst publik, sondern meiden einfach nur das, was ihnen Angst macht. Es wird vermutet, dass sich nur einer von acht Menschen mit einer derartigen Phobie Hilfe sucht. Das macht genauere Aussagen über den Verbreitungsgrad schwierig. Doch ermittelte 2018 eine Analyse in *The Lancet Psychiatry*, die 25 zwischen 1984 und 2014 durchgeführte Studien auswertete, dass 7,2 Prozent der Menschen mit großer Wahrscheinlichkeit irgendwann in ihrem Leben einmal unter einer spezifischen Phobie leiden. Eine 2017 von der Weltgesundheitsorganisation durchgeführte Studie, die auf Datenmaterial aus 22 Ländern zurückgreifen konnte, kam zu einem ganz ähnlichen Ergebnis. Die genannten Untersuchungen deuteten zudem darauf hin, dass spezifische Phobien weitaus häufiger bei Kindern auftreten als bei Erwachsenen, dass sich die Rate bei älteren Menschen halbiert und dass Frauen doppelt so anfällig für Phobien sind wie Männer. Im Klartext heißt das, dass im Durchschnitt eine von zehn Frauen unter einer spezifischen Phobie leidet und einer von zwanzig Männern. Nationale Erhebungen lassen darauf schließen, dass sieben Prozent der Amerikaner und zwölf Prozent der Briten eine soziale Phobie haben.

Diese Zahlen beziehen sich auf phobische Störungen, die das Alltagsleben deutlich beeinträchtigen. Viele von uns haben mildere Aversionen oder Ängste, die wir gern mal als Phobien bezeichnen: eine starke Abneigung gegen öffentliche Auftritte etwa oder gegen Besuche beim Zahnarzt, Donnergrollen oder den Anblick von Spinnen. In den USA geben über siebzig Prozent der Menschen zu, dass sie unverhältnismäßige Ängste haben. Als ich mit den Recherchen zu diesem Buch anfing, glaubte ich nicht, unter irgendwelchen Phobien zu leiden – abgesehen vielleicht von meiner Angst als Teenager vor dem Erröten und einem anhaltenden Unbehagen, was das Fliegen angeht, – doch bis ich fertig war, hatte ich mich in so gut wie alle hineingesteigert. Manche Schrecken braucht man sich nur vorzustellen, und schon verspürt man sie am eigenen Leib.

Über die Gründe für diese Zustände gehen die Meinungen weit auseinander. Phobien vor bestimmten Gegenständen, Worten oder Zahlen können daherkommen wie uralter Aberglaube oder heidnische Überlieferungen. Der amerikanische Psychologe Granville Stanley Hall, der 1914 in einer Abhandlung 132 Phobien auflistete, stellte fest, dass manche Kinder nach einem Schock eine zwanghafte Furcht entwickelten. Schock, so bilanzierte er, sei »ein Mutterboden für Phobien«. Sigmund Freud, der in zwei berühmten Studien von 1909 phobische Symptome analysierte, definierte eine Phobie als auf ein äußeres Objekt verlagerte unterdrückte Angst, sowohl Ausdruck von Unbehagen als auch Abwehr dagegen. »Vor einer äußeren Gefahr kann man sich durch die Flucht retten«, erklärte er, »der Fluchtversuch vor einer inneren Gefahr ist ein schwieriges Unternehmen.«

Evolutionspsychologen vertreten die These, viele Phobien seien adaptiv: Unsere Ängste vor Höhen und vor Schlangen sind in unser Gehirn eingeimpft, um zu verhindern, dass wir von hoch oben herunterfallen oder von einer Schlange gebissen werden. Unser Ekel vor Ratten und Schnecken schützt uns vor Krankheiten. Phobien dieser Art könnten Teil unseres evolutionären Erbes sein, »biologisch vorgeprägte« Ängste, darauf ausgelegt, uns vor Gefahren von außen zu bewahren. Eine phobische Reaktion kommt tatsächlich daher wie ein instinktiver Reflex. Wenn wir ein bedrohliches Objekt oder eine bedrohliche Situation erkannt haben, setzt unser primitives Gehirn chemische Botenstoffe frei, die uns helfen, uns zu wehren oder zu fliehen, und unsere körperlichen Reaktionen – ein Schaudern oder ein Zurückzucken, ein Schweißausbruch oder Übelkeit – scheinen die Kontrolle zu übernehmen.

Die Evolution könnte uns auch eine Erklärung dafür liefern, warum Frauen überproportional unter Phobien leiden, vor allem in den Jahren, in denen sie gebärfähig sind. Ihre erhöhte Vorsicht schützt nicht nur sie selbst, sondern auch ihre Nachkommen. Doch könnten Phobien auch deshalb häufiger bei Frauen auftreten, weil das gesellschaftliche Umfeld ihnen gegenüber feindlicher gesonnen ist – sie haben also mehr Grund, sich zu fürchten, – oder weil ihre Ängste öfter als irrational abgetan werden. Die evolutionäre Beschreibung der Phobie stützt sich auf post-hoc-Folgerungen, und sie erklärt auch nicht alle Phobien, ebenso wenig wie die Frage, warum manche Menschen unter Phobien leiden und andere nicht. Im Jahr 1919 führten die Verhaltensforscher James Broadus Watson und Rosalie Rayner ein Experiment durch, mit dem sie beweisen wollten, dass Phobien durch Konditionierung herbeigeführt werden können. In den 1960er Jahren wies Albert Bandura nach, dass ein Mensch eine Phobie auch erlernen kann, indem er unmittelbar der Furchtsamkeit und den irrationalen Ängsten anderer, zum Beispiel der Eltern, ausgesetzt ist. In Familien wird Angst ebenso durch Vorleben weitergegeben wie durch die Gene. Selbst wenn wir eine Veranlagung für bestimmte Ängste besitzen, müssen sie durch Erfahrung oder Anerziehung ausgelöst werden.

Geht man bei einer Phobie von einem Drang aus, etwas zu meiden, so liegt einer Manie eher der Drang zugrunde, etwas zu tun. Der bedeutende französische Psychiater Jean-Étienne Esquirol entwickelte zu Anfang des 19. Jahrhunderts das Konzept der Monomanie beziehungsweise der spezifischen Manie, während sein Landsmann Pierre Janet feinfühlige und sorgsame Fallstudien über die Männer und Frauen verfasste, die er um die Wende zum 20. Jahrhundert wegen solcher Leiden behandelte. Bei den meisten in diesem Buch beschriebenen Manien handelt es sich um zwanghaftes Verhalten, das sich auf einen Gegenstand, eine Handlung oder eine Idee richtet: Haare-Ausreißen beispielsweise oder Horten. Die Verbreitung solcher Manien ist schwer einzuschätzen, unter anderem deswegen, weil die moderne Medizin viele davon unterschiedlichen Kategorien wie Sucht, Zwangsstörung, körperbezogene repetitive Verhaltensweise, Impulskontrollstörung oder Borderline-Persönlichkeitsstörung zugeordnet hat. Wie Phobien werden auch sie entweder auf ein chemisches Ungleichgewicht im Gehirn zurückgeführt oder auf problematische oder verbotene Gefühle. Häufig bauschen sie normale Wünsche oder Gelüste auf, etwa zu lachen, zu schreien, Dinge zu kaufen, Dinge zu stehlen, zu lügen, ein Feuer zu entzünden, Sex zu haben, sich zu berauschen, an Schorf zu kratzen, sich seinem Kummer hinzugeben oder sich bewundern zu lassen.

Neben den individuellen Trieben führt dieses Buch auch einige kollektive Manien auf, bei denen Menschen miteinander getanzt, gekichert, gezittert oder geschrien haben. So erfasste in den 1860er Jahren ein Ausbruch von Dämonomanie die französische Alpengemeinde Morzine, und in den 1960er Jahren brach an einem See in Tansania plötzlich wildes Gelächter aus. Solche gemeinschaftlichen Anfälle können den Eindruck kleiner Rebellionen erwecken, bei denen uneingestandene Gefühle an die Oberfläche drängen, und unter Umständen können sie uns auch zu einem Umdenken über unser Verständnis von rationalem Handeln bewegen. Wenn wir entscheiden, dass ein bestimmtes Verhalten manisch oder phobisch ist, stecken wir ebenso unsere kulturellen wie unsere psychologischen Grenzen ab. Wir geben den Überzeugungen Ausdruck, auf denen unser gesellschaftliches Miteinander aufgebaut ist. Diese Grenzen verschieben sich mit der Zeit, und in einer Phase der kollektiven Krise – einem Krieg oder einer Pandemie – können sie sich sehr schnell verändern.

Eine Phobie oder eine Manie wirkt wie ein Zauber. Sie versieht einen Gegenstand oder eine Handlung mit einer geheimnisvollen Bedeutung und gibt ihnen die Macht, uns in Besitz zu nehmen und zu verwandeln. Diese Zustände können durchaus bedrückend sein, doch sie verzaubern die Welt um uns herum auch und machen sie so schaurig und lebendig wie ein Märchenland. Sie haben uns buchstäblich fest im Griff, wie mit Zauberhand, und offenbaren damit unsere eigene Wunderlichkeit.

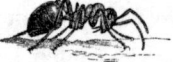

HINWEIS ZUR BENUTZUNG

Die in diesem Buch vorgestellten Phobien und Manien sind alphabetisch angeordnet, können aber auch nach Themen gruppiert werden, etwa so:

Angst vor **Tieren** im Allgemeinen nennt man Zoophobie, zu den Abneigungen gegen bestimmte Tierarten zählen: die Akarophobie (Angst vor Milben), die Ailurophobie (Katzen), die Arachnophobie (Spinnen), die Batrachophobie (Frösche und Kröten), die Kynophobie (Hunde), die Entomophobie (Insekten), die Hippophobie (Pferde), die Musophobie (Mäuse und Ratten), die Ophidiophobie (Schlangen) und die Ornithophobie (Vögel).

Unter den **Texturen**, die uns beeinträchtigen können, sind Watte (eine Aversion mit der Bezeichnung Bambakomallophobie), Tierfell (Doraphobie), Federn (Pteronophobie) sowie eine Ansammlung von Löchern (Trypophobie).

Im Lauf der Jahrhunderte wurde die Menschheit immer wieder von **kollektivem Wahn** erfasst. Darunter waren zum Beispiel die Bibliomanie, eine Besessenheit von Büchern, die Beatlemanie, eine Leidenschaft für die Beatles, die Dämonomanie, der Wahn, von einem Dämon besessen zu sein, eine Lachmanie, die in den 1960er Jahren unter Schülerinnen in Tansania ausbrach, die Plutomanie, das krankhafte Verlangen nach Geld und später die Begeisterung für einen Planeten, sowie die Syllogomanie, ein Sammeltrieb. Die Hysterie der Holländer im 17. Jahrhundert um Tulpen wurde bekannt unter dem Schlagwort der Tulpenmanie und die Ausbrüche von zwanghaftem Tanzen im Europa des Mittelalters als Choreomanie.

Eine **Massenpanik** erlebte die Welt etwa in Form der Kajakphobie, die Inuit-Seehundjäger im Grönland des ausgehenden 19. Jahrhunderts erfasste, oder der Coulrophobie, einer Angst vor Clowns, die hundert Jahre später in Amerika auftrat.

Ekel oder Furcht vor dem eigenen **Körper** kann sich als panische Angst vor Blut oder Nadeln (Blut-, Verletzungs- und Spritzenphobie) oder vor Zahnärzten (Odontophobie), als Angst vor dem Erbrechen (Emetophobie), dem Altern (Geraskophobie) oder dem Gebären von Kindern (Tokophobie) manifestieren. Manch einer entwickelt eine Aversion gegen Gerüche (Osmophobie), während andere öffentliche Toiletten nicht benutzen können (Urinophobie).

Die **unbelebten Gegenstände**, die am häufigsten Ängste auf sich ziehen, sind Ballons (Globophobie), Knöpfe (Koumpounophobie) und Puppen (Pediophobie). Das zwanghafte Anhäufen von Gegenständen nennt man Syllogomanie, Kaufsucht Oniomanie und zwanghaftes Stehlen Kleptomanie.

Theorien über die **evolutionären Ursachen** von Phobien und Manien kommen in diesem Buch immer wieder zur Sprache. Da ist zum Beispiel der Umstand, dass beim Anblick von Blut manche Menschen ohnmächtig werden (Blut-, Verletzungs- und Spritzenphobie), oder das Rätsel um die Arachnophobie, die Furcht vor Spinnen, eine der häufigsten und am gründlichsten untersuchten Ängste. Unsere Angst vor Höhen (Akrophobie) scheint eindeutiger auf Selbstschutz zurückzuführen zu sein, ebenso wie unsere Aversion gegen Wasser (Aquaphobie, Hydrophobie, Thalassophobie), Donner (Brontophobie), enge Räume (Klaustrophobie), Wälder (Xylophobie), öffentliche Plätze (Agoraphobie) und Dunkelheit

(Nyktophobie). Ein Impuls, uns vor Schaden unterschiedlichster Art zu bewahren, liegt möglicherweise auch ekelbezogenen Phobien zugrunde wie der Pogonophobie (einer Abscheu vor Bärten), der Mysophobie (Angst vor Keimen), der Entomophobie (Angst vor Insekten) und der Trypophobie (Aversion gegen Ansammlungen von Löchern). Ähnliche Gefühle könnten hinter zwanghaftem Verhalten stecken wie dem Haareausreißen (Trichotillomanie), dem Nagelzupfen (Onychotillomanie), dem Hautpulen (Dermatillomanie) und dem Horten (Syllogomanie). Selbst unsere Ängste vor dem Zahnarzt (Odontophobie) und vor dem Erröten (Erythrophobie) können bis in die Frühgeschichte unserer Spezies zurückverfolgt werden. Evolutionspsychologen mahnen uns, dass mangelnde Angst (Hypophobie) fatale Folgen haben kann. Manche vertreten gar die These, dass unsere Furcht vor Schlangen (Ophidiophobie) erklärt, warum wir überhaupt erst zu Angstgefühlen, Sprache und Vorstellungskraft fähig wurden.

Unbehagen vor **neuen Technologien** haben zu Aerophobie (Angst vor Flugreisen), Siderodromophobie (Angst vor dem Bahnfahren) und Telephonophobie (Widerstreben gegen das Telefonieren) geführt.

Aversionen gegen **Essen und Getränke** können sich in Ovophobie (Ekel vor Eiern) und Popcorn-Phobie niederschlagen, während Menschen mit einer Emetophobie (Angst vor dem Erbrechen) oder einer Pnigophobie (Angst zu ersticken) alle Arten von Verzehr am liebsten vermeiden würden. Ein übermächtiges Verlangen nach dem Genuss von Alkohol war früher unter dem Begriff Dipsomanie bekannt.

Der zwanghafte Drang, etwas oder jemanden zu **berühren**, nennt man Haphemanie, das Widerstreben dagegen, berührt zu werden, ist die Haphephobie. Eine Besessenheit von **Haa-**

ren kann die Form einer Trichomanie (Liebe zum Haar) annehmen, einer Pogonophobie (tiefe Abscheu vor Bärten) oder einer Trichotillomanie (zwanghaftes Haarausreißen). Für die Angst davor, sich zu **waschen** oder zu baden, gibt es den Begriff Ablutophobie, während ein Waschzwang häufig auf eine Mysophobie (der Angst vor Schmutz und Keimen) zurückgeht. Furcht vor dem Verlassenwerden oder vor **Isolation** schwingt mit in der Klaustrophobie, der Hypnophobie (Angst vor dem Einschlafen), der Lypemanie (übermäßige Traurigkeit), der Monophobie (Angst vor dem Alleinsein), der Nomophobie (Angst, ohne Handy zu sein), der Nyktophobie (Angst vor der Dunkelheit), der Sedatephobie (Angst vor der Stille) und der Taphephobie (Panik, lebendig begraben zu werden).

Unbehagen im Umgang mit **anderen Menschen**, also eine soziale Phobie, kann verschiedene Formen annehmen: die einer Agoraphobie, einer Erythrophobie (Furcht vor dem Erröten), einer Gelotophobie (Angst davor, ausgelacht zu werden), einer Glossophobie (Angst vor dem öffentlichen Reden) oder einer Urinophobie (Aversion vor dem Urinieren auf öffentlichen Toiletten). Angst oder Abscheu vor bestimmten Personengruppen wird mit Begriffen wie Homophobie (Aversion gegen Homosexualität) oder Xenophobie (Vorurteile gegen Menschen aus anderen Ländern oder Ethnien) beschrieben.

Zu den vielen Zwangsstörungen gehören die Aboulomanie (krankhafte Unentschlossenheit), die Arithmomanie (Zählzwang), die Dromomanie (Drang umherzuirren), die Graphomanie (krankhafter Trieb, alles aufzuschreiben), die Mord-Monomanie, die Klazomanie (zwanghaftes Schreien), die Kleptomanie (zwanghaftes Stehlen), die Mythomanie (krankhaftes Lügen), die Nymphomanie (Sexsucht bei Frauen), die Oniomanie (Kaufsucht) und die Pyromanie (zwanghafte Brandstiftung).

Manche Phobien und Manien sind nur scherzhaft so benannt, zum Spott oder als Wortspiele und weniger zur Beschreibung echter Krankheiten. So ist die Eibohphobie die vermeintliche Angst vor Palindromen, die Ergophobie eine Aversion gegen Arbeit, die Gebomanie eine übermäßige Großzügigkeit und die Hippopotomonstrosesquippedaliophobie eine panische Angst vor langen Wörtern.

Meist werden Phobien und Manien mit **kognitiven Verhaltenstherapien** behandelt, wie beschrieben in den Einträgen zu Ailurophobie (Angst vor Katzen), Akrophobie (Angst vor Höhen), Arachnophobie (Angst vor Spinnen), Aerophobie (Flugangst), Batrachophobie (Angst vor Fröschen und Kröten), Blut-, Verletzungs- und Spritzenphobie, Brontophobie (Angst vor Donner), Kynophobie (Angst vor Hunden), Glossophobie (Angst vor öffentlichen Reden), Kleptomanie (zwanghaftes Stehlen), Mysophobie (Angst vor Keimen), Nyktophobie (Angst vor der Dunkelheit), Onychotillomanie (Zupfen an Finger- und Zehennägeln), Pediophobie (Angst vor Puppen), Phonophobie (Angst vor Geräuschen) und Pnigophobie (Angst vor dem Ersticken). Ein behavioristischer Ansatz zur Auslösung einer Phobie wird im Eintrag zur Doraphobie (Angst vor Tierfellen) vorgestellt.

Zahlenobsessionen sind zu beobachten in der Arithmomanie (Zählzwang), der Triskaidekaphobie (Angst vor der Zahl 13) und der Tetraphobie (Angst vor der Zahl 4).

Unsere Obsessionen mit **Wörtern** spiegeln sich in dem Phänomen der Onomatomanie (Fixierung auf ein einzelnes Wort), der Hippopotomonstrosesquippedaliophobie (Aversion gegen lange Wörter), der Eibohphobie (Abscheu vor Palindromen), der Bibliomanie (Leidenschaft für Bücher) und der Graphomanie (Schreibzwang).

Psychoanalytische Theorien über Manien und Phobien

finden sich in den Einträgen zur Agoraphobie (öffentliche Plätze), Arachnophobie (Spinnen), Arithmomanie (Zählen), Klaustrophobie (enge Räume), Doraphobie (Tierfell), Erythrophobie (Erröten), Fykiaphobie (Seetang), Hippophobie (Pferde), Kleptomanie (Stehlen), Musophobie (Ratten), Mysophobie (Keime), Mythomanie (Lügen), Nyktophobie (Dunkelheit), Oniomanie (Einkaufen), Ornithophobie (Vögel), Pediophobie (Puppen), Pyromanie (Feuer), Siderodromophobie (Züge) und zur Xenophobie (Menschen anderer Nationalität, Hautfarbe oder Religion).

Zu den Ängsten vor **Lärm** gehören die Brontophobie (Donner), die Globophobie (Ballons), die Telephonophobie (Telefone) und die Phonophobie (Geräusche im Allgemeinen), während die Sedatephobie die Furcht vor der Stille beschreibt.

Phobien und Manien, die an **Wahnvorstellungen** grenzen, sind unter anderem die Akarophobie (Befall von winzigen Insekten), die Dämonomanie (Teufelsbesessenheit), die Egomanie (Selbstbezogenheit), die Erotomanie (Liebeswahn), die Hydrophobie (panische Angst vor dem Geräusch, dem Anblick oder der Berührung von Wasser), die Megalomanie (Größenwahn), die Mikromanie (Kleinheitswahn) sowie die Mysophobie (quälende Angst vor Schmutz und Keimen). Pantophobie ist die Furcht vor allem und jedem.

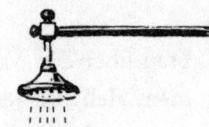

A

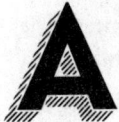

ABLUTOPHOBIE

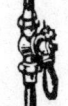

Unter der Angst vor dem Waschen – oder der Ablutophobie (zusammengesetzt aus dem lateinischen Wort *abluere*, abwaschen, und dem griechischen *phóbos*, Furcht/Angst) – leiden vor allem Kinder. Oft handelt es sich um eine vorübergehende Störung, die im Kleinkindalter auftritt. In manchen Fällen dauert diese aber auch über Jahre an. Bis zum Alter von elf Jahren habe sie beim Baden voller Angst geschrien, erzählte eine Siebzehnjährige dem amerikanischen Psychologen Granville Stanley Hall. Ein anderes Mädchen erinnerte sich wie folgt: »Wenn ich gewaschen wurde, spannte sich immer mein gesamter Körper an, meine Augen traten hervor und ich zitterte am ganzen Leib.«

Im Frankreich des frühen 19. Jahrhunderts war die Angst vor dem Waschen weit verbreitet. Viele sahen damals den Schmutz auf der Haut als eine Art Schutzschild gegen Krankheiten. Schweißgeruch galt als Zeichen für Gesundheit und sexuelle Leistungsfähigkeit. In einer Gesellschaft, in der Nacktheit mit Scham verbunden war, hatte die Vorstellung, den ganzen Körper gründlich zu waschen, ohnehin einen schweren Stand, wie der Historiker Steven Zdatny erklärt. In einem französischen Landkrankenhaus empörte sich eine

Frau über den Vorschlag, sie möge doch bitte ein Bad nehmen. »Ich bin jetzt 68 Jahre alt«, rief sie peinlich berührt,
»und noch *nie* habe ich mich *dort* gewaschen!« In den oberen
Schichten war man ähnlich zurückhaltend. »In meiner Familie hat noch nie jemand gebadet!«, stellte die Comtesse de
Pange fest. »Die Vorstellung, sich bis zum Hals in Wasser zu
tunken, erschien uns heidnisch.« Als Wissenschaftler in der
zweiten Hälfte des Jahrhunderts einen Zusammenhang zwischen Schmutz und der Verbreitung von Krankheiten feststellten, versuchte man in der Schule, Kinder mit modernen
Hygienemaßnahmen vertraut zu machen, die bisher weder
einen Schwamm benutzt noch je gebadet hatten. Auch die
französische Armee hielt ihre Rekruten zur Sauberkeit an. Im
Jahr 1902 veröffentlichte sie ein *Manuel d'hygiène*, das Soldaten dazu aufforderte, sich ihre Zähne zu putzen, ihren Körper
zu schrubben und Unterwäsche zu tragen. Im Norden Frankreichs, in Douai, befahl ein Kommandeur seinen Männern,
einen jungen Artilleristen gegen seinen Willen zu waschen,
nachdem dieser behauptet hatte, er hätte Angst vorm Baden.
Die Soldaten schleiften ihren schmutzigen Kameraden ins
Badehaus und hielten ihn dort unter die Dusche. Acht Tage
später starb der junge Mann. Laut Zdatny hing der Tod des
Artilleristen direkt mit dem Schock zusammen, den er erfuhr,
als das Wasser auf seine Haut traf. Es schien ganz so, als sei er
vor Angst gestorben.

☞ *Siehe auch: Aquaphobie, Hydrophobie, Mysophobie,
Thalassophobie*

ABOULOMANIE

Im Jahr 1916 behandelte der amerikanische Psychoanalytiker Ralph W. Reed einen pathologisch unentschlossenen Bankangestellten. Der Zweiundzwanzigjährige »zweifelte ununterbrochen an der Richtigkeit oder Gültigkeit seiner Handlungen, die er im Verlauf seines Arbeitstages ausführte«. Kaum hatte er die Werte einer Spalte zusammengerechnet, sah er sich gezwungen, sein Ergebnis wieder und wieder zu überprüfen. So verfuhr er mit jeder Berechnung, wie unbedeutend sie auch sein mochte. Reed stellte fest, dass diese Form der mentalen Lähmung oft zusammen mit Wahnvorstellungen auftritt: Beide Phänomene führten zu lähmenden Zweifeln an bereits erledigten oder zukünftigen Handlungen. Er diagnostizierte bei dem Angestellten eine Aboulomanie.

Der Begriff Aboulomanie – zusammengesetzt aus den griechischen Worten *a* (ohne), *boulē* (willenlos) und *mania* (Wahn) – wurde erstmals 1833 von dem Neurologen William Alexander Hammond verwendet. Laut Hammond handelte es sich bei Aboulomanie um »eine Form von Wahnsinn, die sich durch eine Trägheit, Starre oder Paralyse des Willens« auszeichne. Er beschrieb einen Patienten aus Massachusetts, den diese Unentschlossenheit beim An- oder Ausziehen überkam. Sobald dieser begann, einen seiner Schuhe auszuziehen, fragte er sich, ob er nicht den anderen zuerst ausziehen sollte. Hilflos wechselte er dann mehrere Minuten lang von einem Schuh zum anderen, bis er schließlich im Zimmer auf und ab ging, um über die Sache nachzudenken. Währenddessen konnte es vorkommen, dass er sich zufällig im Spiegel sah, dabei seine Krawatte bemerkte und dachte: »Ah, natürlich, damit sollte ich anfangen.« Sobald er sich allerdings anschickte, die Krawatte zu lockern, zögerte er erneut und verlor jegliche

Energie. »Überließ man ihn sich selbst, ging das so weiter«, schrieb Hammond, »es ist bereits mehrmals passiert, dass er beim ersten Tageslicht immer noch vollständig angezogen war.«

Der Psychiater Pierre Janet beschrieb 1921 ein Gefühl der »Unvollkommenheit«, das solche Personen überkam, weswegen sie sich unzufrieden fühlten, so als fehle ihnen etwas. Sie »beobachten sich andauernd selbst«, schrieb er, »und indem sich das Gesehene mit der ohnehin schon vorhandenen Unsicherheit verbindet, geraten sie in eine ununterbrochene Selbstanalyse. Sie werden zu ihren eigenen Psychologen; ein Zustand, bei dem es sich im Grunde um eine Krankheit des Geistes handelt.« Aboulomanie, so Janet, ist also eine Obsession, die sich aus Selbstreflexion speist; eine Störung, die erst durch unsere Neigung möglich wird, unsere eigenen Gedanken zu reflektieren.

Es mag komisch anmuten, einen Zustand chronischer Unentschlossenheit als Zwang zu deklarieren: Bei der Unfähigkeit, Entscheidungen zu treffen, denkt man eher an die Angst, einen Fehler zu begehen, als an ein manisches Verharren in der Unentschlossenheit. Indem Hammond den pathologischen Zweifel als Manie herausarbeitete, zeigte er uns, dass es sich nicht nur um fehlende Entschlusskraft handelt. Vielmehr ist Aboulomanie ein seelischer Zustand – eine aufwühlende und schmerzliche Verfassung, in welcher alle Möglichkeiten verfügbar bleiben. Man ringt mit den verschiedenen zukünftigen Realitäten, ohne dass man eine ausschließen könnte.

☛ *Siehe auch: Arithmomanie, Mysophobie, Syllogomanie*

AEROPHOBIE

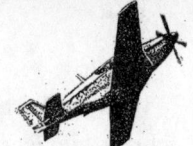

Aerophobie (vom griechischen Wort *aer* – Luft) beschreibt ursprünglich eine Angst vor Luft, beziehungsweise Wind, die infolge der Tollwut auftreten kann. Mittlerweile wird der Begriff im Englischen für Flugangst (Aviophobie) benutzt.

Viele Menschen fliegen ungern; 2,5 Prozent der Weltbevölkerung leiden unter einer entsprechenden Phobie. Boeing schätzte 1982 die Mehreinnahmen, die die Flugindustrie verzeichnen könnte, gäbe es keine Flugangst, auf durchschnittlich 1,6 Milliarden Dollar pro Jahr. Nach den Anschlägen vom 11. September 2001 führte die Flugangst sogar zu einem Anstieg der Sterberate. Viele Amerikaner zogen im Jahr 2002 eine Autofahrt einem Flug vor, sodass es 1595 mehr Verkehrstote gab als im Jahr zuvor.

Das Risiko für Flugreisende ist ausgesprochen gering. Eine Studie der Harvard Universität stellte 2006 fest, dass die Wahrscheinlichkeit, durch einen Flugzeugabsturz ums Leben zu kommen, bei eins zu elf Millionen lag. Dagegen beträgt die Wahrscheinlichkeit, bei einem Verkehrsunfall zu sterben, eins zu fünftausend. Aktuelle Forschungsergebnisse aus der Psychologie zeigen allerdings, dass wir seltenen Ereignissen wesentlich mehr Bedeutung zumessen als alltäglichen. Außerdem wies Aaron T. Beck, Begründer der kognitiven Verhaltenstherapie in den 1970er Jahren, darauf hin, dass unsere Angst vor einem Ereignis nicht unbedingt davon abhängt, wie wahrscheinlich es ist. Vielmehr speist sich unsere Angst aus der Vorstellung, wie schrecklich und unausweichlich dieses Ereignis wäre. Diejenigen unter uns, die Angst vor dem Fliegen haben, fürchten sich weniger vor einem Flugzeugabsturz, als davor, welche unvorstellbaren Schrecken sie durchstehen müssten, wenn es dazu käme.

In Julian Barnes Roman *In die Sonne sehen* (1986/2006) beschreibt die Figur Gregory die quälenden Gedanken, die das Fliegen auslösen kann: Für ihn wäre ein Flugzeugabsturz die schlimmstmögliche Art zu sterben. An einem Sitz festgeschnallt in einem Flugzeug, das Richtung Erde stürzt, umgeben von schreienden Passagieren, wissend um den sicheren Tod und dass dieser sowohl brutal als auch banal sein wird. »Man starb mit einer Kopfstütze und einem Schonbezug«, überlegt Gregory. »Man starb mit einem kleinen Plastik-Klapptisch, der oben eine kreisrunde Vertiefung hatte, damit die Kaffeetasse sicher stehen konnte. Man starb mit Gepäckfächern über sich und kleinen Plastikrollos, die man vor den armseligen Fenstern herunterziehen konnte.« In dem Moment, in dem das Flugzeug auf den Boden traf und dabei all diese kleinen Zeichen von Zivilisation zerstörte, war auch das eigene Leben plötzlich bedeutungslos. »Man starb häuslich«, denkt Gregory, »aber nicht im eigenen Heim, sondern in dem anderer Leute, anderer Leute, die man noch nie gesehen hatte und die einen Haufen Fremde eingeladen hatten. Wie konnte man unter solchen Umständen die eigene Vernichtung als etwas Tragisches oder auch nur Wichtiges oder auch nur Belangvolles betrachten? Es wäre ein Tod, der sich über einen lustig machte.«

Bei einem Flug gibt der Passagier die Handlungsmacht ab – Aerophobiker hassen diese Vorstellung. Einige befürchten, der Pilot könne die Kontrolle über ein defektes Flugzeug verlieren, andere haben Angst vor einer Panikattacke, bei der sie die Kontrolle über sich selbst verlieren. Eine solche Phobie kann durch ein schlimmes Erlebnis während eines Flugs, durch Nachrichten von Abstürzen und Flugzeugentführungen oder durch Katastrophenfilme befeuert werden. Hinzu kommen physische Leiden, die eine Flugreise hervorrufen kann. Einschränkungen der Funktion des Innenohrs, zum Beispiel durch einen Morbus Menière, können während eines Fluges zu Schwindelanfällen oder Gleichgewichtsstörungen führen. Ebenfalls kann eine unentdeckte Hypoxie (ein Sauerstoffmangel) panikähnliche Gefühle auslösen. Unter den Aerophoben die dennoch fliegen, nutzt ein Fünftel Alkohol oder Beruhigungsmittel, um die Angst zu lindern.

Da die Aerophobie verhaltensbedingte, physiologische und kognitive Elemente aufweist, wird sie in der Regel mit einer kognitiven Verhaltenstherapie behandelt. Patienten sollen im Verlauf einer solchen Therapie die Gedanken analysieren, die ihnen zum Fliegen in den Kopf kommen. Dadurch sollen sie mögliche Verzerrungen erkennen, beispielsweise die Tendenz zum Schwarzmalen oder Polarisieren, oder die Tatsache, dass unangenehmen Wahrnehmungen und dem inneren Empfinden zu viel Raum gegeben wird. Während der Therapie wird der Patient außerdem darüber aufgeklärt, wie ein Flugzeug funktioniert, welche Ursachen Turbulenzen haben, wie hoch die Wahrscheinlichkeit für einen Absturz ist und so weiter. Anschließend ordnet der Patient seine mit dem Fliegen verbundenen Ängste der Schwere nach: Kofferpacken, Start, Landung. Für die jeweiligen Situationen werden ihm Entspannungstechniken an die Hand gegeben, die er üben soll, während er sich in die einzelnen Stadien hineinversetzt. Am Ende der Therapie steht in der Regel ein Flug, dieser kann real oder simuliert sein.

Manche Aerophobiker halten fast abergläubisch an ihrer Angst fest, schließlich könnte es sein, dass gerade diese sie bisher vor einer Katastrophe bewahrt hat. So auch in Erica Jongs 1973 erschienenem Roman *Angst vorm Fliegen*, in dem die Hauptfigur Isadora Wing gleich zu Beginn ein Flugzeug besteigt. Als es abhebt, werden ihre Finger und Zehen »zu

Eis«, ihre »Brustwarzen richten sich auf«, ihr »Magen macht einen Sprung, bis hinauf in den Brustkasten [...] und eine grelle Minute lang sind [ihr] Herz und die Triebwerke eins«. Während das Flugzeug weiter aufsteigt, bleibt sie hochkonzentriert: »Ich persönlich bin davon überzeugt, daß nur meine eigene Konzentration [...] diesen Vogel in den Lüften [hält]. Ich beglückwünsche mich zu jedem gelungenen Start, jedoch nicht allzu enthusiastisch, denn es gehört ebenso zu meiner persönlichen Überzeugung, daß ich glaube, sobald man sich *zu* lässig in Sicherheit wiegt, die Maschine im nächsten Augenblick abstürzt.« Am Ende des Romans gelingt es Wing, sich emotional, kreativ und sexuell zu befreien, und sie glaubt nicht mehr daran, dass nur ihre Angst das Flugzeug in der Luft hält.

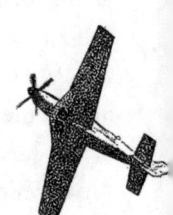

☞ *Siehe auch: Akrophobie, Agoraphobie, Klaust.*
Emetophobie, Siderodromophobie

AGORAPHOBIE

So benannte Carl Friedrich Otto Westphal die Angst einiger seiner Patienten, die er 1871 in Berlin behandelte. Alle fürchteten sich davor, durch die Stadt zu gehen. Einer von ihnen, ein 32-jähriger Handlungsreisender, mied bestimmte Stadtteile, besonders wenn die Straßen dort ausgestorben und die Läden geschlossen waren. Am Stadtrand, wo die Häuserreihen langsam verschwanden, verlor er regelmäßig die Nerven. Gleichzeitig beunruhigten ihn auch belebte Plätze; bestieg er einen Bus oder besuchte er ein Theater, schaffte er das nur mit Herzrasen.

Einem 26 Jahre alten Ingenieur erschien es so, als drücke es ihm das Herz in der Brust zusammen, wenn er an einen offenen Platz kam. Westphal schrieb: »[…] dann wird er roth und heiss im Gesichte, es bemächtigt sich seiner eine Angst, die zur förmlichen Todesangst werden kann, es entsteht ein Gefühl der Unsicherheit in ihm, als ob er nicht mehr sicher ginge, und ist es ihm auch wohl, als flössen die Pflastersteine in einander.« Der Ingenieur verglich seine Angst vor dem Überqueren eines Platzes mit dem Gefühl »eines Schwimmers, der aus einem engen Kanal plötzlich in einen weiten Teich hineinschwimmt und über diesen nun nicht hinüberzukommen fürchtet«. Er verlor seine Orientierung und wenn er es schaffte, einen Platz zu überqueren, erinnerte er sich auf der anderen Seite schon kaum mehr daran: Die Überquerung erschien ihm wie im Nebel, als hätte er sie nur geträumt.

Seine Patienten erzählten Westphal, dass sie weniger Angst hätten, wenn sie mit einer anderen Person unterwegs seien, sich an die Randgebäude eines Platzes halten konnten oder einer Kutsche durch die Straßen folgten. Einer fühlte sich von den roten Laternen getröstet, die er auf seinem Heimweg außen an den Kneipen hängen sah. Ein Gehstock half ein wenig gegen die Angst, Bier oder Wein verschafften ebenfalls Abhilfe. Westphal hatte sogar von einem Priester in Driburg gehört, der nur unter einem Regenschirm nach draußen ging, als ob er so das Dach seiner Kirche überallhin mit sich führte.

Der Begriff Agoraphobie (vom griechischen *agora* – Marktplatz) kann verschiedene Ängste bezeichnen: die Angst vor sozialem Kontakt, die Angst vor dem Verlassen des Hauses, vor überfüllten oder leeren Räumen, sogar die Angst vor der Angst. In seinem Essayband *The Uses of Phobia* erklärt David Trotter, dass dieses Leiden von Anfang an mit den Strapazen zusammenhing, die die Moderne mit sich brachte. Der Wiener Architekt Camillo Sitte führte die Agoraphobie 1889 auf die radikalen Veränderungen des europäischen Stadtbildes zurück. Immer öfter wurden verschlungene Sträßchen und schiefe Häuser dem Erdboden gleich gemacht, um Platz für breite Boulevards und nichtssagende Monumentalbauten zu schaffen. Folglich konnte ein Marktplatz auf den Agoraphoben wie ein Abgrund, eine breite Straße wie eine Schlucht wirken.

In Paris suchten Städter den Psychiater Henri Legrand du Saulle wegen ihrer »peur des espaces« auf, sie ließ die Betroffenen an der Schwelle zu etwas Neuem zögern. Das konnte der Rand eines Platzes, die Bordsteinkante, ein Fensterbrett oder der Anfang einer Brücke sein. Eine Patientin, Madame B., konnte weder einen Platz noch einen Boulevard überqueren. Außerdem machten ihr leere Restaurants und die breite Treppe, die zu ihrer Wohnung hinaufführte, Angst. Hatte sie es nach Hause geschafft, konnte sie nicht aus dem Fenster schauen. Ein anderer Patient, Offizier der Infanterie, konnte große Plätze und freie Flächen nur uniformiert überqueren, in ziviler Kleidung war es ihm unmöglich. Trotter schreibt dazu: »In diesem Fall ist es nicht eine Begleitung, sondern die eigene Darbietung, die einen Agoraphobiker vor seiner Angst bewahrt. Indem er sich als Offizier inszeniert, begleitet er sich sozusagen selbst durch die Leere.« Ein dritter Patient musste sich von seiner Frau überallhin begleiten lassen. Wenn er an einen Platz kam, hielt er inne, starr vor Angst und murmelte: »Mama, Rata, *bibi, bitaquo,* ich werde sterben.«

Legrand du Saulle sah den Auslöser für eine starke Zunahme an Fällen von Platzangst in der Belagerung von Paris durch die Deutschen im Jahr 1871. Der Architekturhistoriker Anthony Vidler schrieb dazu: »Legrand zufolge wurde die Raumangst vor allem dadurch gefördert, dass auf die Abriegelung der Stadt eine plötzliche Öffnung folgte, auf Klaustrophobie folgte unmittelbar die Agoraphobie.«

Nachdem Westphal und Legrand du Saulle ihre Beobachtungen veröffentlicht hatten, meldeten sich andere Betroffene zu Wort und beschrieben ihre Symptome. 1898 schrieb Dr. J. Headley Neale im *Lancet*: »Ich erstarre, die Welt erscheint in einem eisernen Griff gefangen. Ich fühle mich, als würde ich in die Erde einsinken und als käme diese mir wiederum entgegen. Dabei spüre ich weder Schwindel noch Schwäche, diese Anfälle fühlen sich eher an, als würde man zusammengedrückt, wie ein Klappzylinder oder ein Lampion.« Einige gingen davon aus, dass diese Form der Angst erblich bedingt sei. Sigmund Freud sah das anders: »Die häufigere Ursache der Agoraphobie wie der meisten anderen Phobien liegt nicht in der Heredität, sondern in Abnormitäten des sexualen Lebens.« Er nahm an, dass sich ein Agoraphobiker vor sexuellen Versuchungen fürchte, denen er auf offener Straße begegnen könnte. »Wir erfahren so, daß das Symptom konstituiert worden ist, um den Ausbruch der Angst zu verhüten; die Phobie ist der Angst wie eine Grenzfestung vorgelegt.« Hier wird also die Phobie vor die eigentliche Angst geschoben, um sich vor den zugrunde liegenden Regungen zu schützen.

Agoraphobie kann sich auch in einer Angst vor offener Landschaft und weitem Himmel äußern. David Trotter beschreibt, wie der Schriftsteller Ford Madox Ford seine Panik unter Kontrolle hielt, während er in Südengland durch Felder wanderte. Ford lutschte dabei Pastillen und wählte Wege aus, an denen Bänke standen. Ähnlich wie Westphals Stadtspaziergänger überwand er sein Grauen vor der Leere, indem er sich auf kleine, bestimmte Objekte und Handlungen konzentrierte. Einmal begleitete ihn eine Freundin, Olive Garnett, bei einem Spaziergang über die Salisbury Plain, es war Sommer. Sie beschrieb, wie Ford die Angst überkam: »Er sagte, wenn ich ihn nicht beim Arm nähme, würde er stürzen. Mir kam es so vor, als ob ich ihn über Meilen hinweg durch die sengende Hitze hindurch stützte [...], als wir aber die Stadt erreichten, ließ er mich sofort los und ging entschlossen davon, um sich Tabak zu besorgen und sich rasieren zu lassen.« 1990 bestieg der Schriftsteller John Lanchester einen nebelverhangenen Berg im Lake District. Als er den Gipfel erreichte und sich der Nebel lichtete, überwältigte ihn die schreckliche Weite der Landschaft, die sich plötzlich vor ihm ausbreitete. Er erlitt eine regelrechte Panikattacke – Atemnot, Herzklopfen, Zittern, die gesamte Bandbreite, bis er es wieder hinunter in Sicherheit geschafft hatte.

Ähnliche Symptome können dadurch entstehen, dass man zu sehr im Mittelpunkt steht. Nachdem Macaulay Culkin durch *Kevin allein zu Haus* berühmt geworden war, litt er unter Agoraphobie. »Überall in den Büschen versteckten sich Photographen und so«, erzählte er 2004 Larry King, »und es gab eine Menge Leute da draußen, die versuchten, mich zu vereinnahmen.« Er hatte Angst, das Haus zu verlassen, weil es schien, als ob die ganze Welt auf ihn lauerte. »Es fühlte sich so an, als ob die Gebäude mich verschlingen wollten.« Die zurückgezogen lebende Emily Dickinson beschrieb 1853 ihr Zusammentreffen mit einer Gruppe von Nachbarn vor der örtlichen Kirche an einem Sonntag ganz ähnlich: »Einige drängten sich um mich und versuchten mich zu verschlingen«, schrieb sie an ihre Schwägerin.

Lange Zeit, bis in die Siebzigerjahre des 20. Jahrhunderts, wurde die Agoraphobie auf psychologische Probleme wie Trennungsangst, Abhängigkeit, verschobenes sexuelles Begehren und Aggressionen zurückgeführt. Inzwischen wird diese Phobie oft als physiologisches Leiden eingeordnet. Der Psychologe David Clark geht beispielsweise davon aus, dass

Agoraphobiker die eigenen körperlichen Empfindungen missverstehen und auf unbedeutende innere Veränderungen mit Panik reagieren. Es entstehe ein Teufelskreis: Anfangs achten die Betroffenen auf kleine Veränderungen im Körper, denen sie dann zu viel Bedeutung beimessen, zum Beispiel das leichte Ansteigen des Herzschlags, ein kurzes Schwindelgefühl, leichte Kurzatmigkeit. Auf ihre so entstehende Angst reagiert der Körper mit der Ausschüttung von Adrenalin, was die physiologischen Veränderungen intensiviert (Herzklopfen, Kurzatmigkeit). Erneut schätzen die Betroffenen diese Veränderungen vollkommen falsch ein und sehen darin die Vorzeichen einer Ohnmacht, eines Erstickens oder eines Herzinfarkts. Laut Clark handelt es sich bei der Agoraphobie also um eine Panikstörung, eine Angst vor der Angst.

Die amerikanische Anthropologin Kathryn Milun warnt allerdings davor, die Agoraphobie auf einer rein physiologischen Ebene zu betrachten, und die sozialen, historischen und kulturellen Aspekte der Phobie und ihre Verbindung zur Moderne vollkommen zu ignorieren. Sie weist darauf hin, dass eine solche Einordnung vor allem den Pharmakonzernen in die Hände spielt, die dadurch Benzodiazepine und andere Medikamente vertreiben können. Milun beklagt, dass man sich mittlerweile überhaupt nicht mehr mit dem sozialen Raum beschäftigt, durch den dieses psychologische Problem erst entstand.

Die Agoraphobie betrifft dreimal so viele Frauen wie Männer. Die feministische Psychologin Maureen McHugh sieht darin unter anderem sozialhistorische Ursachen. In der Vergangenheit erwartete man von Frauen oft Verhaltensweisen, die wir heute als pathologisch einordnen würden. Sie sollten zu Hause bleiben, ihnen wurde von einer Beteiligung am öffentlichen Leben abgeraten oder davon, allein nach draußen zu gehen. Selbst heute halten einige Kulturen nach wie vor an diesen Vorstellungen fest, sodass sich Frauen außerhalb der eigenen vier Wände angreifbar fühlen. »Die Angst einer Phobikerin ist nur dann unrealistisch, wenn man davon ausgeht, dass die Straßen für Frauen objektiv sicher sind und dass sich Frauen im öffentlichen Raum wohlfühlen können«, so McHugh. Robert Seidenberg und Karen DeCrow beschreiben in ihrem Buch *Women Who Marry Houses* von 1983 eine agoraphobische Frau als »eine lebende und handelnde Metapher, die durch ihr Verhalten Stellung nimmt und Einspruch gegen ihre Situation erhebt, indem sie eine Art Sitzstreik absolviert«. Eine solche Frau übertreibe unbewusst ihre Rollen als Ehefrau, Mutter und Hausfrau und werde zu einer Person, die sich durch das Haus definieren ließe, das für sie zum Gefängnis werde.

Während der Covid-19-Lockdowns entwickelten viele von uns agoraphobische Verhaltensweisen. Das Meiden des öffentlichen Raums war nun umsichtig, nicht phobisch, sodass sich die Rückkehr zur Normalität für einige als schwierig herausstellte. Wie die Pariser während der deutschen Belagerung 1871 hatten auch wir uns daran gewöhnt, in den eigenen vier Wänden zu bleiben. Im Oktober 2020 berichtete die *New York Times* von Eltern, die sich Sorgen um die »Generation Agoraphobie« machten, also um die Kinder, die eine Aversion gegen das Rausgehen entwickelt hatten. »Dieses Phänomen ist sehr weit verbreitet«, meinte die Kinderpsychologin Nina Kaiser aus San Francisco, deren eigener neunjähriger Sohn mittlerweile Angst hatte, das Haus zu verlassen. Gleichzeitig verstärkten die neuen Gefahren der Außenwelt die Ängste junger wie alter Agoraphobiker noch zusätzlich.

Als Carl Friedrich Otto Westphal 1871 erstmals die Agoraphobie beschrieb, war er womöglich auf den Inbegriff der

Angststörung gestoßen: ein unmittelbares, existenzielles Grauen in einer Welt, die ihrer Gewissheiten beraubt worden war. Er war Teil einer Generation von Psychiatern, die alle im Geiste von Charles Darwins *Entstehung der Arten* (1859) nach wissenschaftlichen Erklärungen für emotionale Erfahrungen suchten. Doch auch diese schienen sich zu ändern. Wenn sich die Menschen nun nicht mehr auf einen Gott verlassen konnten, der sie führte, dann war es vielleicht nur logisch, dass sie sich noch fester an den Arm ihrer Begleitung oder den Griff ihres Spazierstocks klammerten, wenn sie das Haus verließen.

☞ *Siehe auch: Akrophobie, Klaustrophobie, Kajakphobie, Mysophobie, Pantophobie*

AILUROPHOBIE

Eine extreme Angst vor Katzen gehörte zu den Phobien, die der amerikanische Arzt Benjamin Rush 1786 erstmals beschrieb: »Ich weiß von mehreren, zweifellos couragierten, Herren, die tausende Male beim Anblick einer Katze zurückgewichen sind und die sogar Zeichen von Angst und Schrecken erkennen ließen, wenn sie in einem Raum mit einer Katze eingeschlossen waren, die sie nicht direkt sehen konnten.«

1905 führte sein Landsmann Silas Weir Mitchell eine Studie zur Ailurophobie durch. Die Bezeichnung leitete er vom griechischen Wort *aíluros* – Katze – ab. Mitchell interessierte vor allem die außergewöhnliche Sensibilität einiger Ailurophoben. Er versandte Fragebögen, die wie folgt begannen: »Hegen Sie irgendeine Art von Abneigung gegen Katzen?« Weiter fragte er die Probanden, ob sie die Präsenz einer Katze

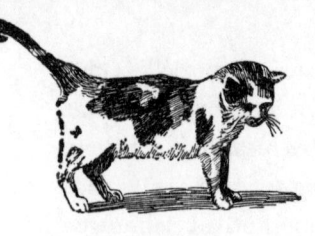

spüren könnten, selbst wenn sie sich außerhalb ihres Blickfelds befand.

Viele der Befragten vermerkten eine physische Reaktion. »Wenn eine Katze in einen Raum kommt, in dem ich mich allein aufhalte, fühlt sich das für mich so an, als ob mir jemand einen Eimer kaltes Wasser überschüttet«, schrieb Frances A. Wakefield. »Ich bin wie gelähmt und beiße die Zähne so fest zusammen, dass ich noch nicht einmal schreien kann. Im ersten Augenblick habe ich Mühe, nicht völlig zusammenzubrechen.« Ein Anwalt aus Virginia, R. H. Wood, meinte, die Berührung dieser »hinterlistig herumschleichenden« Kreaturen fühle sich für ihn an wie ein Stromschlag.

Von den 159 Personen, die Mitchells Fragebogen ausfüllten, berichteten 31, dass sie (oder jemand aus ihrem Bekanntenkreis) die Präsenz einer Katze spüren könnten, bevor sie sie sahen. Mary aus Philadelphia erzählte von einer Cousine, die hochsensibel auf Katzen reagiere. Sie erinnerte sich an einen Vorfall in einem Montrealer Hotel, in dem beide gemeinsam zu Abend aßen. Auf dem Weg zu ihrem Tisch war die Cousine aschfahl geworden und hatte ausgerufen: »In diesem Raum befindet sich eine Katze.« Der Speisesaal war lang und düster, nur ihr Tisch war beleuchtet, erinnerte sich Mary. Der Kellner versicherte der Cousine, dass sich keine Katze im Raum befinde, trotzdem wurde Marys Cousine immer nervöser. Sie begann zu zittern. »Es *ist* eine hier«, wiederholte sie. »Hier *ist* eine Katze.« Daraufhin durchsuchte der Kellner den Raum und fand das Tier schließlich in einer entfernten dunklen Ecke.

Mitchells Kollege Granville Stanley Hall veröffentlichte 1914 seine Forschungen zur Katzenphobie bei Kindern. Diese berichteten, dass sie die Art und Weise hassten, wie Katzen »einfach plötzlich auf der anderen Seite eines Fensters erscheinen« und »so schnell wie ein Blitz« sind. Katzen liefen so sacht und sprangen so weit. »Eine Katze kann einfach auf dich zurennen und dir mit ihren Krallen die Augen auskratzen, wenn sie will«, meinte ein Kind. »Ihre Augen sind so glänzend und leuchten in der Nacht«, erklärte ein anderes, »da kannst du nur zwei grelle Feuerbälle sehen.« Einer seiner jungen Befragten glaubte, eine Katze könne »Knochen zerkauen und durch deinen Finger beißen und nie wieder loslassen«, der nächste meinte, Katzen seien »innen ganz voll mit Dreck«. Hall zufolge beschränkten sich diese Ängste nicht nur auf Kinder. Als der deutsche Kaiser seine königliche Verwandtschaft im Buckingham Palast besuchte, musste ein Bediensteter erst alle Ecken seiner Gemächer nach lauernden Streunern absuchen.

Unsere Angst vor Hauskatzen geht laut Hall auf unsere ursprüngliche Angst vor Säbelzahntigern zurück. Aber selbst wenn diese Abneigung biologisch in uns verankert ist, wurde sie durch kulturelle Aspekte noch verstärkt. In christlichen Gesellschaften begegnete man Katzen oft mit Misstrauen. 1484 sprach Papst Innozenz VIII. von der Katze als »Lieblingstier des Teufels« und dem »Götzen aller Hexen«. Vielleicht waren die Ailurophoben, die Silas Weir Mitchell von unheimlichen katzenhaften Präsenzen schrieben, von eben solchen Geschichten über Hexen und ihre tierischen Gefährten beeinflusst worden.

Im Jahr 1959 wandten die Ärzte Hugh L. Freeman und Donald C. Kendrick eine neue Form der Verhaltenstherapie an, die auf den südafrikanischen Psychiater Joseph Wolpe zurückging. Im Bethlem Royal Hospital in London behandelten sie eine 37-jährige ailurophobe »Mrs. A.«. Sie erzählte den Ärzten, sie habe im Alter von vier Jahren gesehen, wie ihr Vater ein Kätzchen ertränkte. Als Kind hatte sie solche Angst davor,

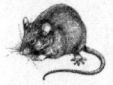

die Hauskatze der Familie zu berühren, dass sie unter dem Esstisch die Beine waagerecht ausstreckte. Mit 14 Jahren verschlimmerte sich ihre Angst, nachdem ihre Eltern – »der Grund dafür ist unklar«, meinten die Ärzte – ein Stück Fell in ihr Bett gelegt hatten.

Mrs. A.s Vater war streng und kontrollierte die gesamte Familie. Er züchtigte sie, wenn sie schlechte Zeugnisse heimbrachte, und er überwachte ihr Privatleben, indem er heimlich ihre Briefe öffnete. Um von daheim wegzukommen, trat sie während des Zweiten Weltkriegs in den königlichen Marinedienst der Frauen (*Women's Royal Naval Service*) ein. Wenn sie auf einem Schiff übernachten musste, schlief sie aus Angst vor Katzen in den Stockbetten immer oben. Sie verlobte sich mit einem Seemann und heiratete ihn gegen den Willen ihres Vaters, sobald der Krieg vorbei war. Im Jahr 1950 starb ihr Vater an einem Herzinfarkt.

Mrs. A.s Ehemann wurde nach dem Krieg Lehrer. Er war ein sanfter und entspannter Mann, der genau wie ihre zwei Kinder Verständnis für ihre Angst hatte. Wenn sie Freunde besuchten, suchte die ganze Familie vorher alle Räume nach Katzen ab.

Im Gespräch mit den Ärzten berichtete Mrs. A., die Beschwerden hätten sich verschlimmert, weil sich Katzen im verwilderten Garten des verlassenen Nachbarhauses eingenistet hätten. Ihr graute mittlerweile vor dem Wäscheaufhängen, da sie im Garten eine Katze anspringen könnte. Außerdem übertrug sich ihre Angst auf andere Bereiche. »Sie konnte kein Fell anfassen, das dem einer Katze ähnelte, und auch keine Fellhandschuhe tragen«, schrieb Dr. Freeman im *British Medical Journal*. »Im Bus setzte sie sich ungern neben eine Person, die einen Pelzmantel trug. Sie fühlte sich unwohl, wenn sie in einem Buch, im Fernsehen oder im Kino eine Katze sah.« Mittlerweile konnte sie kaum noch an etwas anderes als an Katzen denken. Sie hatte schreckliche Albträume und geriet sogar in Aufruhr, wenn sie den Spielzeugkoalabär ihrer Tochter sah.

Die Ärzte behandelten Mrs. A. nach dem von Wolpe entwickelten Desensibilisierungsverfahren. Gemeinsam ordneten sie Mrs. A.s Ängste ihrer Schwere nach und arbeiteten dann ihre Liste ab. Das Ziel war eine Gewöhnung in kleinen Schritten, um die Phobie langsam abzubauen. Sie wollten Mrs. A. darauf konditionieren, Bilder von Katzen und katzenartiges Fell wieder mit Sicherheit anstatt mit Gefahr in Verbindung zu bringen. Zuerst gaben die Ärzte ihr Samt, dann Stücke aus immer weicherem Fell; den krönenden Abschluss bildete ein Hasenfell. Nachdem sie sich an diese Dinge gewöhnt hatte, ermunterte man sie, mit Katzenspielzeug und Bildern von Katzen weiterzumachen. Nach einem Monat stellte sie sich einem lebendigen Katzenbaby. Als man ihr das kleine Geschöpf auf den Schoß setzte, lachte sie erst auf und weinte dann vor Erleichterung. Später meinte sie, das sei einer der besten Tage ihres Lebens gewesen. Sie nahm das Kätzchen mit nach Hause, damit sie sich nach und nach daran gewöhnen konnte, während es zu einer ausgewachsenen Katze heranwuchs.

Zehn Wochen nach Therapiebeginn konnte Mrs. A. bereits eine ausgewachsene Katze anfassen. Sie berichtete ihren Psychologen, dass die Katzen-Albträume brutalen Gewaltfantasien über ihren Vater gewichen waren. In einer schlug sie mit einem Schürhaken auf ihn ein. Sie gab zu, dass sie oft solche Gefühle gehabt hatte, als ihr Vater noch am Leben war, diese aber nie aussprechen konnte. Die Verhaltenstherapie, die Mrs. A. von ihrer Phobie geheilt hatte, schien ihr ebenfalls die Fähigkeit eröffnet zu haben, die Angst und die Wut zu formulieren, die sie gefühlt hatte, als ihre Phobie entstand. Der Erfolg dieser Behandlung bewies die Annahme der Verhaltenstherapeuten: Ein Patient kann von seiner Phobie befreit werden, ohne über ihren Ursprung Bescheid zu wissen. Die Behandlung hatte etwas in Mrs. A. in Gang gesetzt, das es ihr ermöglichte, einen Teil ihrer selbst zu erkennen, der vor langer Zeit begraben worden war.

Drei Jahre später besuchte Dr. Kendrick Mrs. A. noch einmal. Ihre Phobie war nicht zurückgekehrt, sie hatte immer noch ihre Katze, die sie in der Klinik bekommen hatte, und kümmerte sich sogar hin und wieder um eine andere. Es erschien ihr, als gäbe es zwei Versionen von ihr, erzählte sie Kendrick: »eine mit all den Ängsten und dann die, die ich jetzt bin«.

☛ *Siehe auch: Doraphobie, Zoophobie*

AKAROPHOBIE

Akarophobie (vom Griechischen *akari* – Milbe) beschreibt eine extreme Angst vor kleinen Insekten, die sich in die Überzeugung steigern kann, dass der eigene Körper von winzigen Tierchen befallen ist (Dermatozoenwahn). Erstmals beschrieben wurde die Akarophobie 1894 von dem französischen Dermatologen Georges Thibierge. Das kribbelnde Gefühl, als ob Ameisen auf der Haut herumlaufen würden, auch Parästhesie genannt, kann entweder allein der Einbildungskraft entspringen oder auf verschiedene physische Ursachen zurückgeführt werden: Gürtelrose, Tuberkulose, Syphilis, Hautkrebs, Menopause, Unterversorgung. Weitere mögliche Auslöser sind: Pestizide, Methamphetamine oder Kokain.

Da Juckreiz, ähnlich wie Gähnen, ansteckend ist, kann Akarophobie von einer Person auf eine andere übertragen werden. In den 1960er Jahren untersuchte der Amtsarzt William G. Waldron im Auftrag des Gesundheitsamtes in Los Angeles mehrere Berichte über Insektenstiche am Arbeitsplatz. Im Buchungszentrum einer Fluggesellschaft berichteten alle weiblichen Angestellten von einem Kribbeln und einem leichten »Ziehen« an ihren Nylonstrümpfen direkt über den Knöcheln. Waldron konnte in den Räumen keinerlei Insekten finden, vermutete aber, dass ein freiliegendes Telefonkabel, welches unter den Schreibtischen verlief, für eine statische Aufladung sorgte. Ihm fiel außerdem die schlechte Stimmung unter den 150 Angestellten auf. Er nahm an, dass die restriktiven Arbeitsbedingungen ihren Teil zu dem unangenehmen Kribbeln beitrugen: Die Angestellten saßen stundenlang an ihren Schreibtischen und wickelten per Telefon komplexe Buchungen ab, während sie ununterbrochen von ihren drei Chefs aus einer abgedunkelten Kabine am Ende des Raums beobachtet wurden. Waldron empfahl der Fluggesellschaft, sie solle das Telefonkabel verkleiden und in der Kabine das Licht anschalten. Nachdem dies geschehen war, hörte das Jucken auf.

Bei ihren Versuchen, die Insekten loszuwerden, traktieren die Betroffenen mitunter ihre Haut so, dass das bloße Fleisch zum Vorschein kommt. Dabei bleibt kaum eine Körperstelle verschont, sehr häufig wird an Gesicht, Nacken, Armen, Kopf, Brust, Achseln oder den Leisten gepult. »Er stand mit nacktem Oberkörper und einem riesigen Pflaster auf dem Rücken vor mir«, erinnerte sich Luis Buñuel an seinen Besuch bei Salvador Dalí in einem Pariser Hotel. »Offenbar hatte er einen ›Floh‹ oder ein anderes komisches Insekt auf seinem Rücken gespürt und war mit einer Rasierklinge darauf losgegangen.

Stark blutend ließ er den Hotelmanager einen Arzt rufen. Dieser stellte fest, dass es sich bei dem ›Floh‹ um einen Pickel handelte.« In Buñuels Film *Un Chien Andalou* (*Ein andalusischer Hund*) von 1928, an dem Dalí mitarbeitete, schneidet eine Rasierklinge in einen Augapfel, aus dem eine gallertartige Masse austritt. Später sieht man, wie aus der Hand eines Mannes Ameisen herauskrabbeln. Aus dem Fleisch bricht fremdes Leben hervor.

☞ *Siehe auch: Arachnophobie, Dermatillomanie, Entomophobie, Zoophobie*

AKROPHOBIE

Der italienische Arzt Andrea Verga, der selbst unter einer krankhaften Angst vor Höhen litt, ersann 1887 den Begriff Akrophobie (Höhenangst). Als Akrophoben bezeichnete er jemanden, »dem das Herz beim Aufstellen einer Stehleiter schneller schlägt, ihm ist es unangenehm, auf dem Kutschbock mitzufahren oder auch nur aus einem Fenster im ersten Stock hinauszusehen«. Verga leitete seinen Begriff vom griechischen Wort *ákros* (äußerst, zuoberst) ab. Als Hauptsymptom beschrieb er ein Schwindelgefühl, auch Vertigo genannt.

Fast zwanzig Prozent der Weltbevölkerung empfinden Höhenangst, für ungefähr fünf Prozent steigert sich diese Angst zu einer Phobie. Manchmal wird dieses Leiden durch eine traumatische Erfahrung ausgelöst – so entwickelt Alfred Hitchcocks Ermittler in *Vertigo* (1958) Höhenangst, nachdem er Zeuge wird, wie ein Kollege in den Tod stürzt. Allerdings kann nur einer von sieben Betroffenen sich an einen derartigen Auslöser erinnern. 2002 erschien eine Studie über

Akrophobie bei Elf- und Achtzehnjährigen. In beiden Altersgruppen verfügten die Probanden über erstaunlich wenig Höhenerfahrung. Hier schien es so, als rühre die Phobie von der mangelnden Erfahrung her oder sei dadurch zumindest verstärkt worden.

Granville Stanley Hall untersuchte 1897 83 Fälle von Akrophobie und anderen mit der Schwerkraft zusammenhängenden Ängsten. Er folgerte, dass diese Art der Phobie mit einer Urangst, einem »Instinkt«, zusammenhängt, die unserem Intellekt weit vorausgeht. Viele von Halls Probanden sprachen davon, dass sie in höheren Lagen von plötzlichem Schwindel, Übelkeit, Zuckungen, Kurzatmigkeit oder einem Druck auf der Brust erfasst wurden. Daraufhin erstarrten sie, wurden blass, ballten die Hände zu Fäusten und bissen die Zähne zusammen. Überraschenderweise fürchteten sich die meisten Akrophoben jedoch nicht vor einem versehentlichen Sturz, sondern vielmehr vor dem eigenen instinktiven Bedürfnis hinabzuspringen. »Der plötzliche Impuls, sich selbst von Türmen, Dächern, Brücken, Emporen in Kirchen oder Theatern, aus Fenstern, in Abgründe und so weiter zu stürzen, ist weit verbreitet«, vermerkte Hall. Manche Akrophoben klammerten sich an Geländern oder sogar an Fremden fest, um sich selbst von einem Sprung in die Tiefe abzuhalten, der »alles beenden« würde. Ein Mann gab zu, dass er eine ganz besondere Lust empfand, wenn er sich das Fallen vorstellte. Andere wurden von dem »schönen Gefühl« bei der Vorstellung angezogen, nach einem Sprung in die Tiefe durch die Luft zu gleiten; sie stellten sich vor, dass sie womöglich von ihrer Kleidung oder einem Fallschirm getragen würden oder ihre Hände und Arme wie Flügel benutzen könnten.

Bei Höhenangst handele es sich, so Hall, also nicht nur um die Angst vor einem tödlichen Sturz, sondern auch vor den eigenen primitiven Impulsen, die auf die Sehnsucht nach einem Sprung in die Tiefe oder dem Fliegen zurückgingen. »Der Mensch fürchtet vor allem sich selbst«, schrieb er, »denn seine innere ursprüngliche Natur ist das, was er am wenigsten kennt, dabei kann sie die vollkommene Kontrolle über seinen Körper und seine Seele übernehmen.« Unter dem Einfluss von Charles Darwin und Sigmund Freud näherte sich Hall einem neuen Verständnis von Phobien an. Angst war für ihn nicht nur ein Produkt evolutionärer Adaptionen, sondern auch das Ergebnis von Konflikten innerhalb der Psyche eines Menschen. Der Wirbel eines Schwindels hatte vielleicht auch etwas von einer taumelnden Verlockung, in die man sich leichtfertig stürzen konnte.

»Was ist das, Schwindel?«, fragt Milan Kundera in der *unerträglichen Leichtigkeit des Seins* (1984), »Angst vor dem Fall? […] Schwindel ist etwas anderes als Angst vor dem Fall. Schwindel bedeutet, daß uns die Tiefe anzieht und lockt, sie weckt in uns die Sehnsucht nach dem Fall, gegen die wir uns dann erschrocken wehren.«

Einige Psychologen sind der Auffassung, dass vor allem solche Personen unter Akrophobie leiden, die zu genau auf ihre körperlichen Signale achten und sie dadurch falsch interpretieren. Bei einer Konfrontationstherapie hält man die Betroffenen dazu an, sich einer gewissen Höhe auszusetzen und dort oben zu verweilen, bis die Panik nachlässt – zunächst klopft das Herz laut, Adrenalin wird durch die Adern gepumpt, die Atmung geht schneller, aber nach zehn bis fünfzehn Minuten beruhigt sich der Körper. Indem sie das Nachlassen der Symptome abwarten, verknüpfen die Betroffenen Höhen nach und nach mit normalen Gefühlen.

Im Jahr 2018 rekrutierte die Universität Oxford hundert Menschen, die unter Höhenangst litten, für ein randomisiertes Experiment. Zunächst füllten alle Probanden einen Fragebogen aus, um den jeweiligen Grad der Höhenangst festzustellen. Anschließend teilte man die Teilnehmer in zwei Gruppen ein. Die erste nahm an einer immersiven VR-Therapie teil, die zweite fungierte als Kontrollgruppe. Über einen Zeitraum von zwei Wochen nahmen die Teilnehmer der ersten Gruppe an sechs dreißigminütigen Sitzungen teil, während derer sie – ausgestattet mit VR-Brillen und Headsets – auf verschiedenen Stockwerken eines virtuellen Bürohochhauses einzelne Aufgaben erledigten. So retteten sie auf einem Stockwerk vielleicht eine Katze aus einem Baum, während sie weiter oben ein Xylophon in der Nähe der Brüstung spielen oder woanders einen Ball aus dem Fenster werfen sollten. Auf diese Weise sammelten sie Erfahrungen, während derer sie sich, trotz Höhe, sicher fühlen konnten.

Am Ende der Studie füllten die Probanden erneut einen Fragebogen aus. Bei der VR-Gruppe stellte sich heraus, dass deren Höhenangst um beinahe siebzig Prozent abgenommen hatte, während aus der Kontrollgruppe nur vier Prozent eine Verbesserung feststellen konnten. Weitere zwei Wochen nach Studienende fielen sogar zwei Drittel der Probanden aus der VR-Gruppe unter die für die Studie definierte Grenze für Höhenangst: Sie hatten ihre Phobie überwunden. »Die Behandlung wirkt mindestens genauso gut wie eine Einzeltherapie beim Psychologen, wenn nicht sogar besser«, stellten die Studienautoren fest.

☞ *Siehe auch: Aerophobie, Agoraphobie*

AQUAPHOBIE

Aquaphobie beschreibt eine intensive Angst vor Wasser, besonders vor dem Ertrinken. Mehr als zwei Prozent der Weltbevölkerung sind von ihr betroffen. Dabei haben Aquaphobiker nicht unbedingt schlimmere Erfahrungen mit Wasser gemacht als der Rest von uns. Im Gegenteil, vielmehr scheint es so, als ob in uns allen eine natürliche Angst vor Wasser angelegt ist. Diejenigen unter uns, die in dieser Hinsicht angstfrei sind, haben sie sich wohl durch den Schwimmunterricht abtrainiert.

Der Psychologe Stanley J. Rachman ging davon aus, dass einige Phobien spontan entstünden, also auf natürliche Weise und ohne äußeren Anlass. In *Fear and Courage* schrieb Rachman 1978: »Anstatt davon auszugehen, dass ein großer Anteil der Bevölkerung die gleichen Ängste entwickelt, können wir genauso gut in Betracht ziehen, dass die häufigsten Ängste bereits in uns allen, oder fast allen, angelegt sind. Wir lernen schlussendlich nur, diese Anlagen zu überwinden.« Obwohl wir nicht von Geburt an Angst vor Wasser haben, entwickelt sie sich in der Regel ab dem sechsten Monat, wenn wir anfangen, uns unabhängig zu bewegen, und ein Bewusstsein für Gefahren nützlich wird.

Die Angst vor Wasser variiert je nach Kultur stark. Das *Journal of Black Studies* veröffentlichte 2011 einen Artikel, in dem die Schwimmfähigkeit schwarzer US-Amerikaner untersucht wurde. Es stellte sich heraus, dass nur ein Drittel von ihnen sichere Schwimmer waren. In der weißen Bevölkerung sind es zwei Drittel. Die Autoren gingen davon aus, dass dies teilweise mit der Vorstellung zusammenhing, Schwimmen sei ein teurer »Country Club«-Sport. Sie führten den Umstand vor allem auf die rassistische Politik des frühen 20. Jahrhunderts zurück, die schwarzen Bürgern den Zugang zu kommunalen Schwimmbädern verbot.

Der Aquaphobe bleibt in einem Zirkelschluss gefangen: Für eine Person, die das Wasser meidet, bleibt es grundsätzlich gefährlich. Das amerikanische Zentrum für die Prävention und Kontrolle von Krankheiten (das CDC) schätzte 2016, dass das Risiko zu ertrinken für schwarze Kinder in den USA sechs bis zehnmal höher ist als für weiße.

☛ *Siehe auch: Ablutophobie, Hydrophobie, Thalassophobie*

ARACHNOPHOBIE

»Vor allem die Damen scheinen besonders unter Arachnophobie zu leiden«, stellte der englische Pfarrer und Naturforscher John George Wood 1863 fest. Krabbelte eine Spinne über den Wohnzimmerteppich, dann schrien die Damen des Hauses laut auf und sprangen auf Stühle, berichtete er. Anschließend läuteten sie nach dem Diener, der das arme Tier zertreten sollte, gefolgt vom Hausmädchen, bewaffnet mit Kehrschaufel und Besen. Wood dagegen entzückten Spinnentiere (Arachniden, vom griechischen Wort für Spinne *aráchnē*). Er selbst fütterte die Spinnen in seinem Garten mit Schnaken und beobachtete mit Vergnügen, wie die Tiere fett wurden. Die Spinnen kamen sogar von ihren Netzen herunter und schnappten sich die feingliedrigen Insekten aus seiner Hand.

An die vier Prozent von uns haben schreckliche Angst vor Spinnen – in den meisten Umfragen rangieren Spinnen gleich hinter Schlangen, die als einzige Tierart noch öfter Phobien auslösen. Für die Autorin Jenny Diski war der Herbst jedes Jahr »ein Fest des Horrors und der Angst«, da in dieser

Jahreszeit die Spinnen in die Häuser drängen, um sich dort einzunisten. Beim Anblick einer Spinne schnappte sie sich regelmäßig einen Flambierbrenner und zündete das Tier im Zustand »hemmungsloser Verzweiflung« an. Ihr war bewusst, dass sie so ein Feuer riskierte, aber »der Tod kam mir nie schlimmer vor, als mit einer Spinne allein im selben Raum zu sein. Ich fürchte, das klingt nach literarischer Übertreibung, zu der wir Schriftsteller neigen, aber ich beschreibe das hier so akkurat wie möglich.«

Viele Betroffene denken, dass ihre Aversion instinktive Ursachen habe. Der Schriftsteller und Produzent Charlie Brooker ist überzeugt, dass seine Angst vor diesen »Albträumen auf acht Beinen« ein Reflex ist: »Das ist ein evolutionäres Überbleibsel, das einige von uns in sich tragen und andere nicht, genauso wie manche ihre Zunge rollen können.« Beim Anblick einer Spinne sei er »schon am anderen Ende des Raumes angekommen, bevor ich weiß, wie mir geschieht, wie ein Tier, das vor einer Explosion wegrennt«. Neurologische Forschungen haben das bestätigt. Die arachnophobische Reaktion passiert unabhängig vom bewussten Denken. Unser primitiver, emotionaler Teil des Gehirns registriert das Bild einer Spinne und setzt innerhalb von Millisekunden eine hormonelle Abwehrreaktion in Gang. Während der präfrontale Kortex noch damit beschäftigt ist, das Risiko abzuwägen und zu überlegen, ob die Abwehrreaktion angemessen ist, hat der Thalamus schon bei der Amygdala die Ausschüttung von Adrenalin, Insulin und Cortisol in die Wege geleitet, was den Herzschlag, den Blutdruck und die Atmung erhöht und den Körper auf Flucht oder Kampf vorbereitet.

Dennoch kann ein Reflex erlernt werden, und es gibt keinen evolutionären Grund, der eine solche Reaktion auf eine Spinne rechtfertigen würde. Von den ungefähr 50 000 Spinnenarten auf unserem Planeten sind nur circa 0,1 Prozent gefährlich. Es gibt wesentlich tödlichere Tiere, die weniger Schrecken auslösen. Im Grunde schützen uns Spinnen mit ihren Netzen sogar vor Ungeziefer wie Ohrenkneifern oder Fliegen. Der Biologe Tim Flannery suchte den Grund für die Arachnophobie in den Ursprüngen der Menschheit. Er vermutete, dass es in dem Gebiet von Afrika, in dem sich der Homo sapiens zuerst entwickelte, eine sehr tödliche Spinne gegeben haben musste. Auf seiner Suche traf er auf ein Spinnentier, das den Anforderungen entsprach: die sechsäugige Sandspinne (Sicarius hahnii). Diese krabbenähnliche Kreatur mit ledriger Haut lauert im Sand der südafrikanischen Wüste auf Beute. Gut verborgen, überfällt sie ihr ahnungsloses Opfer mit einem giftigen Biss, der Kinder töten kann. Vielleicht, so Flannery, geht unsere Angst vor Spinnen auf den Moment in unserer Evolution zurück, als diese Tiere für uns noch eine tödliche Bedrohung darstellten.

Es gibt noch eine weitere Besonderheit in Zusammenhang mit unserer Abneigung gegenüber Spinnen. MRTs haben gezeigt, dass bei einem Arachnophoben, der eine Spinne sieht, nicht nur die Amygdala aktiviert wird, sondern auch die Insula. Dieser Teil des Gehirns ist für das Auslösen von Ekel verantwortlich. Man kann das auch gut an den Gesichtern der Betroffenen erkennen: Beim Anblick einer Spinne verziehen sie den Mund vor Ekel und heben gleichzeitig die Augenbrauen – ein Zeichen für Angst. Diese Reaktion überraschte die Forschenden zunächst, da Ekel normalerweise von Lebewesen oder Substanzen ausgelöst wird, die Keime oder Krankheiten übertragen können. Spinnen tun nichts dergleichen. Eine mögliche Erklärung, sowohl kulturell als auch biologisch, wäre folgende: Wahrscheinlich haben wir die Reaktion von unseren mittelalterlichen Vorfahren geerbt, die vermuteten, dass Spinnen Krankheiten verbreiten. Über Hunderte von Jahren hinweg machte man Spinnen für die Seuchen verantwortlich, die Europa heimsuchten. Erst im 19. Jahrhundert identifizierte man die Flöhe auf Ratten als die wahren Krankheitsüberträger, so der Psychologe Graham Davey. In einem Artikel von 1994 führte Davey unseren Ekel vor Spinnen auf diese Legende zurück, da Gefühle von Ekel sowohl in uns angelegt als auch kulturell konditioniert sein können. Die Arachnophobie komme vor allem in Ländern vor, die von Europäern und deren Nachfahren bevölkert sind. In Afrika und der Karibik werden Spinnen dagegen nicht als unrein wahrgenommen, sondern mitunter als Delikatesse verspeist.

Als Wood 1863 liebevoll die Spinnen in seinem Garten betrachtete, erlebte deren Wahrnehmung gerade einen kulturellen Wandel. Im 18. Jahrhundert pries man Arachniden noch für ihren Fleiß, ihr Können und ihre Kreativität – Spinnennetze wurden als Wunder der Natur bejubelt. Das schlug, laut der Literaturwissenschaftlerin Claire Charlotte McKechnie, im 19. Jahrhundert um. Im *Journal of Victorian Culture* beschreibt sie, wie die Spinne in den Gothic Novels der schwarzen Romantik zur unheimlichen, mitunter rassistisch konnotierten, Trope mutiert. Der Roman *The Sign of the Spider* (1896) von Bertram Mitford liefert dafür ein gutes Beispiel: Hier kämpft der Held gegen eine riesige fleischfressende Spinne aus Afrika. Ihr Kopf ist so groß wie der eines Menschen, schwarz und haarig. Er »ähnelte auf merkwürdige Weise einem teuflisch hässlichen und grausamen Menschengesicht, dessen Glubschaugen direkt in die seines entsetzten Entdeckers starrten. In ihnen brannte ein wahrhaft diabolisches Feuer, das sie glühen ließ«. Vom Naturforscher Grant Allen stammt 1897 sogar folgende wilde Behauptung: »In reiner Bösartigkeit und Blutdurst kann es wohl kein Tier auf der

Welt mit dem unheimlichen Vieh, der gemeinen Gartenspinne, aufnehmen. Sie ist klein, aber barbarisch.« McKechnie zeigt auf, wie Spinnen nun zur Projektionsfläche für alles Mögliche wurden: »für die Angst vor einer Invasion, Bedenken hinsichtlich der moralischen Rechtfertigung des Kolonialismus und für die Vorurteile gegenüber dem Anderen, dem Fremden, das an den fernen Rändern des Empires lebte«. Die Arachnophobie verband sich mit der Xenophobie und der Angst vor den Konsequenzen des Imperialismus.

Die symbolische Bedeutung der Spinne hat sich im Lauf der Jahre immer weiter verändert. Freuds Anhänger Karl Abraham schlug 1922 vor, sie stehe für eine unersättliche, vereinnahmende und kastrierende Mutter, für den im weiblichen Organ liegenden Penis. Der Umweltphilosoph Mick Smith meinte, wir sähen in Spinnen die Abgesandten einer anarchischen Natur. In unserer westlichen Kultur, in der wir klar zwischen uns und der Natur unterscheiden und diese zu kontrollieren versuchen, erinnern uns Spinnen immer wieder an die Wildnis. Diese stummen Kreaturen schlüpfen über unsichtbare Fäden in unsere zivilisierten, domestizierten Räume, finden dabei die feinen Risse in unseren Wänden und schmücken ihre klebrigen Netze mit Insektenleichen, so Smith. Er zitiert in diesem Zusammenhang den Ökologen und Philosophen Paul Shepard, der davon ausgeht, dass wir Spinnen unbewusst zu Stellvertretern für das Andere gemacht haben. »Als seien sie nur auf der Welt, um uns an etwas zu erinnern, das wir lieber vergessen würden, wir wissen aber nicht so recht, was es ist.« Spinnen irritieren uns, weil wir sie »in den Spalten [finden], die eigentlich etwas trennen sollten oder irgendwo im Verborgenen, an den Schnittstellen zwischen zwei Orten«. Sie lösen in uns Unbehagen aus, weil sie im Dazwischen leben.

Im Jahr 2006 versuchte Jenny Diski ihre Arachnophobie zu überwinden. Dafür meldete sie sich für das »Friendly Spider Programme« im Londoner Zoo an. Zusammen mit siebzehn Leidensgenossen besprach sie ihre Empfindungen gegenüber Spinnen, hörte sich einen Vortrag zum Thema an und nahm an einer zwanzigminütigen Entspannungs- und Hypnosesitzung teil – während der der Hypnotiseur immer wieder versicherte: »Spinnen sind harmlos.« Schließlich betraten die Teilnehmer das Insektarium des Zoos. Zu ihrem Erstaunen gelang es Diski nicht nur, das haarige Bein einer Spinne zu streicheln, sondern sie konnte sich auch eine Spinne über die Hand laufen lassen. Sie war geheilt. Und dennoch spürte sie eine Art Verlust. »Eine Person, die keine Angst vor Spinnen hat, ist fast der Inbegriff eines Menschen, der ich nicht bin [...] Ein Bereich, in dem ich mich sehr gut kannte, ist nun verschwunden.« Sie fragte sich, was noch von ihr übrig wäre, wenn sie all ihre Ängste und nervösen Ticks ablegen würde.

Mit der Zeit wurden viele verschiedene Behandlungsmethoden für die Arachnophobie entwickelt. Im selben Jahr, als Diski durch eine Kombination aus Hypnose, Bildung und Konfrontation geheilt wurde, verschwand die Phobie eines 24-jährigen Geschäftsmanns ganz ohne sein eigenes Zutun. Eine Woche, nachdem ihm in einem Krankenhaus in Brighton die Amygdala entfernt worden war, um seine epileptischen Anfälle zu stoppen, bemerkte er, dass seine Angst vor Spinnen ebenfalls verschwunden war. Ansonsten wirkte sich die Operation jedoch nicht auf seine übrigen Empfindungen und Ängste aus: Schlangen ließen ihn nach wie vor kalt, vor öffentlichen Auftritten fürchtete er sich immer noch.

In den USA experimentierten die Forscher Paul Siegel und Joel Weinberg 2017 mit sehr kurzen Konfrontationsintervallen. Während dieses Therapieversuchs wurden den Phobikern per Bildschirm neutrale Bilder von Blumen gezeigt. Dazwischen blitzten sehr kurz (für 0,033 Sekunden) Bilder von Taranteln auf. Die Probanden nahmen die Bilder der Spinnen nicht bewusst wahr, verspürten anschließend aber weniger Angst, sie konnten sogar näher an ein Terrarium mit einer Tarantel herantreten als vorher. Selbst nach einem Jahr blieb der Effekt nachweisbar. Obwohl die Konfrontation unbewusst stattfand, waren im Gehirn die neuronalen Verbindungen, die mit der Angst zusammenhingen, hyposensibilisiert worden. Das gleiche Experiment wurde noch einmal durchgeführt, diesmal so, dass die Probanden die Spinnenbilder bewusst wahrnehmen konnten. Allerdings kam es nun zu Angstausbrüchen unter den Arachnophoben und die anschließende Verbesserung blieb aus.

Weitere unmittelbare Erfolge erzielten Wissenschaftler an der Universität van Amsterdam, als sie nach einer schnellen Heilung für die Arachnophobie suchten. 2015 führten Marieke Soeter und Merel Kindt ein Experiment durch, in dem sie 45 Arachnophobiker für zwei Minuten einer Tarantel aussetzten, direkt danach verabreichten sie der Hälfte der Gruppe eine Dosis von 40 Milligramm Propranolol. Dabei handelt es sich um einen Betablocker, der Amnesie auslösen kann. Ziel war es, bei den Probanden die Erinnerungen an Spinnen aufzurufen und diese anschließend zu löschen, mit der Hoffnung, dass dabei auch die Angst vor Spinnen verloren ginge. Sie stützten sich dafür auf die Theorie von Joseph Le Doux zur Rekonsolidierung von Erinnerungen. Er geht davon aus, dass Erinnerungen, die über die Amygdala aufgerufen werden, für kurze Zeit formbar bleiben: Eine neu aufgerufene Erinnerung könnte also in den Stunden nach ihrer Aktivierung verändert oder gelöscht werden.

Die niederländische Studie erwies sich als erfolgreich: Die

Arachnophoben, denen das Medikament verabreicht worden war, zeigten auch nach einem Jahr deutlich weniger Angstsymptome als die Teilnehmer der Kontrollgruppe. Ein kurzer einmaliger Eingriff hatte zu einem »plötzlichen, substanziellen und anhaltenden Rückgang der Angst« geführt. Die Wissenschaftler beschrieben ihre revolutionäre Behandlungsmethode »eher als eine Operation als eine Therapie«, schließlich hatten sie die Arachnophobie weniger behandelt, als vielmehr aus dem Gehirn entfernt.

☛ *Siehe auch: Entomophobie, Ophidiophobie, Zoophobie*

ARITHMOMANIE

Erstmals im späten 19. Jahrhundert in Frankreich beschrieben, bezeichnet die Arithmomanie eine pathologische Lust am Zählen, beziehungsweise einen unnatürlichen Hang dazu, sich endlos mit den mathematischen Eigenschaften einzelner Objekte oder Ereignisse zu beschäftigen. Der Begriff setzt sich aus dem griechischen Wort für Zahl (*arithmos*) und Raserei/Wahn (*manía*) zusammen. Im Jahr 1894 überwies Dr. Strangman Grubb aus Ealing eine seiner Patientinnen an den englischen Psychiater Daniel Hack Tuke. Sie litt unter dem Zwang, immer zählen zu müssen, bevor sie etwas tat. Ob sie sich nun im Bett umdrehte, zum Frühstück hinsetzte oder eine Teekanne anhob, sie musste zuvor jedes Mal bis zu einer bestimmten Zahl gezählt haben. Oft sah sie sich genötigt, ihre Atemzüge und jeden Schritt, den sie auf offener Straße tat, zu

    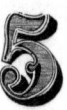

zählen. Manchmal frage sie sich, erzählte sie Dr. Tuke, ob ihr Zählen sie vor schlimmen Gedanken schützte. Zur gleichen Zeit interpretierte Sigmund Freud in Wien das obsessive Zählen von Dielen und Stufen bei einer jungen Frau als den Versuch, sich von ihren erotischen Fantasien abzulenken. Georges Gilles de la Tourette ordnete die Arithmomanie wie andere Zwangsstörungen der Tic-Störung zu, die er 1885 als Erster beschrieb.

Die Sorge um die Zahlen schleicht sich bald in alle Lebensbereiche der Betroffenen ein, wie Nikki Rayne in einem Blogbeitrag berichtet: »Ich kann erst von einer digitalen Uhr aufschauen, wenn sich die Zahl richtig anfühlt. Die Lautstärke meines Autoradios und meines Fernsehers muss immer durch neun teilbar sein, sonst tun mir meine Hände weh. Außerdem gibt diese Zahl an, wie oft ich meine Hände waschen muss, bevor sie sich sauber anfühlen, und wie oft ich den Wasserhahn kontrollieren muss, bevor ich mir sicher sein kann, dass er wirklich zu ist.« Wenn sie mit einer unangenehmen Zahl konfrontiert wird, dann schmerzen ihre Handgelenke und Fingerknöchel, ihre Haut spannt und sie muss sich auf die Lippe beißen oder ihre Fingernägel zusammenpressen, um sich von diesem Gefühl abzulenken. Zwar haben viele Menschen einen leichten Hang zur Arithmomanie, werden dadurch aber nicht stark in ihrem Alltag eingeschränkt, wie es bei Arithomanen der Fall ist. »Drehen Sie die Lautstärke eines Gerätes höher, als es Ihnen lieb ist, nur damit sie ihrem mathematischen Standard entspricht?«, fragt Craig. Falls ja, dann haben Sie wohl eine Arithmomanie.

Der serbischstämmige Ingenieur Nikola Tesla war besessen

  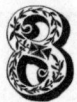  

von der Zahl drei. Der Erfinder einer frühen Form des Wechselstrommotors lief dreimal um ein Gebäude, bevor er es betrat, und achtete darauf, dass die Anzahl seiner Schritte stets durch drei teilbar war, bevor er stehenblieb. Übernachtete er in einem Hotel – seine Zimmernummer musste selbstverständlich ein Vielfaches von drei ergeben –, verlangte er jeden Tag nach 18 frischen Handtüchern, außerdem mussten beim Abendessen 18 Servietten an seinem Platz liegen. Lennard J. Davies führt in seinem Buch *Obsession: A History* (2008) derartige Gewohnheiten – wie auch andere zwanghafte Manien – auf die Veränderungen zurück, die die Moderne mit sich brachte. Für ihn ergeben sie sich aus unserer Ehrfurcht vor mechanischen Prozessen: »Entwickelt eine Industriegesellschaft sich dahingehend, dass sie mehr Wert auf Präzision, Wiederholung, Standardisierung und Mechanisierung legt und sich immer mehr auf diese Attribute verlässt«, schreibt Davies, »wird dieselbe Gesellschaft diese Eigenschaften in einem anderen Licht sehen. Folglich werden ihre Mitglieder sie zunehmend nachahmen, imitieren, verkörpern, verinnerlichen und übertreiben.« Menschen, die Zwangshandlungen entwickeln, haben also vielleicht das zielgerichtete, obsessiv wirkende Gebaren der Maschinen mit ihren regelmäßigen Geräuschen und Bewegungen übernommen.

Die amerikanische Fernsehserie *Sesamstraße* führte im Jahr 1972 die arithmomanische Figur *Graf Zahl* ein, dessen Liebe zum Zählen seinen Freunden manchmal auf die Nerven ging. In einer Folge im Jahr 1974 hat der Graf zum Beispiel so viel Spaß daran, das Telefonklingeln laut mitzuzählen, dass er Ernie verbietet, den Hörer abzunehmen. Zehn Jahre später musste er in einem Fahrstuhl unbedingt alle Stockwerke bis ganz nach oben zählen, weswegen er Kermit nicht auf der richtigen Etage aussteigen ließ. Für die Sesamstraße war Graf

Zahl eine Möglichkeit, die eigenen, beinahe zwanghaften, gebetsmühlenartig rhythmischen Wiederholungen von Buchstaben und Zahlen aufs Korn zu nehmen, mit denen ihr junges Publikum spielerisch lernen sollte.

Graf Zahl ähnelte übrigens deswegen Graf Dracula, weil man Vampiren einen Zählzwang nachsagt. In Osteuropa glaubte man, einen Vampir mit einem Haufen Mohn-, Senf- oder Hirsesamen ablenken zu können, da er bei deren Anblick nicht dem Drang widerstehen könne, die Samen zu zählen. Im amerikanischen Volksglauben lassen sich Hexen ähnlich leicht ablenken: Hing ein Sieb über der Eingangstür, wäre eine Hexe so damit beschäftigt, dessen einzelne Löcher zu zählen, dass sie nie dazu käme, Unheil in das Haus zu bringen.

☞ *Siehe auch: Aboulomanie, Graphomanie, Mysophobie, Tetraphobie, Triskaidekaphobie*

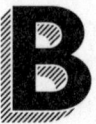

BAMBAKOMALLOPHOBIE

Der Begriff Bambakomallophobie setzt sich aus den griechischen Worten *bambákion* (Baumwolle) und *mallós* (Woll-
flocke, Watte) zusammen und beschreibt eine Abneigung
gegenüber Watte. Das gleiche Unbehagen, das einige von uns
empfinden, wenn jemand mit dem Fingernagel eine Tafel ent-
langfährt, mit dem Messer über einen Teller kratzt oder wenn
wir die leicht pelzige Haut eines Pfirsichs berühren, spüren
Betroffene beim Anblick oder der Berührung von Watte. Einige ekeln sich vor der Art und Weise, wie sich ein Wattebausch zu einer schwammartigen Masse zusammendrücken
lässt, wie Watte sich nach einer Berührung wieder in ihre
Ursprungsform »zurückbauscht«, oder sie ekelt das Geräusch
der Watte, wenn man sie auseinanderzupft. Im *Guardian* erinnerte sich Chris Hall daran, wie ihn diese Phobie durch seine
Kindheit hindurch begleitet hat: Er fürchtete sich vor den
fluffigen kleinen Wattewolken auf selbstgebastelten Weih-
nachtskarten und vor dem Wattebausch, den die Krankenschwester nach einer Spritze auf seine Haut presste oder den
sein Zahnarzt ihm in den Mund steckte. Er misstraute sogar
Stofftieren und ihren mysteriös flauschigen Innereien.

Für Bambakomallophobe ist das leise Geräusch von Watte

mitunter schlimmer als das schrille Quietschen von Styropor. Laurence Scott schreibt darüber: »Für mich ist es schrecklich, mir dieses Geräusch vorzustellen, es erinnert mich an elektrostatische Ladung. Allein die Vorstellung löst bei mir eine körperliche Reaktion aus (Zittern, elektrisches Knistern in den hinteren Backenzähnen). Ich kann mir nie sicher sein, ob ich mich richtig an das Auseinanderziehen von Watte erinnere, denn der Gedanke daran ist so unangenehm, dass ich es gar nicht erst tue. Dementsprechend erfahre ich auch nicht, ob es möglich ist, dabei keine körperlichen Reaktionen zu spüren.«

Eine Mitleidende, Crystal Ponti, stimmt zu, dass die Geräusche von Wattebällchen ausreichen, um »mein Nervensystem durchdrehen zu lassen – es klingt, wie wenn Popcorn im Mund von den Zähnen abrutscht und dabei quietscht«. Als sie es mit sechs Jahren zum ersten Mal mit diesem Material zu tun bekam, fühlte es sich für sie an, »als ob mein Magen in sich zusammenfiele. Meine Handflächen wurden schwitzig und mich überkam ein Grauen.« Das Berühren von Watte kann einem einen unheimlichen Schauer über den Rücken jagen. Es fühlt sich falsch an – ganz im Sinne des *Unheimlichen* stimmen unsere wahrgenommenen Reize nicht miteinander überein, es schafft eine seltsame Trennung zwischen dem, was man hört, fühlt und sieht.

☞ *Siehe auch: Koumpounophobie, Popcorn-Phobie,*
   Trypophobie

BATRACHOPHOBIE

Batrachophobiker eint eine schreckliche Angst vor Fröschen. Vor ihren nassglänzenden Augen, der schleimigen Haut, der pulsierenden Schallblase am Hals, den Schwimmhäuten, die sich zwischen den langen knubbeligen Zehen spannen, und vor ihrer Art, ganz stillzuhalten, um sich dann plötzlich in die Luft zu katapultieren. Das griechische Wort für Frosch – *bátrachos* – liegt diesem Begriff zugrunde, der die zwanghafte Angst vor Fröschen, Kröten und anderen Amphibien beschreibt.

Der Philosoph John Locke empfahl für die Behandlung der Batrachophobie eine Form der Konfrontationstherapie, wie sie heute noch bei vielen Phobien angewandt wird. In seinen *Gedanken über Erziehung* von 1693 schrieb er: »Erschrickt z.B. das Kind und läuft vor einem Frosche davon, so lasst einen anderen ihn greifen und in einiger Entfernung vor das Kind hinsetzen. Erst gewöhne man es, ihn nur anzusehen, und wenn es das kann, so bringe man ihn näher, damit es ihn ohne Beunruhigung hüpfen sehe. Dann müsse es, wenn ein anderer ihn hält, ihn anrühren und so immer weitergebracht werden, bis es ihn so gleichgültig betasten kann wie einen Schmetterling oder Sperling.« Locke war der Überzeugung, dass sich eine Phobie überwinden lässt, indem man die negativen Gefühle in Bezug auf das Angstobjekt systematisch überschreibt.

Im Jahr 1983 heilten Psychologen an der Universität Michigan mithilfe von Konfrontationstherapie eine Sechsundzwanzigjährige, die unter einer schweren Froschphobie litt. Auslöser für die Phobie war 18 Monate zuvor ein Vorfall beim Rasenmähen gewesen. Die Patientin hatte den Rasenmäher durch das dichte Gras in der Nähe eines Flusses geschoben, als ihr plötzlich blutige Froschstücke entgegenspritzten und lebendige Frösche rechts und links von der Maschine wegsprangen, um den Klingen zu entkommen. Seitdem sah sie sich nicht nur außerstande, den Rasen zu mähen, sie plagten auch wiederkehrende Albträume von Fröschen, sie verabscheute das Quaken, das sie vom Fluss her hörte, und wenn sich ein einzelner Frosch ins Haus verirrte, musste sie es fluchtartig verlassen. Der Schreck, der ihr beim Anblick des zerhackten Froschfleischs durch Mark und Bein gefahren war, schien sich mit Schuldgefühlen und der Angst verbunden zu haben, die Tiere könnten sich rächen.

In der portugiesischen Stadt Porto kam 2019 heraus, dass Ladeninhaber Froschfiguren benutzt hatten, um Sinti und Roma aus ihren Läden fernzuhalten. Sie instrumentalisierten die in der Volksgruppe angeblich herrschende Angst vor Fröschen, indem sie grüne Keramikfrösche in ihre Schaufenster stellten – eine Praktik, die nicht direkt gegen die Antidiskriminierungsgesetze verstieß. Zehn Ladenbesitzer und Ladenbesitzerinnen gaben gegenüber einem Reporter von Al Jazeera ihre »Strategie« zu, die wohl vor allem bei älteren Roma funktionierte. Nur eine Besitzerin ließ sich namentlich zitieren. »Das soll die Zigeuner vertreiben, weil die Angst vor Fröschen haben«, bestätigte Helena Conceição, die sich offensichtlich in keiner Weise für ihr xenophobes Verhalten genierte. »Keiner hier möchte was mit Zigeunern zu tun haben.«

☞ *Siehe auch: Xenophobie, Zoophobie*

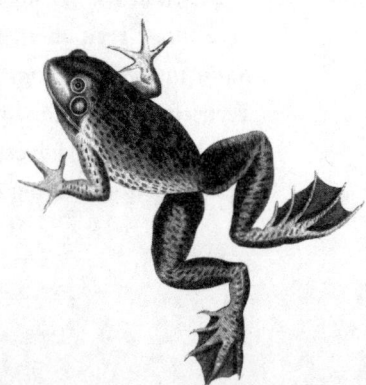

BEATLEMANIE

Ende 1963 kam es zu gewalttätigen Auseinandersetzungen, als Fans für Tickets zu einem Beatleskonzert in Carlisle Schlange standen: 600 junge Frauen waren an dem Tumult beteiligt, neun von ihnen mussten anschließend ins Krankenhaus gebracht werden. Ähnliche Szenen ereigneten sich in Bournemouth, Manchester, Newcastle, Belfast und Dublin. »Das ist Beatlemania«, schrieb die *Daily Mail*. »Wo soll das enden?«

Der Aufruhr folgte den Beatles bis nach Amerika. Im nächsten Jahr empfingen Tausende Mädchen und junge Frauen die Band am Kennedy Airport, Hunderte warteten vor dem Plaza Hotel in Manhattan. Auf ihrer Tour spielten die Beatles in 23 Städten, und bei jedem Auftritt übertönten die Schreie aus dem Publikum die Musik. Einige der Fans brachen zusammen oder fielen in Ohnmacht, ganz so, als befänden sie sich in sexueller Ekstase. Die *New York Times* verglich die Fans mit den Jitterbug-Tänzern der 1940er Jahre – die durch ihren enthusiastischen Swing-Tanz damals ebenfalls für Aufregung sorgten. Der Soziologe und Philosoph Theodor W. Adorno schrieb über die Jitterbug-Tänzer, sie würden sich der Musik rhythmisch unterwerfen, getrieben vom atavistischen Wunsch, mit der Menge zu verschmelzen. Ein anderer Kommentator überlegte derweil, ob die »Beatlemanen« für ihre Mutterschaft probten, indem sie die Schreie schon einmal übten, die sie unter der Geburt von sich geben würden.

In seiner *Oral History of Beatlemania* zitiert Garry Berman eine junge Frau, die der Auftritt der Beatles während der *Ed Sullivan Show* vollkommen überwältigte. »Wir befühlten den Fernseher, fassten ihn an und schrien. Ich musste ihn anschließend putzen [...] Ich erinnere mich noch, wie wir auf dem Boden lagen und uns fragten ›Oh mein Gott, was war das denn?‹«

»Ich habe einfach nur geschrien«, erinnerte sich ein anderes Mädchen an ein Beatleskonzert. »Ich konnte nicht anders. Es war, als ob ich überhaupt keine Kontrolle mehr über mich selbst hatte.« Einer anderen erging es ähnlich: »Ich riss mir ganze Haarbüschel aus, ich schrie und schrie ununterbrochen – nach dem Konzert hatten wir keine Stimme mehr, weil wir so schlimm geschrien hatten.« Einige waren vollkommen von Trauer oder Erleichterung überwältigt: »Ich weinte. Ich erinnere mich, dass ich einfach dasaß und weinte. Ich wusste nicht, warum.« In seinem Buch *Vocal Tracks* (2008) vergleicht Jacob Smith das Schreien der Beatles-Fans mit der Urschrei-Therapie, die John Lennon und Yoko Ono später praktizierten: Schreie und Heulen sollten die Möglichkeit bieten, ein unterdrücktes, triebhaftes Ich freizusetzen.

Weit weniger verständnisvoll vermerkte Noël Coward 1965 in seinem Tagebuch, er habe gerade »vier harmlose, eher lächerlich aussehende junge Männer« in einem Stadion in Rom auftreten sehen, währenddessen hätte sich das Publikum einer »Massenmasturbationsorgie« hingegeben. Er ergänzte: »Persönlich hätte ich gern ein paar dieser kreischenden Irren genommen und mit den Köpfen zusammengeschlagen.« Paul Johnson vom *New Statesman* äußerte sich ähnlich abfällig: »Diejenigen, die sich um die Beatles scharen, die sich in Hysterie hineinschreien, deren leere Gesichter über die Fernsehbildschirme flimmern, sind diejenigen ihrer Generation, mit denen es das Leben nicht ganz so gut gemeint hat. Es sind die Dummen, die Faulen, die Versager.«

Massenmanien in Bezug auf Popstars sind seither immer wieder aufgetreten. Dazu gehört auch das »Bieber Fever«, ausgelöst durch den kanadischen Sänger Justin Bieber. Doch die Beatles waren nicht die ersten Musiker, die solche Reaktionen hervorriefen. Der Autor Dorian Lynskey verweist beispielsweise auf die Lisztomanie. Diesen Begriff ersann 1844 Heinrich Heine, der als Pariser Korrespondent der Augsburger *Allgemeinen Zeitung* über Franz Liszts Konzerte berichtete. Während der Auftritte des gutaussehenden und charismatischen Pianisten befiel das Publikum »[e]ine wahre Verrücktheit, wie sie unerhört in den Annalen der Furore!« Liszts weibliche Bewunderer riefen laut während der Konzerte dazwischen, stampften rhythmisch mit den Füßen und schrien vor Ekstase auf. Sie sammelten Liszts Haarsträhnen, Zigarettenstummel, Kaffeesatz und die Saiten seines Klaviers.

Dennoch blieb die Beatlemanie, genau wie das Bieber Fever oder die Lisztomanie im Grunde keusch. Schließlich handelte es sich um erotische Leidenschaften, die nie zum Vollzug kamen; die Fans teilten ihre Obsessionen miteinander und formten dadurch tiefe Freundschaften. »Es fühlte sich nicht sexuell an«, erinnert sich ein weiblicher Fan in Lisa Lewis' Buch *The Adorning Audience* (1992). »Es ging mehr um den Wunsch nach Freiheit. Ich wollte nicht erwachsen werden, um dann eine Ehefrau zu sein; mir kam es so vor, als verfügten die Beatles über die Art von Freiheit, die ich gern gehabt hätte. Keine Regeln, sie konnten einfach zwei Tage lang im Bett liegen, auf ihren Motorrädern herumfahren und den ganzen Tag Essen aufs Hotelzimmer bestellen. […] Ich wollte nicht mit Paul McCartney schlafen, dafür war ich noch zu jung. Aber ich wollte so sein wie die Beatles.«

Die Gefühle der Fans konnten von Bewunderung schnell in Aggression umschlagen. »Ein Beatle, der ungeschützt nach draußen geht, läuft Gefahr, von seinen Fans zerfleischt oder zertrampelt zu werden«, warnte das Magazin *Life*. In diesem Fall kehrte sich die sonst übliche Dynamik ins Gegenteil: Hier waren die jungen Frauen die potenziellen Sexualstraftäterinnen und die Jungs aus Liverpool die Objekte ihrer Begierde. Als die Beatles 1965 New York nach ihrer erfolgreichen zweiten Amerikatour verließen, brach ein Fanmob drei Polizisten die Rippen und drückte anschließend die Glastüren des Flughafens und weitere 23 Fenster ein.

Im Film *A Hard Day's Night* von 1964 kauern sich die »Fab Four« in ihre Autos und huschen durch Hotellobbys, gejagt von kreischenden Teenagern. Indem die jungen Frauen durchdrehten, rückten sie sich selbst ins Rampenlicht.

☞ *Siehe auch: Choreomanie, Dämonomanie, Lachmanie, Trichomanie*

BIBLIOMANIE

»Er lief in den Magazinen umher, er durchraste in überschwenglicher Verzückung die Galerien seiner Bibliothek; dann stand er, mit wirrem Haar und starren, funkelnden Augen, still, seine Hände zitterten, wenn sie das Holz der Regale berührten; sie waren warm und feucht.« In seiner Novelle *Bibliomanie* (1837) erzählte der damals 14-jährige Gustave Flaubert vom Schicksal des Buchhändlers Giacomo. Diesen erfüllt eine wahnsinnige Liebe zu Büchern, sodass er sogar bereit ist, für eines von ihnen zu sterben.

Der Begriff Bibliomanie wurde zuerst 1734 im Französischen verwendet und geht vom griechischen Wort für Buch (*biblios*) aus. Ihren Höhepunkt erreichte die Bibliomanie Ende des 18. Jahrhunderts, als in Großbritannien die »Bibliomania«, ähnlich dem niederländischen Tulpenfieber der 1630er Jahre, einen spekulativen Kaufrausch auslöste. Der Arzt John Ferriar aus Manchester wunderte sich in seiner Versepistel über die Bücherbesessenheit seiner Landsleute:

What wild desires, what restless torments seize
The hapless man, who feels the book-disease.

Welch wildes Sehnen, welche immerwährenden Qualen
erfassen
Den hülflosen Mann, der nicht von den Büchern kann
lassen.

Nach der Französischen Revolution 1789 wurden die Privat-
bibliotheken vieler französischer Adliger verkauft, wodurch
Tausende seltene Ausgaben auf den Büchermarkt gelangten.
Gleichzeitig steigerte eine Überproduktion neuer Bücher –
Nachdrucke, Anthologien, Kompendien – den Seltenheits-
wert der antiken Originale noch zusätzlich. Der Literaturhistoriker Philip Connell schreibt dazu: »Die materiellen Spuren
der literarischen Vergangenheit waren nun käuflich und so
auch das soziale Prestige, das sie mit sich brachten. In einer
Zeit, in der dampfbetriebene Schnellpressen und Klischee-
druck aufkamen, erhielten die alten Originalausgaben die alt-
ehrwürdige Aura heiliger Relikte.« Aus einer zeitgenössischen
Quelle geht hervor, dass sich der Preis alter Bücher in den ersten zwanzig Jahren des 19. Jahrhunderts vervierfachte.

Diejenigen, die sich eine private Bibliothek anlegten,
präsentierten sich gern als Bewahrer des literarischen Erbes.
Das sahen nicht alle so. Der Schrift-
steller und Literaturhistoriker Issac
D'Israeli verglich die unersättlichen
Sammler mit »Vielfraßen«, die,
ohne Geschmack oder Genuss,
mehr horteten, als sie konsumieren konnten. Für ihn handelte es
sich bei diesen Sammlungen um

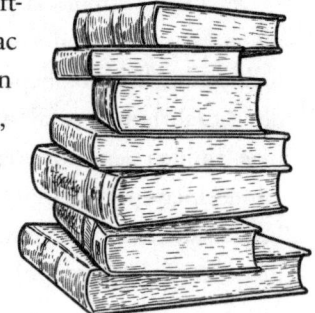

Büchergefängnisse. Darin ordne man die Bücher rein nach ihrem Äußeren, »sie werden mit ihren prunkvollen Prägungen, Seideneinbänden, dreifachen echten, vergoldeten Bünden und ihrem eingefärbten Leder hinter Drahtgeflechten eingesperrt und so vor den vulgären Händen des einfachen Lesers geschützt. Von dort aus verzaubern sie uns, ganz wie die östlichen Schönheiten, wenn sie durch ihre verzierten Fenstergitter spähen.« Diese Bücher waren nicht zum Lesen da, sondern nur zum Anschauen gedacht, sie wurden dem regulären Buchmarkt entzogen und weggesperrt, ähnlich wie die Frauen eines Harems in der damaligen Vorstellung. Die Bücher wurden aufreizend präsentiert: Dabei verströmten sie ihren fleischlichen Duft, in Gold gehüllt, sinnlich und verführerisch, aber verschlossen und unergründlich.

Der Geistliche Thomas Frognall Dibdin beschrieb in seinem Buch *Bibliomania, or Book Madness*, wie Aristokraten, Antiquare und Entrepreneure voller Hingabe mit Büchern handelten. Die Versteigerung der Bibliothek von John Ker, dritter Duke von Roxburghe, steigerte sich zu einem 42 Tage andauerndem Spektakel voller »Mut, Gemetzel, Verwüstung und Raserei«. Eine 1471 erschienene Ausgabe von Boccaccios *Dekameron* erzielte 2 260 Pfund, was heute mehr als 200 000 britischen Pfund entspricht. Laut Dibdin schätzten Bibliomanen vor allem »Erstausgaben, True Editions [– Ausgaben, die durch Druckfehler einzigartig waren –], in gotischen Minuskeln gedruckte Bücher, Folioausgaben, unbeschnittene Bücher, deren Buchblöcke noch nicht von den Werkzeugen eines Binders bearbeitet wurden, illustrierte Ausgaben, einzigartige Bindungen aus marokkanischem Leder oder Seide und Exemplare, die auf Pergament gedruckt worden waren«. Sie liebten die äußere Erscheinung eines Buchs.

Dibdin besichtigte 1836 die Sammlung des renommierten

Bibliomanen Richard Heber, der kurz zuvor verstorben war; sie umfasste 150 000 Bücher: »Ich war fassungslos. Nie hatte ich Räume, Schränke, Durchgänge und Flure gesehen, die so überladen, so vollgestopft mit Büchern waren. Sie standen in Doppel- sogar Dreifachreihung. Hunderte dünner Quartbände – viele übereinander – waren der Länge nach über dünne und zerfledderte Duodezformate gelegt worden und füllten ganze Regale aus. Die Bände türmten sich bis zur Decke, während der Boden mit mehreren losen Haufen übersät war.« Die Bibliothek des Verstorbenen war das Abbild eines Kontrollverlusts, ein Friedhof der Gelehrsamkeit – die Bücher erstickten und erdrückten sich gegenseitig.

Flaubert ersann seinen bibliomanischen Buchhändler Giacomo, nachdem er 1836 einen Artikel in der französischen Zeitung *La Gazette des Tribunaux* gelesen hatte. Diese berichtete von dem Mordprozess gegen einen ehemaligen Mönch und Buchhändler namens Don Vincente, der das Haus eines Rivalen niedergebrannt haben sollte, um ihm ein seltenes Buch zu entwenden. Doch anscheinend war der Artikel frei erfunden, da sich nirgends ein weiterer Nachweis für den Prozess finden lässt. Angeblich starb der Rivale in den Flammen und Don Vicente wurde des Mordes angeklagt, nachdem man das Buch bei ihm gefunden hatte. Sein Verteidiger legte während des Prozesses einen Katalog vor, in dem ein weiteres Exemplar des seltenen Buches beworben wurde. Er argumentierte, dass Don Vincente das Buch ehrlich gekauft und nicht gestohlen habe. Allerdings verriet sich der Buchhändler selbst, als er bei der Enthüllung seines Anwalts kummervoll aufschrie: »Ach! Ach! Mein Exemplar ist nicht einzigartig!« Er wurde für schuldig befunden und zum Tode verurteilt.

Im Zeitalter der Massenproduktion war ein seltenes Buch nun begehrter als je zuvor. Die einzige Ausgabe eines Werkes sein Eigen nennen zu können, bedeutete, dass man es sowohl spirituell als auch materiell vereinnahmte. Man ergriff von der Seele des Autors Besitz. Don Vincente hatte seinen Drang zu solch einer Vereinnahmung über das Leben seines Rivalen und letztlich über sein eigenes gestellt.

Im Zusammenhang mit der Bibliomanie kommt es immer wieder zu Verbrechen. Der »Book Bandit« Stephen Blumberg aus Iowa wurde 1990 angeklagt, weil er mehr als 23 600 Bücher im Wert von 5,3 Millionen US Dollar aus fast 300 verschiedenen Universitäten überall in den Vereinigten Staaten gestohlen hatte. Unter seinen Beutestücken befand sich unter anderem die Schedelsche Weltchronik von 1493, gebunden in weißes Kalbsleder. Blumbergs Psychiater sagte vor Gericht als Zeuge der Verteidigung aus, dass der Angeklagte die Bücher nicht gestohlen habe, um sich finanziell zu bereichern – Blumberg verfügte über einen substanziellen Treuhandfonds – vielmehr handele es sich bei seinem Mandanten um einen zwanghaften Sammler, dessen kriminelle Karriere begann, als er Buntglas und Türknäufe aus einem viktorianischen Haus in seiner Nachbarschaft stahl, das abgerissen werden sollte.

Der iranischstämmige Multimillionär Farhad Hakimzadeh wurde 2009 wegen Diebstahls verurteilt. Der Autor und Geschäftsmann hatte 150 Seiten aus verschiedenen Ausgaben der Bodleian Library der Universität Oxford und der British Library in London mit einem Skalpell vorsichtig herausgelöst und in sein Haus in Knightsbridge mitgenommen. Er wollte mit ihnen beschädigte Seiten in seiner eigenen umfangreichen Sammlung ersetzen. Die meisten der Bände handelten von den Beziehungen zwischen Europa und dem Mittleren und Fernen Osten im 16. bis 18. Jahrhundert. Eine der gestohlenen Seiten zeigte eine originale, handgezeichnete Karte des

Malers Hans Holbein dem Jüngeren, deren Wert sich auf 30 000 Pfund belief.

Der Leiter der Abteilung Britische und Frühe Drucke der British Library war »unglaublich wütend« und erklärte den Zeitungen: Hakizadeh sei »extrem reich und hat etwas beschädigt, das der Allgemeinheit gehört, er hat vollkommen eigennützig und nur zu seinem eigenen Vorteil etwas zerstört, was dieses Land über Generationen hinweg bewahrt hat«. Der Richter schien dagegen mehr Verständnis für Hakimzadeh aufzubringen. Als er ihn zu zwei Jahren Haft verurteilte, bemerkte er: »Sie hegen eine große Liebe für Bücher, vielleicht so groß, dass sie ins Maßlose kippt.«

Siehe auch: Kleptomanie, Oniomanie, Syllogomanie, Tulpenmanie

BLUT-, VERLETZUNGS- UND SPRITZENPHOBIE

Die extreme Angst vor Blut, Injektionen und den damit verbundenen möglichen Verletzungen vereint in sich verschiedene spezifische Phobien: Hämaphobie, Trypanophobie, Traumatophobie. Als zusammenhängendes Phänomen betrifft Blut-, Verletzungs- und Spritzenphobie (BVS) drei bis vier Prozent der Weltbevölkerung. Phobische Reaktionen belaufen sich auf: Schwindel, Übelkeit, Abfallen von Puls und Blutdruck, manchmal begleitet von Tunnelblick, Tinnitus, Schwitzen und Bewusstlosigkeit. Mitunter ist die Phobie so ausgeprägt, dass Betroffene Bluttests, Operationen, Impfungen und in extremen Fällen sogar medizinische Behandlungen im Allgemeinen ablehnen.

Oft ekeln sich die Patienten eher vor Blut, Nadeln oder Verletzungen, als dass sie sich vor ihnen fürchten. Experimente konnten zeigen, dass sowohl Ekel als auch Angst bei diesem Leiden eine entscheidende Rolle spielen. Wenn Betroffene Aufnahmen von chirurgischen Eingriffen anschauen, dann ziehen sie automatisch die Augenbrauen zusammen und verziehen ihre Oberlippe. Gleichzeitig beschleunigt sich ihr Herzschlag erst rapide, um dann plötzlich abzufallen. Dieses Verhalten lässt sich in zwei Phasen aufteilen: eine anfängliche Angstreaktion (stärkere Durchblutung, ausgelöst durch die Amygdala), gefolgt von Ekel (Verlangsamung, ausgelöst durch die Insula). Der schnelle Abfall des Blutdrucks führt zu einer überschießenden Reaktion des Nervus Vagus, was wiederum Schwindel und Ohnmacht auslösen kann. In seltenen Fällen erweist sich diese Reaktion als tödlich: In einem wissenschaftlichen Artikel über Trypanophobie von 1995 verwies James G. Hamilton auf 23 Personen, die ihrem Schock beim Kontakt mit einer Nadel erlegen waren. Einige Wissenschaftler gehen davon aus, dass die anfängliche Angstreaktion bei BVS-Phobie, begleitet von erhöhtem Puls, eigentlich eine Angst vor dem bevorstehenden Ekel ist, mit seinen unangenehmen und sogar gefährlichen Symptomen von Übelkeit, Schwindel und Ohnmacht.

Die BVS-Phobie scheint erblich zu sein – man geht davon aus, dass sechzig Prozent der Betroffenen einen nahen Verwandten mit dem gleichen Leiden haben –, allerdings bleibt der evolutionäre Sinn bisher ungeklärt. Menschen, die beim Anblick von Blut erstarren, taumeln oder sogar umkippen, wären ihrer Gruppe bei einem Angriff keine sonderliche Hilfe gewesen: Sie könnten weder sich selbst oder ihren Gefährten helfen, noch wären sie in der Lage, dem Gegner Schaden zuzufügen. Die Angst vor Blut oder Objekten, die

die Haut durchstechen, schützt die Betroffenen vielleicht vor Verletzungen. In gewissem Sinne ließe sich die Phobie auch als Schutzmechanismus interpretieren, da der Abfall des Blutdrucks im Falle einer Verletzung den Blutverlust ein wenig verringert. Durch einen Ohnmachtsanfall könnte es sein, dass die BVS-Phobiker sogar vom Gegner gar nicht erst bemerkt werden oder zumindest mit ihrem Verhalten seinen Angriffsinstinkt aushebeln: Sie stellen sich tot, anstatt anzugreifen oder zu fliehen.

Eine Theorie besagt, dass durch eine Blut-, Verletzungs- und Spritzenphobie die Überlebenschancen von Frauen während des Paläolithikums erhöht waren. Untersuchungen von menschlichen Überresten und von DNA-Linien legen nahe, dass junge Männer über Jahrtausende hinweg untereinander um fortpflanzungsfähige Frauen kämpften. Frauen und Kinder, die während dieser Kämpfe beim Anblick von Blut in Ohnmacht fielen, hatten vielleicht eine höhere Chance, gefangen genommen anstatt getötet zu werden. Träfe dies zu, dann sollte eine solche phobische Reaktion eher bei Frauen im gebärfähigen Alter als bei Männern nachweisbar sein, da sie den Frauen einen größeren Vorteil verschafft hätte. Eine Gruppe von Psychiatern, darunter Stefan Bracha, testete diese Annahme 2007 in Baltimore anhand der Ergebnisse einer umfassenden epidemiologischen Umfrage. Dabei fanden sie heraus, dass viermal so viele Frauen wie Männer unter Blut-, Verletzungs- und Spritzenphobie litten. Bei Frauen über fünfzig sank die Inzidenz um zwei Drittel. Diese Ergebnisse sprechen für die evolutionäre Theorie.

Zur Vermeidung einer Ohnmacht empfiehlt man Betroffenen, den eigenen Puls zu steigern, beispielsweise durch Husten, Schlucken von Flüssigkeit oder indem sie an etwas denken, was sie wütend macht. Der schwedische Psychologe

Lars-Göran Öst brachte Phobikern in den 1980er Jahren bei, ihre Arm-, Bauch- und Beinmuskeln zehn bis fünfzehn Sekunden lang anzuspannen und dadurch die Durchblutung ihres Gehirns anzukurbeln. Im Jahr 1991 überprüfte Öst seine Methode, indem er drei verschiedenen Gruppen von BVS-Phobikern die Aufnahmen einer Thoraxoperation zeigte. Einer Gruppe hatte er seine Anspannungsmethode beigebracht, eine weitere war mit einer Konfrontationstherapie behandelt worden, die Teilnehmer der dritten Gruppe hatten beide Behandlungsmethoden durchlaufen. Die Gruppe, die ausschließlich mit Konfrontationstherapie behandelt worden war, zeigte doppelt so viele phobische Reaktionen wie die Gruppe mit den Muskelkontraktionen. Am besten schloss die Gruppe ab, die mit beiden Methoden vertraut war.

Nach dem Experiment berichteten die Hälfte der Teilnehmer der »Muskel«-Gruppe, dass sie die Methode während des Films gar nicht angewandt hatten. Als Öst sie nach dem Grund fragte, antworteten sie, dies sei nicht notwendig gewesen. »Ich wusste, dass ich über eine wirksame Technik verfüge, wenn ich Symptome entwickeln sollte«, erklärte ein Proband. Vielleicht reichte dieses Selbstvertrauen bereits aus, um die Überreaktion des Nervus Vagus zu verhindern. Die Technik hatte den Teilnehmern ihre Angst genommen, weshalb sie die erste Phase der phobischen Reaktion gar nicht erst erlebten. Dementsprechend fiel auch der dramatische schwindelerregende Abfall des Blutdrucks weg, den der Wechsel von Angst zu Ekel auslöst.

☞ *Siehe auch: Mysophobie, Odontophobie*

BRONTOPHOBIE

George Miller Beard behandelte in den 1870er Jahren in New York einige Patienten, die schreckliche Angst vor den starken Gewittern hatten, die über die Stadt hinwegzogen. In *A Practical Treatise on Nervous Exhaustion* (1880) bezeichnete er dieses Leiden als Brontophobie (abgeleitet vom griechischen Wort für Donner – *bronto*) und ergänzte, dass diese Angst oft mit einer Astraphobie (*astrape* – Blitz) einherging. Erste Hinweise auf diese Phobie reichen weit zurück: Schon Augustus Caesar, der erste römische Kaiser, und Caligula, der dritte Kaiser, flüchteten sich bei Donnergrollen unter das Bett oder versteckten sich im Keller. Granville Stanley Halls grundlegende Studie von 1897 ergab, dass es sich bei der Angst vor Donner um eine der häufigsten Phobien handele. »Man kann wohl kaum an etwas anderem so gut ablesen, mit welcher Macht Geräusche die Gefühlswelt und die Vorstellungskraft eines Menschen beeinflussen können.«

Beards Patienten berichteten von großer Angst, begleitet von Kopfschmerzen, Taubheit, Übelkeit, Erbrechen, Durchfall und gelegentlichen Krämpfen. Eine Frau erzählte ihm, dass sie im Sommer immer die Wolken beobachte, voller Sorge, dass ein Unwetter aufziehen könnte. »Sie sagt, sie wisse, wie absurd und lächerlich das sei«, schrieb Beard, »aber sie meint, dass sie schon in der Wiege bei Gewitter vor Angst geschrien habe. Ein Pfarrer brachte seine Frau zu Beard und berichtete, dass diese schon seit sechs Jahren unter Brontophobie leide. Kam ein Sturm auf, musste er »Fenster und Türen schließen und den Raum abdunkeln, auch wenn das für sie und die Familie einige Umstände mit sich brachte«.

Im Jahr 1975 behandelte der Therapeut Barry Lubetkin, ebenfalls in New York, eine 45-jährige Frau, die unter derselben Angst litt. Sie fürchtete sich ununterbrochen vor Unwettern und kauerte sich bei Donnergrollen in ihrem Keller zusammen. Die Angst hatte sich ausgeweitet, auch plötzliche laute Geräusche lösten nun bei ihr Panik aus: fehlzündende Autos, platzende Luftballons und das Dröhnen tieffliegender Flugzeuge. Sie hatte schreckliche Angst vor den für New York typischen Sommergewittern und war kurz davor wegzuziehen, nachdem bereits zwei Behandlungsversuche von Psychotherapeuten gescheitert waren. Die Frau führte ihre Brontophobie auf ihre Kindheit während des Zweiten Weltkriegs in Europa zurück, wo sie die Explosionen der Granaten und Bomben fürchten gelernt hatte.

Lubetkin brachte der Frau Entspannungstechniken bei und besuchte anschließend mit ihr das örtliche Planetarium. Dort hatte er die Vorführung eines dreiminütigen Films über ein Gewitter organisiert. Bevor der Film startete, entspannte sich die Frau bewusst. Anschließend schaute sie sich die kurze Projektion immer wieder an, insgesamt acht Mal. Die nächsten Besuche im Planetarium liefen genau gleich ab, insgesamt absolvierte die Patientin sieben Sitzungen. Im Anschluss stellte die Frau eine Verbesserung ihrer Angstsymptome fest, wie sie Lubetkin erzählte. Sie dachte im Alltag weniger über Donner nach, und es war ihr während des letzten Unwetters sogar gelungen, im oberen Stock des Hauses zu bleiben, in dem sie gerade zu Besuch war. Auch das Geräusch platzender Luftballons und vorbeifliegender Flugzeuge störte sie nun weniger.

Die Psychologen Andrée Liddell und Maureen Lyons werteten 1978 die Patientenakten von zehn bronto- und astraphobischen Frauen aus. Die Patientinnen im Alter von 23 bis 66 Jahren waren in den vorangegangenen 15 Jahren im Middlesex Hospital in London behandelt worden. Sie litten

alle unter einer fortwährenden Angst vor Gewittern: Sie suchten den Himmel zwanghaft nach dunklen Wolken ab, hörten
sich die Wetterberichte im Radio an, lasen die Vorhersagen in
der Zeitung und riefen sogar regelmäßig beim meteorologi-
schen Dienst an, um die neuesten Informationen zu erhalten.
Donnerte es, hielten sie sich die Ohren zu, vergruben sich
unter Decken und Kissen oder verkrochen sich in einer sicheren Ecke ihres Hauses. Zwei der Frauen legten sich auf den
Boden am Fuß der Treppe, zwei andere versteckten sich in
den Kammern unter dem Treppenaufgang. Sie zitterten und
bebten, schrien, weinten, ihnen wurde heiß und kalt.

Die Forscher stellten fest, dass die Phobie in mehreren
Fällen von einschneidenden Erlebnissen ausgelöst worden
war – einer Fehlgeburt, einer unglücklichen zweiten Ehe,
dem Tod eines Elternteils oder des Ehemanns –, außerdem
berichteten drei der Frauen von ihrer Angst vor Bomben
während des Zweiten Weltkriegs. Eine Frau erzählte, bei ihr
habe die Phobie begonnen, nachdem sie aus Vietnam herzog,
wo sie ebenfalls Bombardierungen miterlebt hatte. Die meisten Patientinnen konnten allerdings kein traumatisches Ereignis ausmachen, das direkt mit Gewitterdonnern zusammenhing. Daraus schlossen Liddell und Lyons, dass es sich bei
der Brontophobie um eine evolutionär vorbereitete Angst
handelt. Dabei stützten sie sich auf die Preparedness-Hypo-
these von Martin Seligman. In seinem Essay *Phobias and Preparedness* von 1971 nahm Seligman an, dass wir evolutionär so
vorgeprägt sind, dass wir manche Assoziationen wesentlich
leichter erlernen und beibehalten als andere. Er ging davon
aus, dass die Angst vor Donner, wie die Angst vor Höhe und
Dunkelheit, eine adaptive Neigung ist, die sich einst entwickelte, weil sie für die menschliche Spezies nützlich war, und
in vielen von uns immer noch latent vorhanden ist.

Seligman zufolge muss eine biologisch vorbereitete Angst durch Ereignisse aktiviert werden, damit sie zur Phobie werden kann. Zwar behaupteten die Forscher am Middlesex Krankenhaus, dass sie wenige Anhaltspunkte für traumatische Ereignisse unter ihren Fällen finden konnten, aber ganz trifft das nicht zu. Schließlich erwähnten vier der zehn Patientinnen die schrecklichen Bombenangriffe während des Zweiten Weltkriegs. Eine der Frauen sagte von sich, sie habe entsetzliche Angst vor Bomben. Die meisten erwachsenen Londoner konnten sich in den 1960er und 1970er Jahren wahrscheinlich noch lebhaft an den »Londoner Blitz« von 1940 und die deutschen Luftangriffe mit Marschflugkörpern 1944 und 1945 erinnern. Insgesamt fielen den deutschen Bomben mehr als 40 000 Menschen zum Opfer. Vielleicht schätzten die Forscher solche Erfahrungen als zu alltäglich ein, als dass sie traumatisch sein könnten. Für einige der brontophobischen Frauen, genau wie für Lubetkins europäische Patientin, kann es aber durchaus sein, dass ein Donnern sie in eine Zeit zurückversetzte, als das Dröhnen von Explosionen Häuserwände erzittern ließ, als Druckwellen Fenster zerschmetterten und Bomben Krater in die Straßen rissen; wer damals nicht ständig in Alarmbereitschaft war, für den konnten diese Angriffe zu einer Gefahr für Leib und Leben werden.

☞ *Siehe auch: Globophobie, Phonophobie*

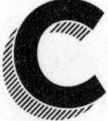

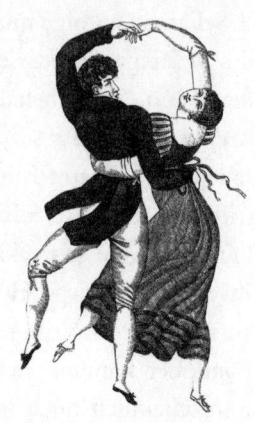

CHOREOMANIE

Im Jahr 1374 breitete sich entlang des Rheins und in den umliegenden Gebiete eine Epidemie aus. Die Betroffenen erfüllte eine »Tanzwuth«, wie man sie noch nicht erlebt hatte. In Aachen sah man »Schaaren von Männern und Frauen aus Deutschland ankommen, die vereint durch gemeinsamen Wahn, in den Straßen und in den Kirchen dem Volke dies sonderbare Schauspiel gewährten. Hand in Hand schlossen sie Kreise, und ihrer Sinne anscheinend nicht mächtig, tanzten sie stundenlang in wilder Raserei, ohne Scheu vor den Umstehenden, bis sie erschöpft niederfielen«, schrieb der Arzt Justus Friedrich Hecker in seinem Band über *Die grossen Volkskrankheiten des Mittelalters* von 1865. Bei seinen Beschreibungen stützte sich Hecker auf die lateinischen Berichte des Mönchs Petri de Herentals von 1693. Wenn die Tanzenden vor Erschöpfung zusammenbrachen, »dann klagten sie über große Beklemmung und ächzten, als stände ihnen der Tod bevor, bis man ihnen den Unterleib mit Tüchern zusammenschnürte«. Einige starben sogar an den Folgen ihrer Verausgabung. Diejenigen, die wieder zu sich kamen, berichteten von Erscheinungen während des Tanzens; manche sagten aus, »sie wären sich so vorgekommen, wie in einen Strom von Blut getaucht, und hätten deshalb so hoch springen müssen«. Ausbrüche dieser Tanzwut traten bis Ende Oktober auf. Später bezeichnete man diese krankhafte Tanzlust als Choreomanie (vom griechischen Wort *khoros*, das eine Gruppe von Sängern und Tänzern beschreibt).

In Straßburg ereignete sich 1518 eine der bekanntesten Choreomanien. Am 14. Juli fing eine Madame Troffea an, auf offener Straße zu tanzen. Am Ende der Woche hatten sich ihr bereits 34 Bürger angeschlossen, am Monatsende waren es sogar 400. Anfangs versuchte die Stadtverwaltung den Ausbruch unter Kontrolle zu bekommen, indem sie den Tanzenden Hallen und Plätze zur Verfügung stellte und sie sogar mit Musik begleitete. Allerdings verschlimmerten diese Maßnahmen das Phänomen nur noch. Dutzende Menschen brachen zusammen, und einige starben sogar an Herzinfarkten oder Schlaganfällen, bis die Tanzwut schließlich am 10. August endete.

Solche Tanzausbrüche faszinieren Historiker bis heute. Hecker beschrieb sie als emotional ansteckend. Es handle sich um eine morbide Sympathie, der Anblick von Tanzenden verleite die Menschen zum Mittanzen. Er ging davon aus, dass der Schwarze Tod eine der Ursachen für die Ausbrüche von Tanzwut darstellte. Zwischen 1347 und 1351 hatte die Pest die Hälfte der europäischen Bevölkerung dahingerafft und viele der Überlebenden in tiefer Verzweiflung zurückgelassen. Einige von ihnen machten ihrer Angst und Trauer im Tanz Luft. Später führte John Waller Heckers Überlegungen weiter. Waller geht davon aus, dass die Tanzepidemien psychogene Massenerkrankungen waren, hervorgerufen durch Angst und verbreitet durch Nachahmung. Er stellte fest, dass die dramatischen Ausbrüche in der Regel auf einschneidende Ereignisse folgten, die der Bevölkerung das Leben erschwerten:

1373 und 1374 trat der Rhein über die Ufer und überflutete Straßen und Häuser, in den Jahrzehnten vor der Tanzwut litten die Straßburger unter Hunger, Krankheiten und schrecklicher Kälte. Für Kélina Gotman sind diese Epidemien ein Symptom sozialer Umwälzungen, Ausbrüche des Primitiven und des Exzesses. Wilde Tänzer, so Gotman, treten immer dann in Erscheinung, »wenn es in einer Zivilisation zu einem Bruch kommt, einem Riss, einer Öffnung, aus der sie herauszuquellen scheinen«.

Eine weitere Theorie besagt, dass das fieberhafte Tanzen entlang des Rheins gar kein Tanz war. Vielmehr litten die Betroffenen unter wahnhaften Zuckungen und Krämpfen, hervorgerufen durch eine Mutterkornvergiftung. Übeltäter soll der psychotropische Stoff Ergotamin gewesen sein, der in einem Pilz enthalten ist, welcher sich auf feuchtem Roggen bilden kann. Eine Überflutung habe den Roggen auf den Feldern schimmeln lassen und damit das Brot vergiftet. Dagegen vermutet der Soziologe Robert Bartholomew, dass die Choreomanien durch Pilger aus Ungarn, Polen und Böhmen ausgelöst wurden. Für die Reisenden war der Tanz eine Form des Gebets, und die Anwohner schlossen sich diesen Gruppen an. Bartholomew zitiert den französischen Chronisten Jean d'Outremeuse, der am 11. September 1374 die Ankunft einer solchen Gruppe beschreibt: »Aus dem Norden bis nach Liège [Lüttich] kam eine Gruppe von Personen, die ununterbrochen tanzte. Alle waren an ihrer Kleidung zusammengebunden und sie hüpften und sprangen […] Sie riefen laut Johannes den Täufer an und klatschten fieberhaft in die Hände.«

Bartholomew weist darauf hin, dass Tanz im Mittelalter als ein Akt der Sühne fungieren konnte. Der königliche Beamte Gerald de Barri beschrieb im Sommer 1188 ein Ritual, dem er in einer Kirche in Wales beiwohnte: Männer und Frauen tanzten am Schrein von St. Almedha, anschließend »tanzten sie singend über den Kirchhof, fielen plötzlich, wie in Trance, zu Boden und sprangen wie rasend wieder auf«. Im Tanz mimten sie ihre Sünden, wie sie beispielsweise an einem Feiertag gepflügt oder ein Paar Schuhe hergestellt hatten. Man geleitete sie zurück zum Altar, wo die Tanzenden »plötzlich aufwachten und wieder zu sich kamen«. Ihr entrücktes Tanzen galt als spiritueller Zustand, durch den sie ihre eigenen Verfehlungen erkennen und um Absolution bitten konnten.

☞ *Siehe auch: Beatlemanie, Dämonomanie, Lachmanie*

COULROPHOBIE

Die Herkunft des Wortes Coulrophobie lässt sich nicht ganz eindeutig nachweisen. Es bezeichnet eine krankhafte Angst vor Clowns und wurde wahrscheinlich irgendwann in den 1980er oder 1990er Jahren gebildet. »Coulro« könnte aus dem byzantinischen Griechisch stammen, wo *kōlobathristes* einen Stelzenläufer bezeichnete. Vielleicht ist es aber auch eine Verformung des modernen griechischen Worts für Clown *klooun* – welches seinerseits dem Englischen entstammt. So unklar die Begriffsherkunft sein mag, so einfach sind die Ereignisse zu identifizieren, auf welche die Bezeichnung zurückgeht.

Im Amerika der 1960er und 1970er Jahre erfreuten sich Clowns großer Beliebtheit. Die bekanntesten waren der Fernsehstar Bozo mit seinen weit abstehenden roten Haarbüscheln, seiner roten Nase, dem extravaganten aufgemalten Lächeln und den in permanentem Staunen erhobenen Augenbrauen, und der ebenso rothaarige und weiß geschminkte Ronald McDonald, Maskottchen von McDonald's. Bozo und Ronald ließen sich sehr einfach nachahmen, schließlich konnte jeder eine dicke Schicht Schminke auftragen, eine Perücke aufsetzen und im Lokalfernsehen als Bozo auftreten oder in einem Burgerladen als Ronald den Kindern ihre Burger servieren.

In den späten 1970er Jahren wurde der uneingeschränkt positive Ruf von Clowns nachhaltig geschädigt. Grund war die Verhaftung von John Wayne Gacy, der 33 junge Männer und Jungen ermordet hatte. Gacy, eigentlich ein Geschäftsmann aus Illinois, der in einem Vorort von Chicago wohnte, war jahrelang als der Clown Pogo auf Kindergeburtstagen und lokalen Wohltätigkeitsveranstaltungen aufgetreten. In den Zeitungen tauchte ein Foto auf, das ihn in seinem Clownskostüm zeigte: Ein untersetzter Mann in einem rot-weiß-gestreiften Anzug mit Halskrause winkte mit einer behandschuhten Hand in die Kamera, während die andere ein paar Luftballons hielt. Auf seinem kreideweißen Gesicht prangte ein riesiges rotes Lächeln. »Wenn ein Clown etwas tut, dann wird das von niemandem hinterfragt«, soll Gacy nach seiner Festnahme gesagt haben. »Meine Fresse, Clowns können Weibern am Manegenrand die Titten begrapschen und die Frauen kichern nur dabei. Clowns können sogar töten und es interessiert keinen.« Im Jahr 1980 wurde Gacy zum Tode verurteilt. Plötzlich war das weiße Gesicht eines Clowns mit seinem starren Grinsen unheimlich geworden, eine aufgemalte Maske, hinter der sich alles Mögliche verbergen konnte: ein verrückter Kindesentführer, ein Mörder oder ein Sexualstraftäter. Aus dem einfältigen Lächeln war ein anzügliches Grinsen geworden, das jeder Unschuld spottete.

In Boston, Massachusetts, häuften sich 1981 die Fälle von

Clowns, die Kinder auf offener Straße angriffen. Dies ging so weit, dass der Leiter der Schulbehörde sich gezwungen sah, entsprechende Anweisungen an alle Lehrer herauszugeben: »Die Polizei und das Bezirksamt wurden darüber informiert, dass Kinder auf dem Schulweg von Erwachsenen in Clownskostümen belästigt wurden. Bitte weisen Sie Ihre Schüler darauf hin, dass sie sich von Fremden fernhalten sollen, besonders wenn sie als Clowns verkleidet sind.« Sobald die Presse darüber berichtete, tauchten solche »Stalker-Clowns« auch im benachbarten Brookline auf, später in Providence, Rhode Island, dann in Kansas City, in Omaha, Nebraska und in Colorado. Die Angst vor Clowns war zu einer Massenphobie geworden, vor allem unter Kindern wuchs sie sich zu einer Art Massenhysterie aus.

Mit der Veröffentlichung von Stephen Kings Bestseller *Es* (1986) war die Vorstellung von Clowns als gefährlichen Wesen endgültig besiegelt. Der furchteinflößende übernatürliche Pennywise trat als Clown in Erscheinung, war aber eigentlich eine bösartige Entität, die einem Kind als das erschien, was es am meisten fürchtete. Hinter Pennywises starrem Grinsen lauerten unsägliche Schrecken. Als Kings Roman 1990 für das Fernsehen verfilmt wurde, nahmen die Sichtungen von falschen Clowns schlagartig zu. Ein Jahr später ging das Gerücht um, ein Clown fahre in einem Eiswagen durch Schottland und locke Kinder an, um sie dann zu zerstückeln. Ein Mädchen wollte sogar gehört haben, dass der Clown Spuren beseitigte, indem er das Blut seiner Opfer anstelle von Himbeersoße zur Eiscreme servierte.

Der Schauspieler Johnny Depp gab 1999 zu, dass er sich schon seit Langem vor Clowns fürchtete. »Mir schien es schon immer so, als ob da etwas Dunkles unter der Oberfläche lauerte, etwas grundsätzlich Böses«, erklärte er dem *San Francisco Examiner.* »Ich glaube, ich habe Angst vor ihnen, weil man – wegen des aufgemalten Lachens – nicht sicher sein kann, ob sie fröhlich sind oder ob sie sich gleich auf einen stürzen.«

In einem Krankenhaus in Sheffield befragte man im Jahr 2008 250 Kinder, wie die Wände einer Krankenstation neu dekoriert werden sollten. Keines von ihnen wollte Clowns an den Wänden. »Wir haben herausgefunden, dass Kinder im Allgemeinen keine Clowns mögen«, sagte ein Forscher an der Universität in Sheffield. Eine solche Allgemeinaussage ärgerte selbstverständlich die Vereinigung der Krankenhausclowns. Im Jahr 2020 stellte sich die Empörung als teilweise gerechtfertigt heraus, als eine Analyse von 124 Studien in amerikanischen Krankenhäusern im *British Medical Journal* erschien. Sie hatte ergeben, dass Kinder, die von Ärzten im Clownskostüm behandelt wurden, weniger unter Müdigkeit, Schmerzen oder Kummer litten als andere. Eine Sprecherin des Royal College of Paediatrics formulierte es diplomatisch: »Einige freuen sich vielleicht sehr, wenn sie einen [Clown] auf der Station entdecken, andere fürchten sich vielleicht.«

Clowns, Narren und Gaukler locken uns seit Jahrhunderten aus der Reserve. Es ist ihre erklärte Aufgabe, Unheil anzurichten, schon immer haben sie die sozialen Normen unterwandert, und der Gedanke, dass sich hinter den grellen Masken und Kostümen etwas Dunkles verbarg, ließ sich nie ganz abschütteln. Als Joseph Grimaldi, vielleicht einer der bekanntesten Clowns schlechthin, 1837 starb, zeigte sich erst, was für ein gebeutelter Mann hinter der Clownsfigur gesteckt hatte. In seinen Memoiren – überarbeitet von Charles Dickens – stehen Grimaldis grandiose Bühnenauftritte in starkem Kontrast zu seinen ganz privaten Qualen: Alkoholismus, chronische Schmerzen und die Trauer um den verstorbenen Sohn. Grimaldis französischer Kollege Jean-Gaspard Deburau – Erfinder des modernen Pierrot – war so aufbrausend, dass er 1836 einen Jungen auf offener Straße mit einem einzigen Schlag tötete, nachdem der ihn verspottet hatte.

Der französische Autor Edmond de Goncourt schrieb 1876, die Clownerie wirke mittlerweile erschreckend und wecke »Ängste und Befürchtungen«: Die heftigen und verzweifelten Bewegungen eines Clowns erinnerten »an den Innenhof eines Irrenhauses«. In der Oper *Pagliacci* (1892) von Ruggero Leoncavallo ermordet der Clown Canio in einem Anfall von Eifersucht seine untreue Ehefrau.

Im 20. Jahrhundert wurde dann aus dem leidenden der herzlose Clown. Großen Einfluss hatte dabei Batmans Erzfeind, der Joker, der erstmals 1940 in einem Comic von DC auftauchte. In den Fernsehserien der 1960er Jahre spielte er noch witzige Streiche, bis ihn Jack Nicholson 1989 im Spielfilm *Batman* zum nihilistischen Psychopathen machte; Heath Ledger in *The Dark Knight* (2008) und Joaquin Phoenix in *Joker* (2019) taten es ihm gleich. Die Figuren, die uns heutzutage beunruhigen, scheinen weniger durch ihren eigenen Schmerz definiert als durch ihre Unfähigkeit, überhaupt etwas zu fühlen.

☞ *Siehe auch: Pediophobie*

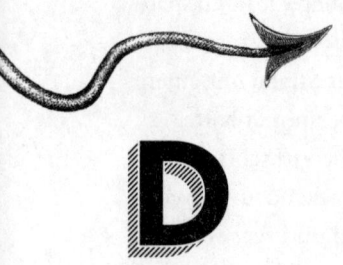

DÄMONOMANIE

»Seit einer Million Jahre bin ich die Frau des grossen Teufels«, erklärte eine Wäscherin dem Psychiater Jean-Étienne Esquirol Anfang des 19. Jahrhunderts. Seit eines ihrer Kinder in ihren Armen gestorben war, glaubte sie, vom Teufel besessen zu sein. Er »schläft bei mir«, meinte sie, »und sagt mir unaufhörlich, dass er der Vater meiner Kinder sei. Ich habe Schmerzen im Uterus. Mein Körper ist ein aus der Haut des Teufels gemachter Sack, der voll von Kröten, Schlangen und anderen unflätigen Thieren ist, die Teufel sind.« Sie behauptete, dass der Teufel ihr zuflüsterte, sie solle Fremde schlagen und ihre Kinder erdrosseln.

Eine weitere von Esquirols Patientinnen war davon überzeugt, dass sich zwei Dämonen in ihren Hüften eingenistet hatten. Sie kämen als Katzen über ihre Ohren heraus. Eine sei weiß und gelb, die andere schwarz. Um sie am Herauskommen zu hindern, schmierte sie sich Fett in die Ohren.

Für Esquirol handelte es sich bei beiden nicht um Besessene, die von einem fremden Geist ergriffen worden waren, sondern um Opfer einer psychiatrischen Erkrankung: der Dämonomanie (abgeleitet vom griechischen Wort *daimōn*). Obwohl es in der Vergangenheit epidemische Ausbrüche von

Dämonomanie gegeben hatte – im 14. Jahrhundert in den Niederlanden, Belgien und Deutschland, Mitte des 16. Jahrhunderts in Rom –, trete diese Krankheit selten auf. »Ich habe unter mehr als 20 000 Geisteskranken kaum nur Einen gesehen, der von dieser Krankheit befallen war [...]«, schrieb Esquirol 1838 in *Die Geisteskrankheiten in Beziehung zur Medizin und Staatsarzneikunde.* Er begründete das damit, dass der religiöse Fanatismus abgenommen habe. Ein Kranker, »dessen Delirium sich ehemals um Zauberei, Hexerei, um die Hölle gedreht hatte, deliriert heute, indem er sich von der Polizei bedroht und verfolgt glaubt.« Die Häscher des Teufels waren also durch die des Staates ersetzt worden.

Allerdings hatte Esquirol das Ende der Dämonomanie zu früh eingeläutet. Denn zwei Jahrzehnte nach der Veröffentlichung seines bahnbrechenden Buchs über die *maladies mentales* brach in dem Städtchen Morzine in den Alpen eine epidemische Form von Dämonomanie aus. Der Ort liegt in der Region der Hochsavoyen und grenzt an die Schweiz und Italien an. Von 1857 bis in die Mitte der 1860er Jahre hinein glaubte die Hälfte der dort lebenden Frauen sowie viele Männer und Kinder, besessen zu sein.

Zuerst traf es eine Zehnjährige. Als Péronne Tavernier an einem Frühlingsmorgen im Jahr 1857 die Kirche verließ, sah sie, wie ein halbtotes Kind aus dem Fluss gezogen wurde. Später am selben Tag fiel Péronne in Ohnmacht und erwachte erst wieder nach einigen Stunden. In den folgenden Wochen erlitt sie immer wieder solche Anfälle oder fiel in Trance; als sie eines Tages zusammen mit ihrer Freundin Marie Plagnat Ziegen hütete, verloren beide Mädchen gleichzeitig das Bewusstsein. Bald darauf wurden beide von Halluzinationen heimgesucht. Marie sagte voraus, Péronnes Vater werde krank werden und sterben, woraufhin er und später auch sein Vieh mysteriösen Krankheiten erlagen. Auch Maries Geschwister begannen, sich ungewöhnlich zu verhalten: Ihre jüngere Schwester verdrehte die Augen, die ältere Schwester klagte, sie habe Dämonen im Körper, während man sah, wie ihr Bruder merkwürdig behände einen Baum emporkletterte.

Innerhalb weniger Monate litten einhundert Stadtbewohner unter Zuckungen, Halluzinationen und Eingebungen, bei einigen bildete sich Schaum vor dem Mund, sie redeten in Zungen und vollführten akrobatische Verrenkungen. Ein Jahr später baten die Familien der Betroffenen den Priester des Orts um einen öffentlichen Exorzismus. Die Veranstaltung endete allerdings im Chaos: Die Versammelten fluchten, zuckten, schlugen auf die Kirchenbänke ein und schrien schreckliche Verwünschungen. Der Priester erklärte sich anschließend bereit, im Privaten einige Exorzismen durchzuführen. Während dieser Sitzungen sprachen wohl Geister aus den Betroffenen und gestanden Sünden, die sie zu Lebzeiten begangen hatten. 1860 verkündete der Priester allerdings, dass die Menschen in Morzine nicht besessen seien, seiner Meinung nach seien sie schlichtweg krank. Bei dieser Verlautbarung stürzten sich einige seiner Gemeindemitglieder auf ihn und die Polizei musste einschreiten. Im folgenden Jahr entsandte man den Generalinspekteur für die psychiatrischen Anstalten der Gegend zusammen mit einer Truppe Soldaten nach Morzine, um dort die öffentliche Ordnung wiederherzustellen. Der Inspekteur verteilte die Erkrankten auf verschiedene Krankenhäuser, wo sie voneinander getrennt behandelt werden sollten.

Für eine Weile kehrte in der kleinen Gemeinde wieder Frieden ein. Im Jahr 1864 waren viele der Bewohner aus den Kliniken entlassen worden und nach Hause zurückgekehrt, woraufhin die Epidemie von Neuem begann. Im Mai besuchte ein Bischof den Ort. Auf dem Friedhof und in der Kirche lagen Dutzende zuckender Frauen. Als er auf den Altar zuging, griffen ihn einige an, beschimpften ihn, zerrissen ihre eigenen Kleider, bespuckten ihn und versuchten ihn zu beißen.

Wieder einmal mussten die weltlichen Autoritäten eingreifen. Man versuchte die Bewohner zu beruhigen, indem man sie mit Konzerten und Tanzveranstaltungen ablenkte, es wurde eine Bücherei eröffnet, noch einmal wies man die Betroffenen in Anstalten ein. Derweil beschränkte man die religiösen Aktivitäten auf ein Minimum. Diese Maßnahmen hatten Erfolg. Im Jahr 1868 zeigten nur noch wenige Frauen Anzeichen von Besessenheit; in den Augen ihrer Nachbarn waren diese nun aber einfach krank, schwachsinnig oder sie simulierten. Der Soziologe Robert Bartholomew schreibt über diesen Fall: »Vielleicht war genau diese Neueinordnung der ausschlaggebende Punkt; sie wurden nun nach den Methoden der Wissenschaft bewertet, nicht mehr nach den alten Maßstäben der Kirche und der Zauberei. Die Krankheit betraf nicht länger die Gemeinschaft als Ganze, sondern einzelne Individuen.« An den Ereignissen von Morzine lässt sich der Umschwung von einer religiösen zu einer wissenschaftlichen Weltanschauung ablesen, aus dem kommunalen wird ein individueller Zusammenbruch. Esquirols Definition von Dämonomanie als einer mentalen Krankheit hatte sich bestätigt.

Als erste Historikerin befasste sich Catherine-Laurence Maire mit den Vorkommnissen in Morzine. Ihrer Ansicht nach war es die plötzliche Konfrontation mit der Moderne, der säkularen Welt, die zu dem Ausbruch von Dämonomanie führte. Über Jahrhunderte hinweg hatten die Menschen dort sehr zurückgezogen gelebt, eingeschlossen von Bergen, hatten sie an Traditionen festgehalten, an ihrem Glauben an Magie, den Teufel und an die Lehren der katholischen Kirche. Sie wussten wenig von der Welt, die sich jenseits der Berge befand – von 2000 Bewohnern konnten nur zehn Prozent lesen. Während der 1850er Jahre begann sich die Region langsam zu öffnen. Mehr als die Hälfte der Männer in Morzine arbeiteten nun in Genf oder Lausanne und kamen nur zu Weihnachten nach Hause. Übrig blieben die Ehefrauen und ihre Kinder, die sich um das Vieh und das Land kümmern mussten.

In dieser Phase des sozialen und demographischen Umbruchs erlagen die Frauen von Morzine der Dämonomanie. Sie nutzten »möglichst extreme Sprache und Gestik, um die Schmerzen und Sehnsüchte auszudrücken, die einer Kultur zugrunde lagen, die sich im Zustand der Auflösung befand«, schrieb der amerikanische Autor Allen S. Weiss. Die Anfälle von Dämonomanie in Morzine waren die letzten Zuckungen des ausgehenden Mittelalters.

☛ *Siehe auch: Beatlemanie, Choreomanie, Kajakphobie, Lachmanie*

DERMATILLOMANIE

Im Jahr 1889 verwendete der französische Dermatologe Louis-Anne-Jean Brocq erstmals den Begriff Dermatillomanie, um eine seiner jungen Patientinnen zu charakterisieren. Die Jugendliche knibbelte zwanghaft an ihrer Akne herum. Dermatillomanie setzt sich aus dem griechischen Wort für Haut (*derma*) und dem Verb für herausziehen oder zupfen (*tillo*) zusammen. Gängige Bezeichnungen sind außerdem: neurotische Exkoriation oder Skin-Picking-Störung. »Es handelt sich um eine Angewohnheit, die sich nicht kontrollieren lässt«, schrieb George Miller MacKee 1920, »und die Betroffenen sind kaum oder überhaupt nicht in der Lage, das Bearbeiten von schuppigen Hautstellen, Follikelpfropfen, Komedonen, Haarstoppeln, Akneläsionen, Milien, Schorf usw. zu vermeiden«.

Seit 2013 wird Dermatillomanie im *Diagnostischen und Statistischen Manual psychischer Störungen* (DSM-5) der amerikanischen psychiatrischen Gesellschaft aufgelistet. Wie Trichotillomanie, zwanghaftes Herausziehen von Haaren, und Onychotillomanie, das Ziehen und Beißen von Nägeln und der Nagelhaut, gehört auch die Dermatillomanie zur Klasse der Impulskontrollstörungen. Mitunter wird sie der Zwangsspektrumsstörung zugeordnet oder abnormen Gewohnheiten, die den Körper betreffen.

Die meisten Betroffenen nutzen ihre Fingernägel für das Zupfen und Quetschen ihrer Haut, mitunter werden jedoch auch Zähne, Pinzetten, Nadeln und Messer verwendet. Eigentlich ist die Dermatillomanie recht verbreitet, Schätzungen zufolge sind in etwa drei Prozent der Weltbevölkerung betroffen, allerdings lassen sich nur zwanzig Prozent der Betroffenen ärztlich behandeln. In der Regel beginnt das Verhalten in der Pubertät mit dem Ziel, das Hautbild durch Kratzen, Pulen, Drücken oder Reiben ebenmäßiger erscheinen zu lassen. Dermatillomanen achten besonders auf Flecken, Knötchen, Schorf, Narben und Insektenstiche. Viele konzentrieren ihre Tätigkeit auf das Gesicht, während andere alle Bereiche des eigenen Körpers untersuchen, die sie erreichen können – die Zone zwischen den Schulterblättern ist manchmal der einzige Bereich, der verschont bleibt.

Dermatillomanie kann durch Hautkrankheiten wie Schuppenflechte oder Krätze ausgelöst werden oder von Krankheiten, die zu Hautkribbeln führen, wie Diabetes oder Erkrankungen der Leber. In der Regel hat sie aber eine psychologische Ursache und kann mit Medikamenten oder Verhaltenstherapie behandelt werden. In seltenen Fällen wird das Pulen sogar gefährlich. Eine Studie von 1999 beschrieb eine Frau, die so zwanghaft an ihrem Nacken kratzte, dass sie ihre Halsschlagader freilegte. Eine weitere verletzte ihre Hände derart schlimm, dass die Ärzte eine Amputation in Erwägung zogen.

Das Herumknibbeln an der eigenen Haut kann, vor allem wenn es mit Absicht geschieht und sich auf eine bestimmte Stelle konzentriert, eine Form von Selbstbestrafung sein. Genauso kann es sich aber auch um eine Gewohnheit handeln, die gar nicht zur Kenntnis genommen wird. Die Finger von Dermatillomanen arbeiten instinktiv und verschaffen ihnen so eine Art der Befriedigung. Das Zupfen und Quetschen kann sowohl aufreibend als auch beruhigend wirken – es entsteht eine Art Rückkopplungsschleife, in der der Körper mit sich selbst in einen intimen Austausch tritt, er dreht sich nun nur noch um sich selbst. Wie benebelt schiebt der Kratzende die Außenwelt und das eigene Bewusstsein beiseite, indem er sich ganz auf seine Tätigkeit konzentriert.

»Herr Doktor, Sie wissen, dass ich eine Pulerin bin«, meinte eine Patientin einmal ihrem Dermatologen Michael Brodin gegenüber. »›Meine Mutter hat gepult, ich pule und meine Tochter pult ebenfalls.‹ Sie stellte das mit derselben Selbstverständlichkeit fest«, erklärte Brodin 2010 im *Journal of the American Academy of Dermatology*, »als hätte sie mir gerade eröffnet, sie seien alle stolze Republikanerinnen.«

☞ *Siehe auch: Akarophobie, Haphemanie, Onychotillomanie, Trichotillomanie*

DIPSOMANIE

Im 19. Jahrhundert verwendete man den Begriff Dipsomanie (vom griechischen Wort *dipsa* – Durst), um die krankhafte Sucht nach Alkohol und den vom Alkohol verursachten Rausch zu benennen. Erstmals eingeführt wurde der Begriff von dem deutschen Arzt Christoph Wilhelm Hufeland.

In jener Zeit herrschte in Bezug auf exzessive Trinker und ihr Tun nach wie vor eine gewisse Begriffsvielfalt (beispielsweise Trunkenbold, Zecher, Gewohnheitstrinker, Saufbold, die Trunksucht oder die Branntweinpest). Britische Ärzte nutzten in der Regel den Begriff Dipsomanie. Die Bezeichnung verlieh diesem Verhalten einen wissenschaftlichen Anstrich, nun galt es als Krankheit und nicht mehr nur als moralische Verfehlung. Als sich um 1882 im medizinischen Diskurs der Begriff Alkoholismus durchzusetzen begann, verschob sich die Bedeutung des Wortes Dipsomanie. Es beschrieb nun das periodische Auftreten von Trunksucht. Beim Dipsomanen handelte es sich um einen »Quartalssäufer«, zwischen nüchternen Episoden kam es bei ihm zu regelrechten Trinkanfällen. Der Seelenarzt Daniel Hack Tuke beschrieb die Dipsomanie 1892 als unwiderstehlichen Drang zu trinken, der die Patienten anfallartig überkomme. Währenddessen befänden sie sich in einem Zustand der Willenlosigkeit, in welchem sie großes Leid über sich brächten.

Der Psychiater Pierre Janet berichtete um 1900 von einer Dreißigjährigen aus gutem Hause, die seit ihrem neunzehnten Lebensjahr immer wieder dem Whisky verfiel. Für Janet war sie das Paradebeispiel einer Dipsomanin. Die Ausfälle begannen jedes Mal mit einem Nippen, da sie ja wusste, wie gefährlich das Getränk für sie werden konnte. Bevor sie sich versah, folgte ein kräftiger Schluck, darauf ein zweiter und so fort. Unglücklich und voller Scham trank sie dann heimlich immer weiter. Sie leerte eine halbe Flasche pro Tag, und wenn sie nach einem Rausch wieder zu sich kam, fühlte sie sich schrecklich. »Sie spricht von Selbstmord und kann sich nur schwer beruhigen, indem sie feierlich Besserung gelobt.«

War ein solcher Anfall vorbei, trank die Frau über mehrere Wochen oder Monate hinweg nur Wasser, bis sich ihre Stimmung wieder verschlechterte. Das geschah zunächst langsam, bis sich plötzlich ein »Schleier der Traurigkeit über alles legte, eine Mutlosigkeit, eine Abneigung gegen alles, ein allumfassender Weltschmerz«. Befand sie sich einmal in diesem Zustand, ging es ihr wie folgt: »Ich bin der ganzen Welt überdrüssig. Nichts ist irgendeiner Mühe wert. Ich kann noch nicht einmal mehr wütend werden, da nichts es wert ist, wütend darauf zu sein. Ich frage mich, wie andere Menschen den Mut aufbringen sich zu ärgern.« Sie meinte, dass sie sich weder froh noch traurig fühlte, nichts interessiere sie. »Sie können sich nicht vorstellen, wie es sich anfühlt, wenn sich nach und nach ein Schatten über das ganze Leben legt wie bei einer Sonnenfinsternis.«

Janets Patientin fühlte sich so trostlos, so ganz ohne Liebe, selbst für ihren Mann und ihre Kinder (»Es ist schrecklich, alle liebevollen Gefühle zu verlieren!«), dass sie keinen Grund sah, weshalb sie weiterleben sollte. Also suchte sie Zuflucht im Whisky. »Nachdem ich getrunken habe, bekommt alles wieder Farbe, die Dinge werden wieder interessant«, erklärte sie. »Ich fühle mich nicht mehr stumpfsinnig; ich kann dann sehen, lesen, reden und handeln. Es gibt dem Leben wieder Sinn, es verleiht ihm einen scheinbaren Wert.« Sie wusste, dass ein solches Stimmungshoch, ausgelöst durch Alkohol, trügerisch war, genauso war ihr klar, dass sie sich danach furchtbar fühlen würde, aber manchmal war es das Einzige, wofür sie sich noch begeistern konnte.

☞ *Siehe auch: Kleptomanie, Lypemanie, Nymphomanie, Pyromanie*

DORAPHOBIE

Im Jahr 1897 dokumentierte der amerikanische Psychologe Granville Stanley Hall 111 Fälle von »Fell-Aversion«. Er fasste sie unter dem Begriff Doraphobie zusammen – nach dem griechischen Wort *dora* für Fell oder Tierhaut. Die meisten Doraphobiker konnten nicht ausstehen, wie sich Fell auf der eigenen Haut anfühlte. Dabei war es egal, ob es sich um einen weichen Nerz, die borstigen Haare eines Terriers oder das ölig-grobe Fell einer Ratte handelte. Eine Vierzehnjährige fürchtete sich besonders vor Fell, durch das man die darunterliegende Haut sehen konnte, wenn man es zur Seite strich oder wenn der Wind hindurchfuhr.

In den Vereinigten Staaten führten die Verhaltenspsychologen John Broadus Watson und Rosalie Rayner 1919 ein Experiment durch, das berühmt werden sollte. Sie wollten zeigen, dass eine Phobie künstlich erzeugt werden kann. Inspiriert hatten sie die Arbeiten des russischen Physiologen Iwan Pawlow. Er hatte in den 1890er Jahren gezeigt, dass Tieren eine physische Reaktion auf einen konditionierten Stimulus antrainiert werden konnte. Bekanntes Beispiel waren die Hunde, die beim Ticken eines Metronoms sabberten, da sie gelernt hatten, das Geräusch mit Futter zu assoziieren.

Watson und Rayner wollten ein Baby dazu bringen, Angst

vor Ratten zu empfinden. Gegenstand des Experiments war »Albert B.«, das »behäbige und emotionslose« Kind einer Amme, die an der Johns Hopkins Universitätsklinik in Baltimore, Maryland, angestellt war. In der ersten Sitzung zeigten Watson und Rayner dem neun Monate alten Baby in ihrem Labor eine weiße Ratte, einen Hasen, einen Hund, einen Affen, Masken und Watte. Albert zeigte keinerlei Anzeichen von Angst. Allerdings reagierte er stark darauf, als sie hinter ihm mit einem Hammer auf eine Stahlstange schlugen. Bei dem Geräusch erstarrte das Baby vor Schreck und brach in Tränen aus.

Zwei Monate später versuchten die Forscher während der zweiten Sitzung, Albert dazu zu bringen, das Geräusch mit einer weißen Ratte in Zusammenhang zu bringen. Jedes Mal, wenn Albert die Hand nach der Ratte ausstreckte, schlugen sie mit dem Hammer auf die Stange. Nach einer Woche zeigten sie Albert die Ratte erneut. Diesmal zögerte er. Obwohl er seinen linken Zeigefinger vorsichtig nach dem Tier ausstreckte, hielt er kurz vor einer Berührung inne. Den Tag über zeigten die Psychologen dem Jungen immer wieder die Ratte und schlugen jedes Mal mit dem Hammer auf die Stange. Am Ende der Sitzung geriet Albert beim Anblick der Ratte in Panik.

»Sobald man ihm die Ratte zeigte, begann der Säugling zu weinen«, notierten Watson und Rayner. »Beinahe sofort drehte er sich nach links, fiel auf die linke Seite, richtete sich wieder auf und krabbelte auf allen vieren so schnell er konnte weg, sodass es schwer war, ihn einzuholen, bevor er die Tischkante erreichte.« Das Experiment war erfolgreich gewesen. Einen überzeugenderen Fall einer vollkommen konditionierten Angst hätten sie sich nicht vorstellen können, schrieben die Experten.

Nach einer weiteren Woche reagierte Albert mit Angst auf einen Hasen, einen Hund und einen Robbenpelzmantel. Offensichtlich hatte sich seine Angst vor der Ratte auf andere pelzige Dinge übertragen. Bald darauf gab Alberts Mutter ihren Job im Krankenhaus auf und die Experimente wurden nicht fortgesetzt. Watson folgerte aus dem Experiment, dass Ängste nicht in uns angelegt, sondern erlernt seien; Gleiches gelte für die meisten menschlichen Eigenschaften. »Man gebe mir ein Dutzend gesunder Säuglinge – wohl gewachsen – und meine eigene spezifische Welt, in der ich sie großziehen kann, und ich garantiere Ihnen, dass ich jeden von ihnen zu einem Spezialisten für ein zufällig gewähltes Gebiet ausbilden kann – Arzt, Anwalt, Künstler, Händler, Anführer, ja, sogar Bettler und Dieb, unabhängig von seinen Talenten, Neigungen, Anlagen, Fähigkeiten und der Rasse seiner Vorfahren«, verkündete er 1930. Watsons behavioristische Theorie war zu seiner Zeit eine Alternative zur Eugenetik, die sich auf die Bedeutung der Vererbung in der menschlichen Psyche konzentrierte, und zu Freuds Betonung der Rolle verdrängter sexueller Begierden. Watson witzelte, sollte Albert B. sich später einmal einer Psychoanalyse unterziehen, so würden seine Therapeuten, verunsichert durch seine Angst vor Pelzmänteln, ihm bestimmt einen Traumbericht aus der Nase ziehen, »aus dem sie dann herausanalysieren könnten, dass Albert im Alter von drei Jahren versuchte, mit den Schamhaaren seiner Mutter zu spielen, woraufhin er schlimm ausgeschimpft wurde«.

Watson und Rayner behaupteten, dass ihre Versuche dem Jungen keinen großen Schaden zugefügt hätten: Sie argumentierten, dass die Schrecken, denen sie ihn ausgesetzt hatten, denen ähnelten, die auch andere Säuglinge erfahren könnten. Hätten sie die Gelegenheit gehabt, meinten sie, hätten sie versucht, die Ängste des Jungen wieder abzubauen. Sie hatten vor, ihm beim Anblick der Ratte Süßigkeiten zu geben, um seine Konditionierung aufzulösen, alternativ hätten sie seine erogenen Zonen stimuliert: »Wir würden es zuerst mit den Lippen, dann den Brustwarzen und als letzte Möglichkeit mit den Genitalien probieren.« Baby Albert war dem Schlimmsten wohl noch entgangen: Die Wissenschaftler hatten ihn erfolgreich in Angst und Schrecken versetzt, aber immerhin hatten sie keine Gelegenheit bekommen, ihn sexuell zu missbrauchen.

2014 wurde Albert B. eindeutig als Albert Barger identifiziert, als unehelicher Sohn einer jungen Frau, die an der Johns Hopkins Uniklinik gearbeitet hatte. Seine Nichte erzählte Journalisten, er sei 2007 verstorben, ohne je von den Experimenten erfahren zu haben. Sie berichtete, er habe ein glückliches Leben geführt, allerdings habe er Tiere nie gemocht. Wenn er sie besuchte, hatte sie ihre Hunde immer weggesperrt.

☞ *Siehe auch: Ailurophobie, Kynophobie, Musophobie, Phonophobie, Pteronophobie, Zoophobie*

DROMOMANIE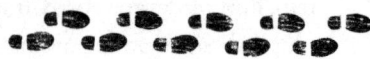

Zwanghaftes Weglaufen wurde vom französischen Arzt Emmanuel Régis 1894 als Dromomanie (vom griechischen Wort *dromos* – Lauf) bezeichnet. Diese Form der Manie breitete sich in den letzten Jahrzehnten des 19. Jahrhunderts in Frankreich aus. Man sprach von krankhaftem Tourismus, Wanderlust oder Vagabondage. Mitunter waren sich die Wandernden ihres Tuns nicht bewusst, sie litten unter temporärer Amnesie oder befanden sich im Zustand dissoziativer Fugue. Eine harmlose Form solchen Verhaltens legte der Flâneur an den Tag, wenn er durch die Straßen schlenderte, ein Stadtwanderer.

Im 18. und 19. Jahrhundert hatte man ausgiebiges Laufen als etwas Positives angesehen. 1809 verdiente sich der hochgeschätzte Fußgänger Captain Robert Barclay tausend englische Pfund, weil er in tausend aufeinanderfolgenden Stunden jeweils eine Meile pro Stunde gelaufen war. Viele Künstler und Philosophen blühten erst beim Laufen richtig auf. »In dem Wandern liegt etwas, das meine Gedanken weckt und belebt; verharre ich auf der Stelle, so bin ich fast nicht im Stande zu denken; mein Körper muß in Bewegung sein, damit mein Geist in ihn hineintritt«, schreibt Rousseau in seinen *Bekenntnissen* (1789). Während Friedrich Nietzsche *Der Wanderer und sein Schatten* (1880) schrieb, ging er jeden Tag acht Stunden zu Fuß. In *Ecce Homo* empfiehlt er seinen Lesern: »So wenig als möglich sitzen; keinem Gedanken Glauben schenken, der nicht im Freien geboren ist und bei freier Bewegung, in dem nicht auch die Muskeln ein Fest feiern. Alle Vorurtheile kommen aus den Eingeweiden.« In diesen Fällen lag dem Laufen allerdings eine bewusste Entscheidung zugrunde. Für die Schriftsteller stellte es eine Möglichkeit dar, mit sich selbst und der Natur in Verbindung zu treten. Ganz anders erging es Menschen, die mit dem Laufen nicht mehr aufhören konnten; in den 1890er Jahren gab es offenbar eine regelrechte Lauf-Epidemie.

Der erste weithin bekannte Fall von Dromomanie betraf Jean-Albert Dadas, einen Gasmonteur aus Bordeaux. In seinem Buch *Mad Travellers* (1998) setzt sich Ian Hacking im Detail mit dem Fall auseinander. 1898 war Dadas im Alter von acht Jahren von einem Baum gefallen und hatte sich eine Kopfverletzung zugezogen. Vier Jahre später erlebte er seine erste Wanderepisode, als er unversehens aus der Gasfabrik verschwand, in der er in die Lehre ging. Man fand ihn schließlich in einer benachbarten Stadt, wo er als Assistent eines reisenden Schirmverkäufers arbeitete. Anscheinend konnte er sich nicht erinnern, wie er dorthin gekommen war. In seinem Leben überkamen ihn, wie er erzählte, immer wieder Zustände von dissoziativer Fugue – plötzlichem, ziellosen Weglaufen – und wenn er schließlich wieder zu sich kam, musste er verwirrt feststellen, dass er sich ganz woanders befand: auf einer Parkbank in Paris, Töpfe schrubbend in Algerien oder auf offenem Feld in der Provence. 1881 floh er in Mons aus der französischen Armee, lief nach Berlin und von dort weiter nach Moskau, wo er festgenommen und nach Konstantinopel deportiert wurde. Als man ihn 1886 nach Bordeaux zurückbrachte, begab er sich bei dem jungen Neuropsychiater Philippe Tissié in Behandlung, dessen Bericht über Dadas' Abenteuer die Krankheit erst bekannt machte. Während der folgenden zwei Jahrzehnte wurden zahlreiche Fälle von Dromomanie diagnostiziert, einige davon durch Militärärzte, die Deserteure vor der Todesstrafe retten wollten.

1906 beschrieb der Psychiater Pierre Janet einen 51 Jahre alten Dromomanen namens H. dessen zwanghafte »Spaziergänge« zu einem 225 Kilometer langen Marsch von Paris nach Lille ausufern konnten. Bevor er zu einer seiner überbordenden Wanderungen aufbrach, ging es ihm wie folgt: »Ich spüre einen verborgenen Kummer, eine tödliche Langeweile, ein unbekanntes Grauen […] alles bedrückt mich, alles bereitet mir Unbehagen, alles wirkt eintönig, die ganze Welt scheint nichts wert zu sein und ich, der ich auf ihr lebe, am allerwenigsten. Dann fühle ich den Drang, mich zu bewegen, mich selbst aufzurütteln.« Um sich von seinen Wanderungen abzuhalten, schloss H. regelmäßig seine Haustür von innen ab und warf den Schlüssel aus dem Fenster. Am Ende siegte aber dann doch seine Manie. »Ich breche die Tür auf und renne los, ohne es zu merken. Ich komme erst wieder zu mir, wenn ich schon unterwegs bin.«

Janet traf eine junge Frau, die an einer ähnlichen Rastlosigkeit litt und wiederholt aus den Heimen ausbrach, in die sie eingewiesen worden war. »Sie muss sich bewegen«, schrieb er, »und für sie ist es unbedingt nötig, dass sie jeden Tag, ohne Ausnahme, vierzig oder fünfzig Kilometer auf einer Landstraße läuft.« Sie kam nicht zur Ruhe, bevor sie nicht 46 Kilometermarkierungen entlang der Straße gezählt hatte. »Manchmal wird sie von einer Kutsche begleitet«, schrieb Janet, »aber sie steigt nie ein, sie läuft neben der Kutsche und dem trabenden Pferd her.« Dieses »manische Laufen«, so Janet, »erscheint sehr seltsam; es tritt jedoch häufiger auf, als man es annehmen möchte. In Paris gibt es bedauerliche Menschen, die in ihren Höfen eine Zementbahn angelegt haben, auf der sie auf und ab laufen, wenn sie keine Strecke auf der Straße zurücklegen können.«

Der Drang zu laufen wurde von manchen als das Wiederaufleben uralter Impulse interpretiert; als ein Atavismus aus der Zeit, als die Menschen als Nomaden lebten, noch vor Aufkommen der Agrarkultur. Besonders wandernde Frauen sorgten für Aufregung, da sie ihre häusliche Berufung zu verleugnen schienen. Charlotte Brontës Jane Eyre (1847) formuliert es im gleichnamigen Roman so: »Ich konnte jedoch nichts dafür; die Ruhelosigkeit lag in meiner Natur und oft quälte sie mich aufs Äußerste.«

Vermutlich kann nur eine Gesellschaft, die ein häusliches und familiäres Leben idealisiert, das Bedürfnis zu wandern als Krankheit einstufen. Als Frauen im Ersten Weltkrieg zur Arbeit in Fabriken aufgefordert wurden, während die Männer an der Front für ihr Land kämpften, verschwand die Diagnose Dromomanie. Mittlerweile schätzen wir das Laufen wieder – im Jahr 2020 sammelte der 99-jährige Captain Tom Moore während der Covid-19-Krise mit einer Spendenaktion über dreißig Millionen Pfund für den British National Health Service: Vor seinem hundertsten Geburtstag lief er seinen Garten hundert Mal ab. Für dieses Verdienst wurde er zum Ritter geschlagen.

☛ *Siehe auch: Monomanie*

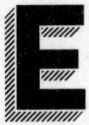

EGOMANIE

Der englische Kritiker William Sidney Walker verwendete 1825 erstmals das Wort Egomanie, um in einem Brief eine »obsessive Ichbezogenheit« zu beschreiben. Sowohl im Lateinischen als auch auf Griechisch steht *ego* für »Ich«. In Großbritannien fand der Begriff durch die Übersetzung von Max Nordaus *Entartung* (*Degeneration*), die 1895 erschien, Eingang in den allgemeinen Sprachgebrauch. Nordau verurteilte die Avantgardekünstler seiner Generation als Egomanen, die so auf sich selbst fixiert seien, dass es einer Wahnvorstellung gleichkomme. Der Egomane, oder Ich-Süchtige, ging laut Nordau dabei nicht davon aus, dass er besser als alle anderen sei. Vielmehr »sieht [er] die Welt gar nicht. Die anderen Menschen bestehen einfach nicht für ihn. [...] er ist eben allein in der Welt, ja er ist allein die Welt [...]«.

☛ *Siehe auch: Graphomanie, Megalomanie*

EIBOHPHOBIE

Die übertriebene Angst vor Palindromen – Wörtern, die vorwärts wie rückwärts gelesen werden können – geht auf die begriffliche Spielerei des Liverpooler Folksängers und Informatikers Stan Kelly-Bootle zurück, der sie in seinem Wörterbuch *The Devil's DP Dictionary* (1981) verwendet. Bei der Eibohphobie handelt es sich zwar nicht um eine anerkannte psychologische Störung, dafür aber um ein Palindrom.

☞ *Siehe auch: Hippopotomonstrosesquippedaliophobie, Onomatomanie*

EMETOPHOBIE

Emetophobie beschreibt eine intensive und anhaltende Angst vor dem Erbrechen (abgeleitet vom griechischen *eméein* – erbrechen). Die Betroffenen fürchten einerseits den Kontrollverlust, den Erbrechen mit sich bringt, andererseits haben sie Angst vor dem Ekel, den Erbrechen oder Erbrochenes in ihnen und anderen auslösen kann. Deshalb meiden sie alle Situationen, in denen sie Erbrochenem oder Erbrechen ausgesetzt sein könnten: die Nähe kleiner Kinder oder Betrunkener, Kranker, Schwangerer (sie vermeiden sogar eigene Schwangerschaften); sie gehen weder auf Partys noch in Krankenhäuser, reisen nicht in fremde Länder, trinken keinen Alkohol, nehmen keine Drogen, besteigen keine Schiffe, Flugzeuge, Züge oder Achterbahnen.

Diese spezifische Phobie tritt wesentlich häufiger bei Frauen als bei Männern auf – das Verhältnis liegt beinahe bei fünf zu eins. Oft wird sie nicht diagnostiziert, da sie mit einer Essstörung, einer Zwangsstörung oder einer generellen Angst um die eigene Gesundheit einhergeht. Bereits die Angst vor dem Erbrechen sorgt bei den Betroffenen für ständige Unruhe. Sie wollen Erbrechen auf jeden Fall vermeiden, weil sie fürchten, dass sie sich blamieren, sich vor sich selbst ekeln oder vor anderen enthüllen, wie ekelhaft sie sind. Schließlich kann eine heftige Brechattacke sich anfühlen, als hätte man sein Innerstes nach außen gekehrt, als sei man leer und verletzlich.

2018 wurde eine vergleichende Analyse der bisher (spärlichen) Forschungserkenntnisse zur Emetophobie durchgeführt. Die Untersuchung ergab, dass 80 Prozent der Probanden unter Intrusionen in Bezug auf Erbrechen litten, 31 Prozent von ihnen erlebten immer wieder Flashbacks, die sie in frühere Brecherlebnisse zurückversetzten. Auf die Frage, welche Aspekte des Erbrechens besonders gefürchtet wurden, antworteten vier Fünftel mit Würgen, mehr als die Hälfte fürchtete sich vor Krankheitserregern, ein Drittel hatte Angst, sie könnten einen Herzinfarkt oder eine Panikattacke erleiden, ersticken oder sich blamieren, mehr als zwei Drittel fürchteten sich vor dem Anblick, dem Geruch und dem Geräusch des Erbrechens und ein Zwanzigstel fürchtete sich vor dem Geschmack des Erbrochenen.

Emetophobe ekeln sich in der Regel schneller als andere. Das führt dazu, dass sie besonders genau auf Veränderungen in ihrem Verdauungssystem achten und so wahrscheinlich eher Gefahr laufen, solche inneren Vorgänge falsch zu interpretieren und ihre Empfindungen als Anzeichen für drohende Gefahr einzuordnen. Vielen ist beinahe täglich übel. Die Betroffenen vermeiden Essengehen (besonders Buffets oder Salattheken) und misstrauen bestimmtem Essen (beispielsweise Muscheln, Eiern, unbekannten Gerichten). Um dem Erbrechen vorzubeugen, kann es passieren, dass sie mehrmals das Verfallsdatum von Speisen kontrollieren, Gemüse und Obst wiederholt waschen und strikten Essensplänen folgen.

Bei einer britischen Studie aus dem Jahr 2013 wurden Menschen mit Emetophobie nach ihren genauen Erinnerungen in Bezug auf Erbrechen gefragt. Viele erinnerten sich, dass andere mit Ärger, Hohn oder Ekel reagiert hatten: »Mein Vater wurde wütend und schrie«; »Meine Schwester und ein anderes Kind lachten mich aus«; »Reaktionen von Verwandten – der reine Horror«. Bei einigen hatte das Übergeben große Angst ausgelöst: »Ich bin danach zusammengebrochen«; »Ich dachte, ich müsste sterben«. Wieder andere verbanden Erbrechen mit einem schlimmen Erlebnis: »Ich war bestürzt, als ich von der Krebserkrankung meines Bruders erfuhr, er war noch ein Teenager.«; »Meine Großmutter nahm mich zum Geschäft meines Vaters mit, als wir ankamen, war eines der Fenster eingeschlagen, in der Nacht zuvor hatte es einen erfolglosen Brandanschlag gegeben.« Viele der Befragten konnten sich auch daran erinnern, dass sie andere Personen gesehen hatten, die sich übergaben – unter Emetophoben erinnerten sich 87 Prozent an ein solches Ereignis, während sich nur 23 Prozent einer Kontrollgruppe an entsprechende Erlebnisse erinnerten. Ob diese Erinnerungen den Betroffenen aufgrund ihrer Phobie im Gedächtnis geblieben waren oder ob sie die Phobie direkt ausgelöst hatten, konnte nicht festgestellt werden.

Emetophobie lässt sich nur schwer behandeln. Es kann helfen, die Betroffenen schrittweise mit angstbehafteten Bildern und Situationen zu konfrontieren, allerdings stellte eine Studie von 2001 fest, dass nur sechs Prozent der Emetophoben bereit seien, sich einem solchen Prozess zu unterziehen. 2012 berichtete Ad de Jongh an der Universiteit van Amsterdam von einer emetophoben Patientin – Debbie –, die er mithilfe von EMDR-Therapie (Eye Movement Desensitization and Reprocessing) behandelt hatte. EMDR wird als Technik bereits seit 1987 bei der Behandlung von posttraumatischen Belastungsstörungen eingesetzt. Dabei soll durch Augenbewegungen eine Desensibilisierung und Aufarbeitung erreicht werden. Die Patienten sollen eine belastende Erinnerung aufrufen, während sie bilateral stimuliert werden. Sie konzentrieren sich also während des Erinnerns auf einen äußeren Ton oder eine Bewegung, das kann beispielsweise das rhythmische Hin-und-Her-Bewegen der Finger des Therapeuten sein. Dahinter steht die Überlegung, dass die Patienten ihre kognitiven Kapazitäten auslasten, wenn sie sich während des Erinnerns auf einen ablenkenden Reiz konzentrieren. Dadurch büßen die Erinnerungen ihre emotionale Kraft ein, sie werden weniger lebhaft. Schlimme Erinnerungen werden in diesem Prozess reorganisiert und können sich dadurch sogar verändern.

Bei Debbie handelte es sich um eine 46-jährige Büroangestellte, die seit sie denken konnte unter Emetophobie litt. Ihre Angst ließ sie Krankenhäuser, Fernsehfilme, Reisen und noch vieles mehr meiden. »Ihre Welt war deutlich kleiner geworden«, schrieb de Jongh.

Als sie nach Kindheitserinnerungen in Bezug auf Erbrechen gefragt wurde, erinnerte sich Debbie, dass sie im Kindergarten erlebt hatte, wie sich ein anderes Kind auf einen Tisch erbrach. De Jongh bat sie, während der EMDR-Sitzung an diese Erinnerung zu denken. Debbie setzte also Kopfhörer auf und konzentrierte sich auf die Klicks, die von einem Ohr zum anderen wechselten, während sie den schrecklichen Schlamassel auf dem Kindergartentisch beschrieb. »Das löste in Debbie einen intensiven Gedankenstrom aus. Als ihr klar wurde, wie viel sie verpasst hatte, weil sie als Kind so ängstlich gewesen war, brach sie plötzlich in Tränen aus«, berichtete de Jongh.

Während des nächsten Durchgangs berichtete Debbie, dass sich ihre Erinnerung an den bespritzten Tisch veränderte, ihr innerer Blick weitete sich und ließ von den Details ab. Nach einer weiteren Wiederholung wirkte sie wesentlich ruhiger und meinte: »Das Bild, das ich in meinem Kopf davon hatte, scheint zu verschwinden.« Sie erinnerte sich an andere Einzelheiten, ganz so, als würde sie aus der Szene herauszoomen, die bei ihr für so viel Leid gesorgt hatte: Sie erinnerte sich nun an einige Gläser, die sie gern mit Leim gefüllt hatte, und an das liebe Lächeln der Erzieherin. Dann überkam sie eine neue Erinnerung, diesmal war es ihr Bruder, der sich in der Küche übergab, während sie auf ihn aufpasste. Ihr Vater war heimgekommen, hatte alles geputzt und war dann wieder gegangen. Debbie fühlte sich alleingelassen: »Niemand hat meine Angst bemerkt«, meinte sie. »Nicht gehört, nicht gesehen. Ich bin gar nicht da.«

Während der folgenden drei Sitzungen erinnerte sich Debbie an weitere Situationen, in denen sie mit Erbrochenem konfrontiert worden war. Jede ihrer Erinnerungen schien durch die EDMR-Techniken abgeschwächt zu werden. In der letzten Sitzung berichtete sie de Jongh, dass sie es mittlerweile ertragen konnte, wenn sie ihren Mann würgen hörte, und dass sie bald eine Busreise machen wollte – bis vor Kurzem hätte sie allein die Vorstellung in Angst und Schrecken versetzt. Mittlerweile stand sie auch auf der Arbeit mehr für sich ein, erzählte sie. Es schien ganz so, als ob sie selbstbewusster geworden sei, seit sie den Mut gehabt hatte, sich ihren Ängsten zu stellen. Die Behandlung wurde erfolgreich beendet.

Drei Jahre später schrieb de Jongh Debbie eine Mail, um sich zu erkundigen, wie es ihr ging. »Ich mag es nach wie vor nicht, wenn ich jemanden brechen sehe, aber die schlimme Panik bleibt aus«, schrieb sie zurück. Außerdem erzählte sie, dass sie ihre Arbeit gewechselt habe, sie arbeitete nun für einen Bestatter. Dort musste sie oft die Verstorbenen waschen. »Sie sind nicht immer frisch und oft läuft ihnen etwas aus dem Mund«, berichtete sie. Zwar schien sie sich nicht so recht überwinden zu können, das Wort »Erbrochenes« zu verwenden, aber sie konnte offensichtlich mit allem umgehen, was da über die Lippen der Leichen kam. »Ich bin richtig von mir selbst beeindruckt, dass ich das kann!«, schrieb sie, verständlicherweise stolz darauf, wie weit sie es gebracht hatte.

☛ *Siehe auch: Aerophobie, Agoraphobie, Mysophobie, Osmophobie, Pnigophobie, Tokophobie*

ENTOMOPHOBIE

Salvador Dalí litt unter einer so starken Form von Entomophobie – vom griechischen *entoma* – Insekten – dass er behauptete, er fürchte manche Insekten mehr als den Tod. »Stünde ich am Rande eines Abgrunds und mir flöge ein großer Grashüpfer ins Gesicht, würde ich mich eher hinunterstürzen, als dieses ›Ding‹ auf mir zu ertragen«, sagte er 1942. Die Schauspielerin Scarlett Johansson gestand 2008 einem Journalisten, sie habe schreckliche Angst vor Kakerlaken, seit sie als Kind davon aufgewacht sei, dass ihr eine übers Gesicht krabbelte. Auch Dalí konnte seine Angst auf ein Erlebnis in seiner Kindheit zurückführen. Als er noch ein Junge war, zerquetschte eine seiner Cousinen einen Grashüpfer unter seinem Hemdkragen: »Obwohl ihm die Eingeweide herausquollen und eine widerliche Flüssigkeit ihn ganz klebrig machte, bewegte er sich immer noch, halb zerquetscht, zwischen meinem Kragen und meinem Fleisch und seine stacheligen Beine klammerten sich an meinem Hals fest.«

Der englische Arzt Millais Culpin war davon überzeugt, dass die Aversion gegenüber Insekten zu den konditionierten Ängsten gehörte, anerzogen durch verstörende Erfahrungen. 1922 beschrieb er im *Lancet* die Behandlung eines Veteranen, Träger einer Tapferkeitsmedaille, der während des Ersten Weltkriegs eine Phobie gegenüber Fliegen und Bienen entwickelt hatte. Bevor der ehemalige Soldat das Behandlungszimmer betrat, hatte Culpin das Fenster geschlossen und absichtlich eine Biene im Raum eingesperrt. »Als das Insekt gegen das Fenster flog und daran entlang summte, kauerte sich der Patient, der im Feld großen Mut bewiesen hatte, in seinem Stuhl zusammen, ihm brach vor Angst der Schweiß aus. Sein Zustand war so bemitleidenswert, dass ich sofort das Fenster öffnete. Sein Vertrauen erlangte ich erst wieder, nachdem ich ihm überzeugend versichert hatte, dass ich seine Angst unterschätzt hatte.« Culpin führte die Angst des Mannes vor Bienen auf unterdrückte Erinnerungen an das Brummen deutscher Flieger über den Schützengräben an der Front zurück.

Die Entomophobie könnte auch evolutionäre Ursachen haben: Maden werden mit Verwesung in Verbindung gebracht, Kakerlaken und Zecken übertragen Krankheiten, Schnecken und Würmer erinnern an schleimigen Auswurf und Exkremente. Wir schrecken vor diesen Kreaturen zurück, um uns selbst vor infektiösen, giftigen und verwesenden Dingen zu schützen. Wenn wir uns abwenden, dann typischerweise mit

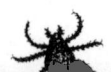

einer klassischen Geste des Ekels: Wir verziehen die Oberlippe, unsere Brauen bewegen sich aufeinander zu, wir rümpfen unsere Nase und strecken die Zunge aus dem Mund. Diese Reaktion ist Teil unseres »Verhaltensimmunsystems«, das unseren Körper vor Krankheitserregern schützen will. Bei denjenigen, die sich besonders schnell ekeln, können auch Insekten, die normalerweise keine Gefahr für unsere Gesundheit darstellen, zum Beispiel Käfer oder Grillen, Ängste vor einer Infektion auslösen.

Der aus Budapest stammende Philosoph Aurel Kolnai ging davon aus, dass Entomophobie teilweise auf existenziellen Bedrohungen basiert. In seinem Artikel *Der Ekel* (1929) schreibt er von einer »ruhelosen, nervösen, sich windenden, zuckenden Vitalität«, die von schwärmenden Insekten ausgeht, sinnloses und formloses Wogen, in dem ein unaufhörliches, richtungsloses Sprießen und Vermehren stattfindet. Kolnai sprach davon, dass uns die gedankenlose Fruchtbarkeit von Insekten abstößt: Sie scheinen immer auch den Tod in sich zu tragen, in ihnen pulsieren Wiederherstellung und Verfall zugleich. Wir fürchten uns nicht nur davor, dass sie unseren Körper befallen, sondern auch, dass sie unsere symbolischen Grenzen zur Natur aufheben könnten. Sie führen uns unsere eigene Endlichkeit vor Augen und zeigen uns unsere abstoßenden Seiten. Ähnlich argumentierten 2006 auch Mick Smith und Joyce Davidson: Wir fühlen uns von Insekten bedroht, »nicht weil sie für uns eine physische Gefahr darstellen (evolutionärer Naturalismus), auch nicht, weil wir sie mit den infektiösen Eigenschaften von menschlichen Ausscheidungen in Verbindung bringen (psychoanalytischer Naturalismus), sondern weil sie uns auf die Natur an sich hinweisen, sie überschreiten grundlegend die symbolische Ordnung, die unserer modernen Gesellschaft und unserer Identität zugrunde liegt.«

Smith und Davidson gehen davon aus, dass die phobischen Objekte, die sich eine Gesellschaft aussucht, etwas über ihre kollektiven Bedürfnisse und Albträume aussagt. Vielleicht fürchten wir uns vor bestimmten Lebewesen, weil sie unseren Anspruch, die Natur zu beherrschen, infrage stellen. »Diese Phobien decken möglicherweise ein ernsthaftes Problem in der kulturellen Logik unserer Moderne auf. Wir denken, dass wir die Natur unterdrückt und überwunden hätten, allerdings droht sie auf vielfältige, unkontrollierbare Weise wieder zurückzukommen.« Nach Smith und Davidson bricht sich in der Entomophobie unser Unbehagen darüber Bahn, wie wir die Natur bisher behandelt haben.

Einige Forscher gehen davon aus, dass wir uns insgeheim zu den Kreaturen hingezogen fühlen, vor denen wir uns ekeln. Kolnai meint, unsere Abneigung gegenüber einem ekligen Objekt liege darin begründet, dass im Ekel ein Schatten des Verlangens zurückbliebe, sich mit eben diesem Objekt vereinigen zu wollen. Culpin stellte fest: »Angst und Verlangen, Phobie und Obsession sind zwei Seiten derselben Medaille.« Der Entomologe Jeffrey A. Lockwood spricht davon, dass die physiologischen Aspekte von Schrecken – schweres Atmen, erhöhter Puls – denen von sexueller Erregung gleichen, beispielsweise fänden es manche Menschen aufregend, Ameisen oder Spinnen im erotischen Vorspiel einzusetzen.

William Ian Miller schreibt in seinem Buch *The Anatomy of Disgust* (1997), Ekel verweise auf unsere »unbewussten Sehnsüchte, Faszinationen, die wir uns kaum selbst eingestehen können, oder unsere klammheimliche Neugier«. Ekel ist seiner Meinung nach engstens mit unseren Sinnen verbunden: »Es geht darum, wie sich die Berührung von etwas Bestimmtem anfühlt, was wir empfinden, wenn wir es sehen, schmecken, riechen, manchmal sogar hören.« Ausgelöst wird der

Ekel zum Beispiel vom Rascheln und Zischen einer Kakerlake, dem schmatzenden Geräusch einer Schnecke, dem federleichten Kitzeln von Ameisenbeinen auf unserer Haut oder den pudrigen Flügeln einer Motte.

2002 bewilligte das amerikanische Justizministerium der CIA den Einsatz von Insekten bei der Befragung des Gefangenen Abu Zubaydah. Der in Saudi-Arabien geborene Palästinenser litt unter Entomophobie und weigerte sich, über seine Verbindungen zu Al-Qaida auszusagen. Die CIA verhörte Zubaydah an verschiedenen geheimen Orten in Thailand, Polen und Litauen, wobei sie »erweiterte Verhörmethoden« anwandte, eine Art Sammelbegriff für Waterboarding, Schlafentzug, Schläge, Lärm, extreme Temperaturen und eben den Einsatz von Insekten. Sie sperrten den Gefangenen zunächst mit einer Raupe in eine sargartige »confinement box«, später wiederholten sie das »Verhör« mit einem ganzen Schwarm Kakerlaken, alles mit dem Ziel, dem Mann in seiner Verzweiflung Geheimnisse abzupressen. Es existieren widersprüchliche Aussagen darüber, ob diese Methoden erfolgreich waren. Da die CIA 2005 die relevanten Videoaufnahmen zerstörte, lassen sie sich nicht überprüfen. Zubaydah wurde nie offiziell angeklagt, dennoch verlegte man ihn 2006 nach Guantanamo, wo er auch jetzt noch, 17 Jahre später, festgehalten wird.

☞ *Siehe auch: Akarophobie, Arachnophobie, Trypophobie, Zoophobie*

ERGOPHOBIE

Ergophobie, die Angst vor der Arbeit (auf Griechisch *ergon*), wurde 1905 von dem Chirurgen William Dunnet Spanton aus Staffordshire im *British Medical Journal* beschrieben. Er führte diese neue Erscheinung auf den »Workmen's Compensation Act« zurück, ein Gesetz von 1897, wonach Arbeitgeber ihren Arbeitern weiterhin Lohn zahlen mussten, wenn diese wegen eines Unfalls am Arbeitsplatz ausfielen. Spanton beschrieb den Ergophoben als jemanden, der nichts lieber tat, als zu rauchen, Fußball zu schauen und bis spätnachts unterwegs zu sein; er bleibe über Wochen der Arbeit fern, obwohl er nur eine geringfügige Verletzung habe, zum Beispiel einen zerquetschten Finger. Die Zeitungen verstanden sofort, was Spanton andeutete: Die *Baltimore Sun* sprach von Ergophobie als neuem »Begriff für Faulheit«. Die Londoner Zeitung *The Bystander* veröffentlichte im Juni dazu sogar ein Gedicht:

> You feel a bit tired in the morning,
> You've a disinclination to rise,
> And the knock on your door is a bit of a bore,
> For you really can't open your eyes …

> You feel that you're fitted for nothing
> But to lie on the flat of your back;
> If your symptoms are these, then you've got a disease,
> You're an Ergophobiac.

> Der Morgen fühlt sich ein wenig müde an
> Der Gedanke ans Aufstehen macht dich benommen,
> Und das Klopfen an der Tür, langweilt dich über Gebühr,

Denn deine Augen kannst du wirklich nicht
aufbekommen …

Du fühlst dich nutzlos, kannst nichts meistern,
Nur flach liegen kann dich begeistern;
Hast du solche Symptome, stellt dich eine Krankheit auf
die Probe,
Denn du bist ein Ergophobe.

☞ *Siehe auch: Gebomanie, Siderodromophobie*

EROTOMANIE

Erotomanie (abgeleitet vom griechischen Wort *eros*, leiden-
schaftliche Liebe) bezeichnete ursprünglich die wahnsinnige
Verzweiflung, die unerwiderte Liebe mit sich bringen kann.
Im 18. Jahrhundert verwendete man den Terminus für ein
übertriebenes sexuelles Verlangen und mittlerweile für die
Wahnvorstellung, eine andere Person sei insgeheim in einen
verliebt. Dieser Zustand wird auch als Clérambault-Syndrom
bezeichnet – benannt nach dem französischen Psychiater
Gatian de Clérambault, der diesen 1921 erstmals beschrieb.
Grundlage dafür war der Fall der 53-jährigen Hutmacherin
Léa-Anna B. aus Paris, die überzeugt war, dass George V. sich
in sie verliebt hatte. Auf ihren zahlreichen Reisen nach Lon-
don stand sie stundenlang an den Toren des Buckingham
Palace und wartete darauf, dass der König ihr mithilfe seiner
Vorhänge Signale sandte.

Clérambault führte aus, dass die berauschenden Anfänge
einer erotomanischen Fixierung oft in Phasen der Frustration
und Verbitterung umschlugen. Er stellte drei Phasen des Syn-

droms fest: Hoffnung, Verdruss, Groll. Frauen sollen häufiger unter dieser Manie leiden als Männer, wobei der Zustand bei Männern eher in Gewalt umschlägt – entweder gegen die geliebte Person oder gegen jemanden, der der Liebe im Weg zu stehen scheint. Dementsprechend tauchen männliche Erotomanen häufiger in Polizeiakten oder psychiatrischen Patientenkarteien auf, weswegen ihre Geschichten eher erzählt werden.

Im Jahr 1838 berichtete Jean-Étienne Esquirol von einem Patienten, der unter dieser »krankhaften Einbildung« litt. Es handelte sich um einen kleinen schwarzhaarigen Büroangestellten von 36 Jahren, der im Süden Frankreichs lebte. Bei einem Besuch in Paris überkam ihn eine große Leidenschaft für eine Schauspielerin. Bei jedem Wetter stand er vor ihrem Haus, lungerte am Hintereingang ihres Theaters herum und verfolgte sie, wenn sie mit einer Kutsche unterwegs war. Einmal kletterte er sogar auf das Dach einer Droschke, um durch ein Fenster einen Blick auf sie zu erhaschen. Der Ehemann der Schauspielerin und ihre Freunde setzten alles daran, ihm den Wind aus den Segeln zu nehmen – sie »behandeln diesen Unglücklichen schimpflich«, schrieb Esquirol, »sie stoßen ihn zurück, beleidigen und misshandeln ihn.« Der Angestellte zeigte sich von alledem unbeirrt. Er war überzeugt, dass man seine Angebetete davon abhielt, ihre wahren Gefühle für ihn zu zeigen. »Jedesmal wenn Mad. spielt, geht er ins Theater, nimmt der Bühne gegenüber Platz, und erscheint die Schauspielerin, so zeigt er ein weisses Schnupftuch, um sich bemerkbar zu machen.« Sie sehe ihn dann immer mit geröteten Wangen und glänzenden Augen an, behauptete der Angestellte.

Nach einer heftigen Auseinandersetzung mit dem Ehemann der Frau wies man den Verliebten in eine Krankenanstalt ein, wo Esquirol ihn befragte. Dem Psychiater erschien der Mann im Großen und Ganzen rational zugänglich, weshalb er versuchte, ganz offen mit ihm über die Schauspielerin zu sprechen.

»Wie können Sie wohl glauben, dass Sie geliebt werden. Sie haben nichts Verführerisches, besonders für eine Schauspielerin, Ihre Figur ist nicht hübsch, Sie haben keinen ausgezeichneten Rang in der Welt, und sind ohne Vermögen.‹ – ›Das ist Alles wahr, aber die Liebe vernünftelt nicht, und man hat mir zu gut gezeigt, dass ich geliebt werde, als dass ich daran zweifeln könnte.‹«

Im London der 1850er Jahre brachte es ein Fall von weiblicher Erotomanie sogar vor das damals noch neue englische Scheidungsgericht. Ein wohlhabender Ingenieur namens Henry Robinson beantragte im Sommer 1858 die Auflösung seiner Ehe; als Beweis legte er die Tagebücher seiner Frau Isabella vor, in denen sie eine Affäre mit dem bekannten Arzt Dr. Edward Lane niedergeschrieben hatte. Mrs. Robinsons Anwälte gaben an, ihre Mandantin leide unter Erotomanie: Sie sei dem Irrglauben erlegen, Dr. Lane sei in sie verliebt, doch ihre Tagebucheinträge seien reine Phantasterei. Isabella Robinson gewann den Prozess gegen ihren Ehemann, allerdings lassen ihre privaten Korrespondenzen vermuten, dass sie alles nur inszeniert hatte, um den Ruf des jungen Arztes zu retten. Sie hatte die Erotomanin gemimt, um ihren Liebhaber zu schützen.

Manchmal entwickeln Erotomanen gleich mehrere Fixierungen. Im Jahr 2020 umriss ein Team portugiesischer Psychiater den Fall von Mr. X. Dieser war 51 Jahre alt, arbeitslos und lebte mit seiner verwitweten Mutter zusammen in einem kleinen Dorf im Süden Portugals. Mr. X. gelangte zu der Überzeugung, dass eine verheiratete Frau, die oft sein Stammcafé besuchte (Frau A.), sich in ihn verliebt hatte: Er meinte, dass sie ihm Zeichen gab und ihn sehnsuchtsvoll anstarrte. Als er begann, ihr überallhin zu folgen, wurde er ihr so lästig, dass sie ihn tätlich angriff. Diesen Vorfall erklärte sich Mr. X. wie folgt: Die Besitzerin des Cafés (Frau B.) war ebenfalls in ihn verliebt und hatte ihn aus Eifersucht bei Frau A. schlechtgemacht. Mr. X. ärgerte sich über Frau A., weil sie Frau B. geglaubt hatte und aus seiner Sicht nicht genug Mumm hatte, um ihren Mann zu verlassen.

Bald darauf erkrankte die Mutter von Mr. X. und musste in ein Pflegeheim eingewiesen werden. Währenddessen kam Mr. X. zu dem Schluss, dass auch Frau C., ebenfalls Stammgast im Café, sich in ihn verliebt hatte. Sie wies seine Avancen ab, allerdings nur, so seine Überzeugung, weil sie verheiratet war und sich für ihre Gefühle ihm gegenüber schämte. X. begann Frau C. zu stalken und bezichtigte sie der Hexerei. Sie halte ihn mit Zaubersprüchen vom Schlafen ab und lasse seine Genitalien schrumpfen. Um sie dazu zu bringen, ihre Verwünschungen rückgängig zu machen, bedrohte er sie sogar mit einem Messer. Frau C. zeigte ihn an und Mr. X. wurde in eine psychiatrische Klinik eingewiesen. Die ihm dort verschriebenen anti-psychotischen Medikamente sorgten zwar dafür, dass sein Verfolgungswahn verschwand, allerdings glaubte er nach wie vor, dass ihm alle drei Frauen verfallen seien, außerdem blieb er seiner ersten Liebe, Frau A., treu.

Erotomane schaffen sich ihre eigene Welt. In Ian McEwans Roman *Liebeswahn* (1997) ist der erotomanische Anti-Held davon überzeugt, dass der Protagonist heimlich in ihn verliebt ist. Überall, wo er hinschaut, findet er geheime Zeichen dieser Leidenschaft. »Seine Welt wurde von seinem

Inneren bestimmt«, schreibt McEwan, »von privater Notwendigkeit [...]. Er erhellte die Welt mit seinen Gefühlen,
und die Welt bestätigte ihn in jeder Wendung, die seine Gefühle nahmen.«

☞ *Siehe auch: Egomanie, Megalomanie, Monomanie,*
   Nymphomanie

ERYTHROPHOBIE

Erythrophobie beschrieb im späten 19. Jahrhundert eine
krankhafte Intoleranz gegenüber roten Dingen (*erythros* heißt
auf Griechisch rot). Ärzten war aufgefallen, dass einige Patienten, denen man chirurgisch Katarakte entfernt hatte, eine
Aversion gegenüber dieser Farbe entwickelten. Seit dem frühen 20. Jahrhundert wird der Begriff für eine pathologische
Angst vor dem Erröten verwendet.

Bei der Erythrophobie handelt es sich um ein selbsterfül-
lendes Syndrom, denn sie löst genau die körperliche Reaktion
aus, vor der sich der Betroffene fürchtet. Das Gefühl, dass man
gleich rot werden wird, ruft das Erröten erst hervor; während
die Haut heiß wird, nimmt auch die Scham zu, die Hitze verstärkt sich und breitet sich immer weiter aus. Dieses Leiden
kann extrem belastend sein. Der deutsche Arzt Johann Ludwig Casper beschrieb 1846 den Fall eines jungen Patienten,
der im Alter von 13 Jahren begonnen hatte, unkontrolliert zu
erröten; mit 21 litt er so sehr unter seiner Angst, dass er sogar
seinen besten Freund mied. Im selben Jahr nahm er sich das
Leben.

Menschen werden rot, wenn sie das Gefühl haben, im
Zentrum der Aufmerksamkeit zu stehen, sei es nun aufgrund

von Bewunderung, Hohn oder Tadel. Wenn andere sie auf ihr Erröten hinweisen, glüht ihre Haut nur noch stärker. Die Rötung zeigt sich dort, wo die Venen dicht unter der Haut liegen – auf den Wangen und der Stirn, den Ohren, im Nacken und im oberen Bereich des Oberkörpers. Bei blassen Menschen ist das Phänomen besonders gut sichtbar, weswegen diese Gruppe auch eher zur Erythrophobie neigt.

»Erröten ist die eigentümlichste und menschlichste aller Ausdrucksformen«, schrieb Charles Darwin 1872. »Es sind dies Schüchternheit, Scham und Bescheidenheit, deren wesentlichen Bestandteil die Selbstbeobachtung bildet. [...] Nicht das einfache Nachdenken über unsere Erscheinung, sondern der Gedanke, was andere von uns denken, ruft ein Erröten hervor.« In der Literatur kann das Rotwerden die versteckten Gefühle einer Figur verraten. Der literarische Essayist Mark Axelrod zählte in Leo Tolstois *Anna Karenina* (1878) insgesamt 66 Fälle von Erröten. Anna wird immer wieder rot, wenn sie den Namen ihres geliebten Vronsky hört. Wenn sie mit ihrer Freundin Kitty spricht, werden die beiden abwechselnd rot, ganz so als würden in ihnen Scham, Unterwerfung, Sittsamkeit und Lust immer wieder wie ein Leuchtfeuer aufblitzen. Der reiche Großgrundbesitzer Konstantin Levin errötet, als man ihm zu seinem schicken neuen Anzug beglückwünscht, »doch er errötete nicht so, wie die erwachsenen Leute, also flüchtig, und ohne daß man selbst davon Notiz nimmt, sondern so wie Knaben erröten, welche fühlen, daß sie in ihrer Befangenheit lächerlich werden, und die infolge davon mehr und mehr Scham empfinden, röter und röter werden, und fast in Thränen ausbrechen.« Ihm ist sein Erröten so unangenehm, dass er rot wird. Der Psychiater Pierre Janet meinte 1921: »Die Angst vor dem Erröten ist, ganz so wie die Angst, eine Deformität aufzuweisen oder sich selbst der Lächerlichkeit preiszugeben, eine Form von pathologischer Schüchternheit. Ihr liegt die Angst davor zugrunde, sich zeigen, mit anderen sprechen, sich der Wertung anderer aussetzen zu müssen.« Wir erröten auch dann, wenn wir allein sind oder wenn ein Gespräch das streift, was uns persönlich beschäftigt, wenn beispielsweise der Name der Person fällt, zu der wir uns heimlich hingezogen fühlen. Diese Reaktion rührt vielleicht von unserer Sorge her, jemand könnte unser Geheimnis erraten. Freudianer würden genau das Gegenteil annehmen, nämlich dass wir uns heimlich wünschen, man möge unser Geheimnis entdecken und dass wir deswegen rot werden. Der österreichisch-amerikanische Psychoanalytiker Edmund Bergler schrieb 1944 dazu: »Durch das Erröten tritt der Erythrophobe klar in Erscheinung.« Bergler ging davon aus, dass der Wunsch, von anderen bemerkt zu werden, in Erythrophoben so stark verdrängt wird, dass er sich unterbewusst Bahn bricht und die Betroffenen durch eine körperliche Reaktion ins Zentrum der Aufmerksamkeit rückt.

Biologen zerbrechen sich schon lang den Kopf über den evolutionären Sinn des Errötens. Einige gehen davon aus, dass diese ungewollte Reaktion, die schlecht gemimt werden kann, eine soziale Funktion erfüllt: Sie zeigt, dass eine Person fähig ist, sich zu schämen, und dass sie sich wünscht, Teil der Gruppe zu sein; damit beugt das Erröten Täuschungen vor und hilft beim Aufbau von Vertrauen. 1914 behauptete Granville Stanley Hall, dass Erröten immer aus Angst geschehe: »Genereller Auslöser scheint eine plötzliche Änderung, real oder angenommen, darin zu sein, wie andere uns wahrnehmen. Ein zu freimütiges Kompliment, der Gedanke, dass wir etwas preisgegeben haben, was wir lieber verborgen hätten, und uns dadurch Kritik oder Tadel droht.« Er stellte fest, dass Frauen weit öfter erröten als Männer und dass männliche

Aufmerksamkeit einen regelrechten »Sturm an Schamesröte« auslösen konnte. »Seit Ewigkeiten war das Anstarren durch einen Mann für Frauen ein Vorbote von Gewalt«, fügte er hinzu. »Selbst wenn es ein Kompliment ist, das die Röte ins Gesicht treibt, hängt das wahrscheinlich mit der Tatsache zusammen, dass Verehrung früher mit Gefahr assoziiert wurde.«

Viele Betroffene leiden unter weiteren sozialen Phobien. Entweder erröten sie, weil sie krankhaft schüchtern sind oder aber sie fürchten sich vor sozialer Interaktion, weil sie schnell erröten. Der chilenische Psychiater Enrique Jadresic war sich sicher, dass sein Rotwerden physiologische Gründe hatte. Er ging davon aus, dass Menschen, die chronisch erröten, ein überaktives sympathisches Nervensystem haben, weswegen Brust und Gesicht so schnell die Farbe ändern können. Als Professor an der Universität war es ihm extrem unangenehm, wenn er unvorbereitet Kollegen oder Studenten traf und dabei rot wurde. »Da werden Sie schon wieder so rot wie eine Tomate, Doktor«, witzelte eine Frau in seiner Abteilung.

Irgendwann war Jadresic es leid, immerzu Situationen zu meiden, in denen er rot werden könnte. Nachdem er verschiedene Behandlungsmöglichkeiten ausprobiert hatte, sowohl Psychotherapie als auch Medikamente, beschloss er, sich den Nerv kappen zu lassen, der für das Erröten zuständig ist. Dieser zieht sich vom Bauchnabel bis zum Nacken, ist auch für die Schweißproduktion verantwortlich und über die Achsel zugänglich. Viele, die sich einer solchen Operation unterziehen, leiden später unter Schmerzen in der Brust und im oberen Rücken, außerdem gleicht ihr Körper die verminderte Schweißproduktion im Bereich des Oberkörpers an anderen Stellen aus. Obwohl Jadresic anschließend unter einigen dieser Nebenwirkungen litt, war er überglücklich, dass ihn keine Schamesröte mehr überkommen konnte.

2001 berichtete das *Journal of Abnormal Psychology* von einem Experiment, bei dem sich herausstellte, dass Erythrophobe nicht häufiger rot werden als andere. Die Forscher rekrutierten für ihr Experiment 44 Probanden – 15 sozial phobische Menschen mit Angst vor dem Rotwerden, 15 sozial phobische Menschen ohne eine solche Angst und 14 Personen ohne soziale Phobie. Unter den erythrophobischen Probanden befand sich eine Anwältin, die ihren Beruf aufgeben musste, weil sie im Gerichtssaal so oft errötete. Die Forscher stellten allen Teilnehmenden drei Aufgaben. Sie mussten ein peinliches Video von sich selbst anschauen, bei dem sie ein Kinderlied sangen, fünf Minuten lang mit einem Fremden sprechen und einen kurzen Vortrag halten. Während der Aufgaben maß eine Infrarotsonde die Intensität des Errötens und ein EKG zeichnete die zugehörigen Herzströme auf.

Überrascht mussten die Forscher feststellen, dass die erythrophoben Probanden weder intensiver noch häufiger erröteten als die sozial phobischen Teilnehmer oder die Mitglieder der Kontrollgruppe. Während der Gesprächs-Aufgabe erröteten die Kontrollprobanden beispielsweise genauso oft wie alle anderen, nahmen dies aber gar nicht wahr. Sie hatten überhaupt nicht bemerkt, wie ihre Haut sich rot färbte. Die Gruppe der Erythrophobiker verzeichnete während der Tests einen höheren Puls. Daraufhin fragten sich die Forscher, ob sozial phobischen Personen, wenn sie an sich einen schnelleren Herzschlag feststellten, umgehend auch andere körperliche Vorgänge wahrnahmen, besonders solche – wie Schwitzen und Erröten – von denen sie dachten, dass andere sie besonders leicht sehen können. Sie waren vielleicht so besorgt, dass man ihre Angst erkennen könnte, dass sie ihr Herzklopfen mit dem schnellen Aufheizen der Haut verwechselten.

☞ *Siehe auch: Agoraphobie, Gelotophobie, Glossophobie, Urinophobie, Soziale Phobie*

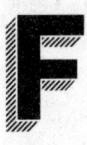 F

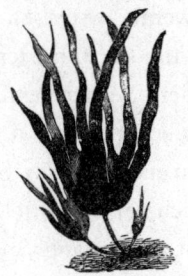

FYKIAPHOBIE

Der amerikanische Psychiater Charles A. Sarnoff behandelte 1970 eine Zweijährige, Jan, die unter einer Phobie vor Seetang litt, einer Aversion, die mitunter, in Anlehnung an das griechische Wort *phykos* (für Tang), als Fykiaphobie bezeichnet wird.

Kurz bevor die Phobie auftrat, hatte Jan mit Angst auf das Weggehen ihrer Mutter reagiert: Sie wachte nachts weinend auf und geriet in Panik, wenn man sie mit einem Babysitter allein ließ. Eines Nachmittags – die Familie besuchte gerade die Großmutter, die am Meer wohnte, – bekam sie Angst vor dem »grünen Zeug«, das am Strand lag, und wollte, dass ihr Vater sie auf den Arm nahm.

Am nächsten Tag erschrak sie erneut vor einem Stück Alge und suchte Schutz bei ihrer Mutter. »Was ist das?«, fragte sie und zeigte auf die glitschigen, verschlungenen Ranken. »Das ist nur Seetang«, antwortete ihre Mutter, »genau wie Spinat, Salat oder Gras.«

Das Mädchen schrie voller Grauen auf und flehte ihre Mutter an, sie vom Strand wegzutragen. Später am selben Tag schrie sie um Hilfe, als sie im Garten der Großmutter in einem Planschbecken spielte und ein paar Grashalme im Wasser treiben sah.

Am Abend gingen die Eltern essen, während sich die Großmutter um Jan kümmerte. Das Mädchen wachte mehrmals
auf, weinte hysterisch und trat um sich. Als ihre Großmutter
kam, um sie zu trösten, sagte sie, dass sie versuche, ihre Füße
aus dem Wasser herauszubekommen, weg von dem grünen
Zeug.

Am nächsten Tag brachten die Eltern Jan zu Sarnoff. Sie
schluchzte und zitterte, als sie mit ihm sprach. »Ich habe
Angst vor Seetang«, meinte sie.

»Was denkst du denn, was er dir tun kann?«, fragte Sarnoff.
»Hast du Angst, dass er dir wehtut?«

»Nein«, antwortete sie, »ich habe Angst, dass er Mama
wehtut.« Sarnoff erkannte, dass der Seetang Jans Mutter zwar
keinen Schaden zufügen konnte, Jan sich aber vielleicht vorstellte, sie könnte ihrer Mutter wehtun. Er fragte Jan also, ob
sie selbst der Seetang sei.

»Ja«, antwortete Jan.

»Bist du manchmal wütend auf Mama?«

»Ja, wenn sie weggeht.«

Sarnoff versicherte der Kleinen, dass das ganz normal sei
und dass ihre Mutter ihr bestimmt nicht böse wäre, wenn sie
mit ihr über ihre Gefühle reden würde. Er ermutigte auch die
Mutter, mit Jan über deren Sorgen zu sprechen. Bald darauf
berichteten ihm Jans Eltern, das Mädchen habe nun keine
Angst mehr vor Seetang.

Phobien treten häufig in der Kindheit auf, in der Regel sind
sie aber nur von kurzer Dauer. Wahrscheinlich hätte Jans
Angst vor Seetang nicht lange angehalten. Dennoch nutzte
Sarnoff die zweitägige Fykiaphobie des Mädchens, um her-
auszufinden, was sie beschäftigte; gleichzeitig nahm er den
Fall zum Anlass, um über die Rolle von Symbolen und
Phobien in der kindlichen Entwicklung nachzudenken. Für

Sarnoff hatte das Mädchen seine Feindseligkeit gegenüber der Mutter auf den Seetang übertragen. Seiner Meinung nach wies die Phobie nicht zwangsläufig darauf hin, dass sich Jans Angst vergrößert hatte. Er ging vielmehr davon aus, dass das Mädchen ein Entwicklungsstadium erreicht hatte, in dem es ihm möglich war, ihren Kummer symbolisch auszudrücken. Sie konnte ihre Wut nun auf ein externes Objekt auslagern und musste sie nicht mehr selbst durchleben. Für Sarnoff war das ein fester Bestandteil menschlicher Entwicklung: »Symbole sind mehr als neurotische Symptome, sie sind die Grundlage für Kultur und Zivilisation.«

Sarnoff verwies außerdem auf den Schweizer Psychologen Jean Piaget, welcher die Fähigkeiten eines Kindes zum symbolischen Spiel im Alter von ungefähr 15 Monaten eingeordnet hat: Von da an können manche Kinder ein Objekt nutzen, um mit ihm etwas anderes oder jemand anderen darzustellen – sie können zum Beispiel eine Puppe bestrafen, weil sie frech war. Piaget fand heraus, dass Kinder im Alter zwischen zwei und vier Jahren zu einer weiteren Stufe der Symbolisierung fähig sind. Sie können nun beunruhigende Gedanken und Gefühle unbewusst auf externe Objekte übertragen und die Verbindung zu ihrer ursprünglichen Angst verdrängen. Diese Verdrängung geht bei Kindern jedoch nicht so tief wie bei Erwachsenen, weswegen Jan Sarnoffs Interpretation ihrer Phobie so schnell verstehen und annehmen konnte. Den Grund für die Phobie eines Erwachsenen herauszubekommen, gestaltet sich wesentlich schwieriger.

Zwei Jahre später äußerte sich der Analytiker Otto Renik kritisch zu Sarnoffs Einschätzung von Jans Fykiaphobie. Schließlich sei Jan vor dem Seetang weggelaufen, als sei er für sie selbst gefährlich und nicht für ihre Mutter. Sie hatte sich nicht nur mit dem Seetang identifiziert und ihren Ärger auf ihn übertragen, sondern sie hatte sich auch von ihm abgenabelt, um sich von ihren schlechten Gefühlen freimachen zu können. Renik folgerte, dass sich in einem phobischen Objekt zwei gegensätzliche Impulse vereinen: Identifikation und Ablehnung, eine Aussage und deren Abstreiten, die Manifestation verbotener Gefühle und die Angst, für diese bestraft zu werden. Gleichwohl lobte er Sarnoffs einfache Erklärung: Manchmal kann auch eine ungenaue und unvollständige Interpretation das Problem eines Patienten lösen.

☞ *Siehe auch: Pediophobie, Thalassophobie*

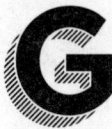

GEBOMANIE

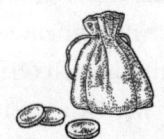

Im Januar 1897 zog Elise Brown, eine Schneiderin aus London, vor Gericht. Sie hatte ein britisches Pfund auf den Sammelteller in der Christ Church in der Albany Street, in der Nähe des Regent's Park, gelegt. Nun verklagte sie den Reverend Frederick Hetling auf Herausgabe des Betrags. Sie erklärte dem Bloomsbury County Court, dass sie nicht vorgehabt habe, so viel zu spenden, ihr Handeln könne sie sich nur durch einen Zustand vorübergehender geistiger Umnachtung erklären. Brown verwies auf den Fall einer reichen amerikanischen Touristin, die sich vor einem anderen Londoner Gericht für Ladendiebstahl verantworten musste und sich auf ihre Kleptomanie berief, indem sie ihr Stehlen als Krankheitssymptom bezeichnete.

»Mein Leiden ist genau umgekehrt«, behauptete Elise Brown, »ich habe Gebomanie.«

»Wie bitte?«, erkundigte sich der Richter scharf.

»Gebomanie«, wiederholte Brown.

»Ach, Unsinn«, meinte Richter Bacon und wies die Klage ab.

☞ *Siehe auch: Kleptomanie*

GELOTOPHOBIE

Bei der Gelotophobie – der Angst, ausgelacht zu werden, abgeleitet vom Griechischen *gelōs* (Gelächter), – handelt es sich um eine paranoide und heikle Form von sozialer Phobie. Der deutsche Psychotherapeut Michael Titze beschrieb sie erstmals als eigenständiges Krankheitsbild. Er stellte fest, dass einige seiner Patienten ungemein unter der Vorstellung litten, man mache sich über sie lustig. Die Betroffenen konnten ein fröhliches Grinsen nicht von einem höhnischen unterscheiden, genauso wenig liebevolles Necken von aggressivem Hohn. Wenn sie jemanden lachen hörten, dann froren ihnen die Gesichtszüge ein, meinte Titze; sie hätten dann den »versteinerten Gesichtsausdruck einer Sphinx«. Bei manchen führte die ständige Erwartung von Spott zu einer solchen körperlichen Anspannung, dass sie einen steifen, ruckartigen Gang entwickelten, als seien sie Marionetten. Titze beschrieb dieses Phänomen als »Pinocchio-Komplex«. Oft gaben die Patienten an, sie seien gehänselt worden, allerdings ließ sich nur schwer feststellen, ob die Schikanen zu Gelotophobie geführt hatten oder ob die Phobie dazu führte, dass Necken als Mobbing missverstanden worden war.

Eine von Titzes Patientinnen verortete den Ursprung ihres Leidens in ihrer Schulzeit. Ihre Mutter, die aus Osteuropa geflohen war, kochte gern mit viel Knoblauch und die Tochter wurde in der Schule gehänselt, weil sie danach roch. Ein Mitschüler gab ihr den Spitznamen »Fräulein Knoblauch« und andere Klassenkameraden schlossen sich ihm an. »Sobald sie mich sahen, grinsten sie mich dreckig an«, erinnerte sich die Patientin. »Oft riefen sie ›Iiiih‹.« Ihre Mitschüler mieden sie demonstrativ, auch außerhalb der Schule. »Einige von ihnen hielten sich die Mütze oder ihre Schultasche vors Gesicht.

Jedes Lächeln löste in mir Panik aus.« »Meine Scham lähmte mich immer mehr.«

Die Gelotophobie wurde in der Forschung sowohl als Charaktereigenschaft als auch als krankhafter Zustand untersucht. Willibald Ruch von der Universität Zürich stellte fest, dass die Gelotophobie vor allem in hierarchisch organisierten Kulturen vorkommt, »in denen soziale Kontrolle grundsätzlich über Scham ausgeübt wird«. In einer Studie äußerten achtzig Prozent der thailändischen Teilnehmer, es sei ihnen suspekt, wenn andere in ihrer Gegenwart lachten; dies galt dagegen für weniger als zehn Prozent der finnischen Probanden. Eine weitere Studie zeigte, dass chinesische Schüler wesentlich mehr Angst davor hatten, ausgelacht zu werden, als die indischen Befragten. Auf dem Internationalen Symposium für Humor und Lachen, welches 2009 in Barcelona stattfand, behauptete Ruch, dass Gelotophobie unter Briten besonders häufig auftrete. »Innerhalb von Europa befindet sich Großbritannien ganz klar auf Platz eins der Liste«, meinte der Schweizer Psychologe.

☞ *Siehe auch: Erythrophobie, Glossophobie, Urinophobie, Soziale Phobie*

GERASKOPHOBIE

Geraskophobie – abgeleitet vom griechischen *gerasko* (altern) – bezeichnet sowohl die Angst vor dem Alter als auch die Angst vor dem Älterwerden. In Mexiko behandelten 2014 drei Psychologen einen Vierzehnjährigen, der unter einer solchen Angst litt. Seit seinem zwölften Geburtstag beunruhigte es den Jungen, wie sich sein Körper veränderte. Er aß weniger und duckte sich, um seine Größe zu verbergen, außerdem sprach er nur noch in einem hohen Flüsterton. Im Internet suchte er nach Wegen, wie er seine Pubertät stoppen oder umkehren konnte.

Die Eltern des Jungen brachten ihn in eine Klinik nach Monterrey in den Norden Mexikos, wo er von Psychologen untersucht wurde. Er gab ihnen recht, dass seine Angst vor dem Älterwerden übertrieben war, dennoch erschienen ihm die Bürden des Erwachsenseins schrecklich: Er konnte sich nicht mit der Idee anfreunden, einen Partner finden zu müssen, die Verantwortung für ein eigenes Heim zu übernehmen oder sich für einen Beruf zu entscheiden. Das Erwachsenwerden, meinte er, werde ihn nur näher an Krankheit und Tod heranbringen. Er erzählte außerdem, dass er alles Amerikanische verehrte und am liebsten wie ein Hollywoodstar aussähe.

Den Psychologen fiel auf, dass die Mutter des Jungen ihn klein hielt (sie sang ihm Kinderlieder vor und kämmte ihm die Haare), dagegen war sein Vater ihm gegenüber eher hart (um die Haltung des Jungen zu korrigieren, schnallte er ihm einen Schultergurt um und drückte seine Wirbelsäule fest mit beiden Händen zusammen). Man schlug dem Jungen eine Kombination aus Antidepressiva und intensiver Psychotherapie mit zwei bis drei Sitzungen pro Woche vor, seine Eltern sollten gleichzeitig eine dreimonatige Familientherapie absolvieren.

Während des gesamten nächsten Jahres sprachen die Psychologen mit dem Jungen immer wieder über seine Aversion gegenüber dem Älterwerden. Sie fanden heraus, dass er mit fünf Jahren wegen Bindungsangst in Behandlung gewesen war und dass man ihn in der Schule gehänselt hatte, als er elf Jahre alt war. Am einschlägigsten war jedoch wohl die Tatsache, dass der Junge mit sechs Jahren mehrfach von einem sechzehnjährigen Nachbarn sexuell missbraucht worden war. Sie erklärten ihm, dass seine Angst vor sexueller Reife wohl von diesem Missbrauch herrührte. Sie halfen ihm dabei, die Gründe für seine Gefühle zu verstehen. Im Verlauf der Behandlung besserte sich auch die Haltung des Jungen, er aß wieder normal, ihn beunruhigte nun auch das Erwachsenwerden weniger.

Die Angst eines Kindes vor dem Altwerden hat schon J. M. Barrie in seinem Theaterstück *Peter Pan, or The Boy Who Wouldn't Grow Up* (1904) formuliert, in dem Peter Wendy dazu drängt, doch mit ihm nach Nimmerland zu fliegen, an den Ort also, an dem man nicht altert. »Komm mit mir dahin, wo du dich nie wieder um Erwachsenensachen kümmern musst.« Ein bekanntes literarisches Beispiel für einen Erwachsenen, der sich vor dem Alter fürchtet, ist die Titelfigur in Oscar Wildes Roman *Das Bildnis des Dorian Gray* (1891). Anfangs beneidet der junge Mann die unverwüstliche Frische seines Ölportraits: »Ich werde alt und gräßlich und widerwärtig werden, aber dieses Bild wird immer jung bleiben. Es wird nie älter sein als dieser Junitag heute … Wenn es nur umgekehrt wäre! Wenn ich immer jung bleiben könnte und dafür das Bild immer älter würde! Dafür – dafür – dafür gäbe ich alles! Ja, es gibt nichts in der ganzen Welt, was ich nicht dafür gäbe! Ich gäbe meine Seele dafür!« Dorians Angst vor dem Altern ist nicht nur die Angst vor dem physischen Verfall, sondern auch die Furcht vor moralischer Verantwortung. Eine ganze Weile kann er seinem Schicksal entrinnen, mit dem Porträt tauschen. Und obwohl er sich allen möglichen Vergnügungen und Ausschweifungen hingibt, bleiben seine Haut straff, seine Lippen weich und seine Augen klar. Währenddessen zerfällt das Gesicht Dorian Grays auf der Leinwand, es welkt dahin und schaut zur selben Zeit verächtlich auf die Welt.

☞ *Siehe auch: Trichomanie*

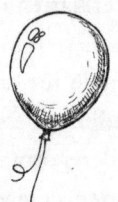

GLOBOPHOBIE

Globophobie (vom lateinischen *globus*, Kugel) bezeichnet eine Abneigung gegenüber Luftballons. Diese gründet sich oft auf eine Angst vor dem Knall, den ein platzender Ballon macht. Das Geräusch »erinnert mich an Schüsse«, erklärte Oprah Winfrey 2013, »und vielleicht wurde ich irgendwann in meinem Leben mit Schüssen konfrontiert, denn Luftballons machen mich echt wahnsinnig«. Der südkoreanische Filmstar So Ji-sub gestand 2017 einem Moderator, dass er sich fühle, als ob sein »Inneres gleich platzen würde«, wenn er sich auch nur in der Nähe eines Luftballons befand, als sei sein Körper gefüllt mit Luft und stehe kurz vor dem Explodieren.

☞ *Siehe auch: Brontophobie, Phonophobie*

GLOSSOPHOBIE

Viele von uns finden es schrecklich, vor Publikum zu sprechen. Eine solche Angst bezeichnet man als Logophobie oder in Anlehnung an den englischen Begriff als Glossophobie, vom griechischen *glossa* – Zunge. Dabei nehmen wir jedes Geräusch um uns herum besonders wahr, wir bekommen Herzklopfen, unser Blutdruck steigt, wir schwitzen, atmen schneller, Nacken und Rücken versteifen sich, wir zittern, unser

Mund wird trocken, wir werden rot und unsere Pupillen weiten sich. Erst scheint das Blut durch unseren Körper zu rasen, um dann plötzlich in unseren Adern zu gefrieren. Dem römischen Philosophen Marcus Tillus Cicero ging es nicht anders: »Ich [...] mache auch an mir selbst sehr oft die Erfahrung, daß ich im Anfange der Rede erblasse und in meinem ganzen Innern und an allen Gliedern erzittere.«

Die Angst vor öffentlichem Sprechen ist weit verbreitet, oft heißt es, sie sei sogar häufiger als die Furcht vor Spinnen oder Schlangen. Bei einer Umfrage im Jahr 1973, in der nach Ängsten gefragt wurde, wurde die Angst vor dem Sprechen in der Öffentlichkeit sogar noch häufiger genannt als die Angst vor dem Tod. »Das bedeutet, dass die Leute bei einer Beerdigung im Zweifelsfall lieber selbst im Sarg lägen, als die Trauerrede zu halten«, brachte es Jerry Seinfeld auf den Punkt.

Selbst erfahrene Darsteller können unter einer solchen Angst leiden. Im *New Yorker* beschrieb John Lahr den »haltlosen Schrecken«, den Lampenfieber auslöst; er sei ein hinterhältiger und traumatischer Angriff auf das Instrument eines Schauspielers – den Körper. Er verwies auf mehrere Schauspieler, die eine solche Angst plötzlich überwältigt hatte, allen voran Ian Holm, der 1976 während der Generalprobe von *The Iceman Cometh* vor Angst mitten auf der Bühne des Aldwych Theaters in London erstarrte und anschließend 15 Jahre lang keine Bühne mehr betrat. »Die körperlichen Reaktionen, die ein solcher Anfall in Gang setzt – Schwitzen, Verwirrung, Sprachverlust –, fühlen sich an, als würde man sterben.«

Glossophobie lässt sich mit Hypnose, kognitiver Verhaltenstherapie oder praktischen Handlungsanweisungen (bspw.: langsam sprechen, tief durchatmen, Pausen machen, sich auf einen bestimmten Punkt im Publikum konzentrieren) behandeln. Die Sozialpsychologen Kenneth Savitsky und Thomas Gilovich entwickelten 2003 an der Cornell University im Bundesstaat New York eine experimentelle Behandlungsmethode. Zunächst führten sie Studien zur »Illusion von Transparenz« durch; wir neigen dazu, zu überschätzen, wie offensichtlich unser innerer Gefühlszustand für andere ist. Anschließend baten sie Studierende, einen dreiminütigen Vortrag über »Race Relations« im universitären Kontext zu halten. Dafür teilten sie die Studenten in drei Gruppen ein. Die Kontrollgruppe wurde vor dem Vortrag in keiner Weise beraten, der zweiten Gruppe versicherten die Psychologen, dass es normal sei, vor einem Vortrag nervös zu sein und dass sie vielleicht sogar Angst haben könnten, beim Vortrag ängstlich zu wirken. Der dritten Gruppe sagten sie das Gleiche, fügten jedoch Folgendes hinzu: »Vielleicht hilft es Ihnen zu wissen, dass Forschungen ergeben haben, dass das Publikum Ihre Angst gar nicht unbedingt so genau wahrnimmt, wie Sie vielleicht denken.« Die Forscher klärten die Probanden der dritten Gruppe über die »Illusion von Transparenz« auf und sagten ihnen, dass die meisten Menschen fälschlicherweise glauben, starke Gefühle könnten »nach außen sickern« und so von anderen wahrgenommen werden. In Wirklichkeit sei dies aber äußerst selten der Fall. »Falls Sie nervös werden«, erklärten Savitsky und Gilovich, »sind Sie wahrscheinlich die Einzigen, die das merken.«

Nachdem alle Teilnehmenden ihre Vorträge vor einer Kamera gehalten hatten, sollten sie ihr Selbstbewusstsein und die Wirkung ihres Auftritts einschätzen. Die Mitglieder der dritten Gruppe, die man über die »Illusion von Transparenz« aufgeklärt hatte, gaben sich selbst die beste Bewertung. Eine weitere Gruppe von Testpersonen, die sich alle Videos angeschaut hatten, bewertete die letzte Gruppe ebenfalls am positivsten.

»Das Wissen um die Illusion von Transparenz hilft den Sprechern, ihre Leistung zu verbessern. Unsere Ergebnisse bestätigen die Ansicht, dass ›die Wahrheit befreit‹: Da sie die Wahrheit über die Illusion von Transparenz kannten, konnten sich die Teilnehmenden aus dem Teufelskreis der Angst befreien, in den einige beim öffentlichen Sprechen geraten«, stellten die Forscher fest.

Den meisten von uns gelingt es besser als gedacht, unsere Angst zu verstecken. Sobald wir erkennen, dass andere Menschen uns unsere Furcht nicht an der Nase ansehen können, sind wir selbst auch weniger besorgt.

☛ *Siehe auch: Erythrophobie, Gelotophobie, Soziale Phobie, Telephonophobie*

GRAPHOMANIE

Als literarischer Terminus wurde Graphomanie (vom griechischen Wort *graphein* – schreiben) genutzt, um schreibfreudige Autoren abzuwerten. Der ungarische Kritiker Max Nordau lehnte die neue Generation graphomanischer Autoren ab und beklagte sich in *Degeneration* (1895), dass diese Männer einen unstillbaren Wunsch zum Schreiben hätten. Er beschimpfte. Er beschuldigte unter anderem Richard Wagner, nur um des Schreibens willen zu schreiben und sich in »blödsinnigem Kalauern« zu ergehen, bei denen Wörter nur neue Wörter hervorbrächten. Wagner stand hier für die Wortschwemme einer ganzen literarischen Epoche, wie der Literaturwissenschaftler Lennard J. Davis anmerkt: »Dickens, Balzac, Trollope, Zola, Goncourt und viele weniger bekannte Autoren verfügen über eine Produktivität und ein Opus, die erstaunlich sind und Ehrfurcht gebieten. Diese Schriftsteller schrieben nicht nur Romane, sie schrieben Zeitungsartikel, Kritiken und Briefe – im Grunde schrieben sie ununterbrochen. Sie waren zu Besessenen in Sachen Schreiben geworden.«

Spricht man von zwanghaftem Schreiben in einem pathologischen Sinne, verwendet man in der Regel den Begriff Hypergraphie. Die amerikanischen Neurologen Stephen Waxman und Norman Geschwind waren die Ersten, die 1974 diesen Begriff verwendeten. Sie hatten festgestellt, dass einige Patienten, die unter einer Temporallappenepilepsie litten, zwanghaft Tagebuch führten oder Gedichte schrieben, Listen anlegten und Aphorismen oder Liedtexte kopierten. Waxman und Geschwind nahmen an, dass die epileptischen Anfälle die neuronalen Verbindungen im Gehirn der Patienten verändert hatten. 2013 berichtete der *New Scientist* über den Fall einer 76 Jahre alten Epileptikerin. Sie wurde im University College Hospital in London medikamentös behandelt und begann anschließend zu dichten. Obwohl sie zuvor nie ein besonderes Interesse an Literatur gezeigt hatte, ersann sie mehr als zehn Verse am Tag und reagierte verärgert, wenn sie jemand bei ihrem Schaffen unterbrach. Eines ihrer Gedichte endete so:

To tidy out cupboards, throw rubbish from sight
(Even the poems you write up at night)
Is morally wrong.
So I'm keeping this one.

Küchenschränke ausmisten, Müll aus dem Blick gebracht
(Auch die Gedichte, die du schreibst in der Nacht)
Ist moralisch verwerflich.
Drum behalt ich dies eine.

Die Ärzte nahmen an, dass die Anfälle der Frau die linguistischen und emotionalen Belohnungsmechanismen in ihrem Gehirn umstrukturiert hatten und neue neuronale Verknüpfungen nun dafür sorgten, dass das Dichten besondere Zufriedenheit bei ihr auslöste.

Automatisches Schreiben kann gespenstisch wirken. Wahrsager und Medien verfallen in Trance und scheinen währenddessen zwanghaft die Nachrichten Verstorbener aufzuschreiben. Im Film *The Shining* (1980) von Stanley Kubrick tippt Jack Torrance in einem verlassenen Hotel auf seiner Schreibmaschine. Er will eigentlich einen Roman zu Papier bringen, schreibt allerdings – wie seine Frau mit Schrecken feststellt – immer nur denselben Satz: »All work and no play makes Jack a dull boy.« (In der deutschen Fassung füllt er das Blatt mit dem Sprichwort »Was du heute kannst besorgen, das verschiebe nicht auf morgen.«) Jack schreibt vollkommen mechanisch und produziert nur leere Worthülsen.

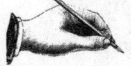 *Siehe auch: Arithmomanie, Onomatomanie*

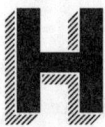

HAPHEMANIE

Das überwältigende Verlangen, Dinge zu berühren – als Haphemanie bezeichnet nach dem griechischen *haphe* – berühren/anfassen –, kommt häufig bei Zwangsstörungen (Obsessive-Compulsive-Disorder oder OCD) vor. Oft halten Haphemanen an Ritualen fest: auf einen Türrahmen tippen, Objekte aufheben und wieder hinlegen, einer Person auf den Kopf klopfen, einen Gegenstand mehrmals einpacken oder mit der Fingerspitze ein Muster darauf zeichnen. Diese Berührungen sollen in der Regel Unheil abwenden und entfalten ihre beruhigende Wirkung genau wie ein Zauberspruch oder eine Maschine durch die Wiederholung. Mitunter ist der Drang, eine Bewegung zu wiederholen, so übermächtig, dass sich an den Fingerspitzen von Haphemanen Hornhaut bildet.

☛ *Siehe auch: Arithmomanie, Dermatillomanie, Haphephobie, Mysophobie*

HAPHEPHOBIE

Der Begriff *Haphéphobie* wurde 1892 in Frankreich von zwei Ärzten – Dr. Maurice Lannois und Dr. Edmond Weill – eingeführt, die einen Patienten behandelten, der es nicht ertragen konnte, angefasst zu werden.

Jean B., 58 Jahre alt, arbeitete in einer Wäscherei in Lyon. Er wurde ins Krankenhaus eingeliefert, nachdem er bei der Arbeit zusammengebrochen war und vorübergehend nicht mehr sprechen konnte. Schon bald fiel den Ärzten eine weitere Absonderlichkeit auf: Jean zuckte vor jeglicher Berührung zurück. Seit er denken konnte, hatte ihn die bloße Vorstellung, mit einer anderen Person in körperlichen Kontakt zu kommen, in Angst und Schrecken versetzt. Eine nach ihm ausgestreckte Hand erschreckte ihn, ein Finger in der Nähe seines Gesichts sogar noch mehr, und wenn jemand von hinten an ihn herantrat, dann fuhr ihm der Schock durch den ganzen Körper und er sprang beiseite.

Eines Tages trug Jean ein Wäschebündel vom Ufer der Saône über eine Brücke zum Waschhaus, als jemand von hinten an ihn herantrat. Vor Schreck ließ er die Wäsche in den Fluss fallen. In Jeans Familie und seinem Freundeskreis wussten alle von seiner Phobie. Einmal hatte eine Bekanntschaft ihn ein bisschen ärgern wollen und ihn am Rücken berührt – Jean war durch das Fenster aus dem ersten Stock auf die Straße gesprungen.

Im Krankenhaus schaute Jean ständig verstohlen nach links und rechts, immer wieder versicherte er sich, dass niemand hinter ihm war. Manchmal stand er sogar mit dem Rücken zur Wand hinter seinem Bett, damit niemand sich ihm unbemerkt nähern konnte. Für seine

Phobie schien es keinen physischen Grund zu geben – er hatte keine Hautkrankheiten oder besondere Empfindlichkeiten; er war noch nicht einmal kitzlig –, dennoch befand er sich in ständiger Alarmbereitschaft, aufmerksam und angespannt; wurde er doch einmal berührt, dann litt er schreckliche Qualen.

In Ermangelung einer besseren Erklärung verbuchten die Ärzte Jeans Störung schließlich als »Erbkrankheit«, da Jeans Vater (der im Alter von 56 Jahren Selbstmord begangen hatte) ebenfalls unter der Angst vor Berührung gelitten hatte, genau wie ein Neffe, der ein paar Jahre zuvor nach seiner Rückkehr aus Afrika an einer Absinthvergiftung verstorben war. Allerdings wirkten die meisten von Jeans Familienmitgliedern kerngesund. Jean konnte sich seine Angst ebenfalls nicht erklären: »Ich habe Angst«, meinte er schlicht, »das ist alles.«

☞ *Siehe auch: Klaustrophobie, Haphemanie, Mysophobie, Soziale Phobie*

HIPPOPHOBIE

Im Jahr 1909 veröffentlichte Sigmund Freud eine Fallstudie, die viel Aufmerksamkeit auf sich ziehen sollte. Er analysierte den Fall des »kleinen Hans«, eines Fünfjährigen, der in Wien lebte und im Jahr 1908 eine große Angst vor Pferden entwickelt hatte (auch Hippophobie genannt, vom griechischen *hippo* – Pferd). Pferde waren auf den Wiener Straßen ein alltäglicher Anblick, und Hans hatte solche Angst vor ihnen, dass er manchmal nicht aus dem Haus gehen wollte. Der Junge hatte vor allem vor zwei Dingen Angst: dass ein Pferd umfallen oder ihn beißen könnte.

Hansens Vater, ein Freund und Bewunderer Freuds, berichtete, dass die Angst aufgetreten war, nachdem der Junge beobachtet hatte, wie ein schweres Stellwagenpferd auf der Straße umfiel und dann panisch um sich trat. Freud ging davon aus, dass der Anblick des verletzlichen und zugleich gewalttätigen Pferdes eine bereits vorhandene psychosexuelle Fantasie im Geist des Jungen verfestigt hatte. Hans war schon vorher an dem »Wiwimacher« von Pferden interessiert gewesen und war von der Mutter gemaßregelt worden, wenn er seinen eigenen betastete, was Freud als Masturbation betrachtete. Der Junge war auch auf den »kleinen Wiwimacher« seiner jüngeren Schwester aufmerksam geworden.

Über die nächsten vier Monate hinweg führte Hansens Vater, unter Freuds Aufsicht, eine Psychoanalyse an seinem Sohn durch. Der Vater schrieb die Gespräche mit seinem Sohn nieder und besprach sie anschließend mit Freud, um dann mit seinem Sohn über dessen Wünsche und Verhaltensweisen zu sprechen. Freud war überzeugt, dass der Fall seine Annahmen über die infantile Sexualität und den Ödipuskomplex bestätigte. Er nahm an, dass Hans, wie auch andere Jungen seines Alters, insgeheim seinen Vater als Liebhaber der Mutter ersetzen wollte und sowohl Angst vor den Konsequenzen hatte, die dem Vater daraus erwachsen könnten (das Pferd fällt um), als auch vor dessen Reaktion (der Biss des Pferdes, der für eine Kastration stehe).

Freud traf Hans nur zweimal persönlich. Während der zweiten Sitzung sagte der Junge, er habe nun weniger Angst vor Pferden, fürchte sich aber immer noch vor dem Schwarzen, was Pferde um den Mund und vor den Augen haben: vor den Scheuklappen und dem Zaumzeug. Freud fragte ihn daraufhin, ob ihn das Schwarze an die Brille und den Schnurrbart seines Vaters erinnerten.

Freud schloss aus seiner Analyse, dass der kleine Hans seine ambivalenten Gefühle gegenüber seinem Vater auf Pferde ausgelagert hatte, um mit seiner Angst und seinen Aggressionen umgehen zu können. Bei Hansens Phobie handelte es sich also um eine Art Kompromiss, durch sie konnte er seine Gefühle gleichzeitig verdrängen und ausleben. Indem er die Tiere auf der Straße mied, konnte er auch seine eigenen schlimmen Gedanken in Bezug auf seinen Papa verleugnen.

Bald darauf endete die Analyse. Es sah aus, als hätte der Junge seine Phobie überwunden. Sein Vater überlegte, ob Hans sie vielleicht in sein wachsendes Interesse an Musik umgewandelt hatte. Im Mai 1908 besuchte Freud die Familie in ihrer Wohnung, im Gepäck hatte er ein verspätetes Geburtstagsgeschenk für den Jungen: ein Schaukelpferd.

Als der Fall des kleinen Hans im folgenden Jahr veröffentlicht wurde, löste er eine Kontroverse aus, schließlich wurde damit erstmals die Psychoanalyse eines Kindes beschrieben. Es handelte sich um die bis dahin deutlichste Darlegung von Freuds ödipaler Theorie. Außerdem wurde der Text in den folgenden Jahrzehnten als Modellbeispiel für die Analyse von Phobien herangezogen. Freud schrieb, die Phobien – oder »Angsthysterien« – seien »geradezu die Neurosen der Kinderzeit«. Obwohl ein Kind die meisten seiner Neurosen mit der Zeit ablege, blieben, so Freud, dennoch Reste derselben erhalten. »Vielleicht hat er nun vor anderen Kindern das voraus, daß er nicht mehr jenen Keim verdrängter Komplexe in sich trägt«.

Es muss ungefähr 1920 gewesen sein, als Herbert Graf, der 17 Jahre alte Sohn des Musikwissenschaftlers Max Graf, Freuds Fallstudie über den kleinen Hans las. Herbert erkannte sich im kleinen Hans wieder. Er suchte daraufhin seinen frisch geschiedenen Vater auf. »Was soll das?«, fragte er ihn. »Da geht es doch offensichtlich um mich!?« Sein Vater gab zu, dass Herbert der kleine Hans gewesen war: »Ja, das ist wahr.«

1922 besuchte Herbert Graf Freud in seiner Praxis. »Er schaute mich an und erkannte mich natürlich nicht«, erinnerte sich Graf. »Und da sagte ich: Ich bin der kleine Hans. Es war sehr anrührend. Er kam auf mich zu, hieß mich willkommen und sagte ›Setzen Sie sich!‹ Dann sprachen wir lange und er fragte mich, was ich machte, was ich vorhatte und so weiter, am Ende unseres Gesprächs meinte er, dass er glaube, die Behandlung habe mir gutgetan, weil ich – zumindest in seiner Gegenwart – recht normal spreche und wirke.«

Freud ergänzte seine Studie durch ein Postscript. Darin berichtete er, dass der kleine Hans nun ein »stattlicher Jüngling« sei und unter keinerlei Beschwerden oder Hemmungen leide. Er hatte die Scheidung seiner Eltern und deren zweite Ehen erfolgreich verarbeitet und hatte zu beiden eine gute Beziehung. Die Analyse hatte ihn nicht nachhaltig geschädigt, wie Kritiker es angenommen hatten. In seinen frühen Zwanzigern war Herbert Graf ein angesehener Opernregisseur in Salzburg und Zürich. Später inszenierte er in New York an der Metropolitan Opera. In einem Interview mit *Opera News* machte er 1972, ein Jahr vor seinem Tod, öffentlich, dass er hinter dem »kleinen Hans« steckte. In diesem Zusammenhang sprach er von sich als »unsichtbarem Mann« hinter den Kulissen, sowohl bei Opernproduktionen als auch auf dem Gebiet der Psychoanalyse. Später wurde bekannt, dass Herbert Graf in seinem Erwachsenenleben mehrere tragische Ereignisse verwinden musste. Seine jüngere Schwester beging Selbstmord, so auch Grafs erste Frau.

Im Jahr 2000 veröffentlichte das Freud-Archiv Interviews mit Herbert Graf und dessen Eltern; daraus ging hervor, dass

Freud in seiner Fallstudie einige wichtige Fakten ausgespart hatte. Er ließ aus, dass er die Mutter des Jungen, Olga Hönig, bereits in den 1890er Jahren behandelt hatte und dass er Max Graf geraten hatte, sie zu heiraten. Außerdem wusste Freud schon 1908, dass die Grafs eine unglückliche Ehe führten. Freud wollte den Fall des kleinen Hans unbedingt zur Untermauerung seiner Theorie über kindliche Sexualität nutzen. Vielleicht dachte er, dass die emotionalen Unruhen innerhalb der Familie – und seine eigene Rolle – von seinem eigentlichen Punkt ablenken würden. 1953 meinte Olga Graf, Freud habe »verheerenden Schaden« bei ihnen angerichtet.

Freuds Schlüsse wurden von verschiedenen Seiten infrage gestellt. Manche meinten, dass Freud und Max Graf dem Jungen einige seiner Gedanken eingeredet hätten und dass beide die Elemente, die Freuds neue Theorie stützten, übermäßig hervorgehoben hätten. Freud selbst sprach diese Gefahr an: »Während der Analyse allerdings muß ihm vieles gesagt werden, was er selbst nicht zu sagen weiß, müssen ihm Gedanken eingegeben werden, von denen sich noch nichts bei ihm gezeigt hat.« In den 1950er Jahren schaute sich der britische Psychoanalytiker John Bowlby den Fall erneut an und kam zu dem Schluss, dass der Junge an Trennungsangst litt: Er erkannte in der Fallstudie eine unsichere Bindung zwischen Hans und seiner Mutter und die Angst, von ihr verlassen zu werden. Die französische Literaturtheoretikerin Julia Kristeva ging ebenfalls davon aus, dass Freud den Einfluss von Hansens Mutter heruntergespielt habe: Sie nahm an, dass das Pferd für zwei Ängste des Jungen stand, die Angst vor dem Körper der Mutter und die Angst vor dem Vater. Sie schrieb: »Die Phobie gegenüber Pferden wird zur Hieroglyphe, in der sich alle Ängste vereinen.«

Mit dem Fall des kleinen Hans hatte Freud die Phobie in

den Mittelpunkt der psychoanalytischen Theorie gerückt. Für ihn war die Fixierung des Jungen ein Beispiel dafür, wie wir alle unterbewusst unsere Gefühle verleugnen und auslagern, wie wir unsere Sehnsüchte in Symbole und manchmal unsere Ängste in Kunst umwandeln.

☛ *Siehe auch: Musophobie, Zoophobie*

HIPPOPOTOMONSTROSES-QUIPPEDALIOPHOBIE

Hippopotomonstrosesquippedaliophobie ist im Grunde ein Spaßwort, es wurde wahrscheinlich in den 1970er Jahren erfunden, um die Angst vor langen Wörtern zu beschreiben. Eigentlich würde Sesquipedalophobie als Terminus ausreichen – sesquipedalisch ist als Wort seit dem 18. Jahrhundert nachgewiesen und bedeutet »mehrsilbig« oder »mehrfüßig« – allerdings wurde der Begriff noch durch »Hippopoto« (eine krude Verkürzung von »Hippopotamus« – Nilpferd) und »monstro« (vom lateinischen *monstrum*, Ungeheuer) ergänzt. Das Wort benutzt ein großes und etwas komisches Tier, um sich selbst in die Länge und ein bisschen durch den Kakao zu ziehen. Es ahmt das phobische Objekt nach – ein abstrus langes Wort – und macht sich gleichzeitig über das Prinzip, nach dem Phobien benannt werden, lustig, indem es griechische und lateinische Präfixe nutzt, um sich einen altertümlichen und wissenschaftlich fundierten Anstrich zu verleihen.

Erstmals scheint der Begriff in einer Fußnote von Dennis Coons und John O. Mitterers *Introduction to Psychology* (1980) aufgetaucht zu sein. Wahrscheinlich ist das Wort – auf Englisch »hippopotomonstrosesquippedaliophobia« – von den beiden Wissenschaftlern absichtlich so gewählt worden, dass es genau einen Buchstaben länger ist als »supercalifragilisticexpialidocious«, dem verspielt langen Wort, das der Film *Mary Poppins* (1964) so berühmt machte.

☞ *Siehe auch: Eibohphobie, Onomatomanie*

HOMOPHOBIE

Nachdem er gehört hatte, wie ein Fremder eine lesbische Freundin beschimpfte, prägte der Psychotherapeut George Weinberg 1965 den Begriff Homophobie, um eine Aversion gegenüber Homosexualität zu beschreiben. Zwar würde der Begriff wortwörtlich die Phobie vor der Gleichheit (abgeleitet vom griechischen *homos*) bezeichnen, Weinberg ging es jedoch eher um den Effekt, den das Wort haben sollte, und weniger um eine akkurate Wortbedeutung – es hatte mehr Biss als die vorangegangenen Versuche, eine negative Einstellung gegenüber Homosexualität zu beschreiben, beispielsweise »Homoerotophobie«. Zwei von Weinbergs Freunden verwendeten den Begriff 1969 in einem Artikel im Magazin *Screw*: »In was für eine erbärmliche Lage hat uns die Homophobie doch gebracht«, schrieben Jack Nichols und Lige Clark. Die beiden beschrieben Homophobie als »eine intensive und neurotische Angst davor, dass andere denken könnten, man würde sich zum eigenen Geschlecht hingezogen fühlen«.

Weinberg, der selbst heterosexuell war, führte die Bedeutung des Begriffs in seinem Buch *Society and the Healthy Homosexual* von 1972 genauer aus: Der Terminus verband ablehnende Gefühle gegenüber Homosexualität mit Angst; dabei ging Weinberg davon aus, dass den Vorurteilen gegenüber

Homosexualität eine versteckte Angst zugrunde lag, eine unnatürliche Fixierung. »Diskriminierendem Verhalten gegenüber Homosexuellen liegen tiefe psychologische Motive zugrunde«, schrieb er. Zu dieser Zeit galt Homosexualität immer noch als eine psychiatrische Störung; Weinberg versuchte nun den Spieß umzudrehen, indem er die Gegner der Homosexualität pathologisierte. Seine Strategie schien aufzugehen. 1973 entschied die *American Psychiatric Association* einstimmig, dass Homosexualität nicht länger als psychische Krankheit einzustufen sei. »Obwohl Homophobie damals nicht als klinische Störung gelistet wurde«, stellt der Kulturhistoriker Daniel Wickberg fest, »nahm sie im Grunde den Platz der Homosexualität als Krankheit ein, die geheilt werden musste.«

Einige Psychologen merkten an, dass der Begriff »Homophobie« in die Irre führe, da einer feindlichen Einstellung gegenüber Homosexualität nicht Angst, sondern eher Hass und Wut zugrunde lägen. Weinberg hielt dagegen, dass diese Gefühle untrennbar miteinander verwoben seien: Die Furcht vor Homosexualität führe zu »schrecklicher Brutalität, wie Angst das immer tut«. Der ungarische Neurologe und Psychoanalytiker Sándor Ferenczi hatte schon 1914 dargelegt, dass eine Aversion gegenüber Homosexuellen eine Abwehrreaktion sei, ein Symptom des unterdrückten Verlangens nach dem eigenen Geschlecht. Einige Studien scheinen diese Annahme zu stützen. Beispielsweise führte die University of Georgia 1996 ein Experiment mit 46 Männern durch, die sich selbst als heterosexuell einstuften. Das Experiment zeigte, dass gerade die Männer, die schwulen Männern mit der größten Feindseligkeit begegneten, am ehesten von homoerotischen Bildern erregt wurden.

Einige LGBTQIA+-Aktivisten und Aktivistinnen haben den Begriff Homophobie kritisiert, da er ein politisches Problem in eine Störung der persönlichen Psychologie überführt. Es nimmt den Individuen die Verantwortung ab, indem es deren Vorurteile nicht als Entscheidung, sondern als Produkt einer psychiatrischen Verfassung einordnet, die sich ihrer Kontrolle entzieht. »Obwohl es praktisch sein kann, den politischen Gegner als geisteskrank einzustufen, entfernt dieses Vorgehen den Konflikt aus der politischen Debatte«, meinte die radikale lesbische Feministin Celia Kitzinger in den 1980er Jahren.

Die Presseagentur Associated Press verbot ihren Reportern 2012 die Verwendung des Begriffs Homophobie wie auch anderer politisch-strategischer »Phobie«-Konstruktionen (wie Fettphobie aus den 1980er und Transphobie aus den 1990er Jahren). Der Begriff Homophobie gehe »zu weit«, erklärte ein Sprecher der Nachrichtenagentur. »Er schreibt anderen eine geistige Einschränkung zu und unterstellt ein Wissen, das wir gar nicht haben können.« Weinberg blieb seiner Formulierung dennoch treu. Im selben Jahr schrieb er in der *Huffington Post*: »Das Wort Homophobie war genau das, was homosexuelle Männer und Frauen brauchten, um sich zu befreien.«

☞ *Siehe auch: Xenophobie*

HYDROPHOBIE

Der Begriff »Hydrophobie« – vom griechischen *hydro*, Wasser – entstand im 14. Jahrhundert als Alternative zum altenglischen Wort *wæterfyrhtness*, das die Angst vor Wasser bei Tollwütigen beschrieb. Unter Hydrophobie verstand man damals einen physischen Zustand, der durch den Biss oder die Kratzwunde eines tollwütigen Tieres ausgelöst wurde. Trinkversuche oder auch nur der Gedanke daran lösten quälende

Krämpfe im Kehlkopf aus. Sobald dieses Symptom auftrat – in der Regel zusammen mit anderen Symptomen neurologischer Schäden wie Aufregung, Halluzination, Lähmungserscheinungen, vermehrtem Speichelfluss (Hypersalivation) – war es schon zu spät, die Tollwut endete fast immer tödlich. Hydrophobie, wie man Tollwut zu dieser Zeit nannte, war in Europa und Amerika weit verbreitet, bis Louis Pasteur 1885 eine Impfung dagegen entwickelte.

Ein berühmtes Tollwutopfer war Charles Lennox, Duke of Richmond und Generalgouverneur von Britisch-Nordamerika. Er erkrankte 1819 in einem Lager in der Nähe des Ottawa River. Don James McLaughlin beschreibt seinen Krankheitsverlauf in *Infectious Affect*. Am ersten Tag seiner Krankheit konnte Lennox keine Flüssigkeiten schlucken, am zweiten Tag beunruhigte ihn Wasser so sehr, dass er sich nicht waschen konnte, und am dritten Tag flüchtete er aus einem Kanu, das ihn nach Montreal zu einem Arzt bringen sollte; er schlug sich blindlings in den Wald, um dem Fluss zu entkommen. Als seine Männer ihn eingeholt hatten, brachten sie ihn zu einem Bauernhof, wo er wieder zu Kräften kommen sollte, allerdings reichte das Geräusch des nahen Flusses aus, um ihn weiterhin in Angst und Schrecken zu versetzen. Sie verlegten ihn in eine Scheune hinter dem Haus, wo er auf einem Strohlager starb.

Seine Gefährten spekulierten, dass der Duke vielleicht auf der Jagd von einem tollwütigen Fuchs gebissen worden war oder dass sein geliebter Hund Blücher, der bei Lennox im Bett schlafen durfte, ihn angesteckt hatte. Auf jeden Fall war klar, dass der Duke der Hydrophobie zum Opfer gefallen war.

Beunruhigend am Krankheitsverlauf war weniger Lennox' körperliche Verfassung, sondern vielmehr die Tatsache, dass seine Angst vor dem Trinken sich zu einer Angst vor Wasser im Allgemeinen ausgeweitet hatte: Die Aversion hatte auf seine Vorstellungskraft übergegriffen und sich in eine Krankheit der Psyche verwandelt. McLaughlin weist darauf hin, dass sich der gleiche Verlauf bei dem Fall eines zehnjährigen Mädchens aus England zeigte. Hannah Springthorpe wurde 1793 in Leicester von einem Hund gebissen; anschließend halluzinierte sie, dass Hunde und Katzen sie angriffen; sie klappte ihren Mund auf und zu, als ob sie selbst zum Hund werde, und schrie voller Schrecken auf, wenn sie Wasser auch nur hörte. »Die Krankenschwester schenkte den Pfefferminztee unvorsichtig ein«, notierte der behandelnde Arzt, woraufhin Hannah »aufschrie, dass ihr das Geräusch weh tue und sie anbettelte, sofort damit aufzuhören«.

Hydrophobie war an sich schon verstörend, doch noch bestürzender war die Tatsache, dass sich die Krankheit vom Tier auf den Menschen übertrug und man damit noch vor der Veröffentlichung von Darwins *Über die Entstehung der Arten* 1859 einen Hinweis darauf hatte, dass es eine Verwandtschaft zwischen Mensch und Tier gab. »Damit wurde die Vorstellung von der Einzigartigkeit des Menschen infrage gestellt«, schrieb McLaughlin, »und damit auch die Vorstellung, dass eine Spezies hermetisch von anderen Arten getrennt ist.«

Hydrophobie war gekennzeichnet durch ständige Furcht und Vorahnungen. Jeder, der von einem Hund oder einem anderen Tier gebissen wurde, lebte mit der Angst vor beginnenden Halluzinationen und Wasserangst; schließlich glaubte man, die Inkubationszeit variiere zwischen Wochen, Monaten und Jahren. Diese Verzögerung machte aus der Hydrophobie mehr als eine Krankheit, sie machte sie zur Paranoia, zu einer Angst vor dem unausweichlichen Wahnsinn. Manche Menschen entwickelten Symptome, ohne dass sie sich an einen Biss erinnern konnten. In diesen Fällen diagnostizierte man, so McLaughlin, »spontane Hydrophobie«, eine rein psychologische Krankheit, die man sich durch das Lesen oder Nachdenken über die eigentliche Krankheit einfing. So wurde die »Angst vor Wasser« zu einer »Angst vor der Angst vor Wasser«, die die Empfindungen von Grauen und Abneigung, von gedanklichen und körperlichen Ahnungen miteinander verband. Dieser paranoide Zustand bekam 1874 seinen eigenen Namen: Lyssophobie, vom griechischen *lyssa* – Tollwut.

Pasteurs Impfung markierte den Beginn eines neuen Zeitalters der Mikrobiologie, in dem die Tollwut selten wurde. Hydrophobie war dennoch zu einer Schablone für die Phobie an sich geworden, nicht zuletzt dafür, wie die Grenzen zwischen dem Emotionalen und dem Physischen verschwammen. Viele Phobien, die im 18. und 19. Jahrhundert entdeckt wurden, gehörten zu beiden Bereichen: Sie lösten erkennbare körperliche Symptome aus wie Zittern, Beben, Schwitzen, Schwindel, Zuckungen, Erröten, umfassten aber gleichzeitig auch schwer fassbare Empfindungen wie Angst. Manchmal schienen sie mental übertragen worden zu sein, manchmal geerbt, manchmal wurden sie von außen zugefügt. In der Regel blieb unklar, woher sie kamen. Sie konnten von Erfahrungen ausgelöst werden oder ein prähistorisches Überbleibsel sein, vielleicht wurden sie auch spontan vom Körper ausgelöst.

In seinem Roman *Ulysses* (1922) beschreibt James Joyce die Hydrophobie als mentale Qual und als Substanz, eklig und unsichtbar zugleich. Der Hund Garryowen »knurrt und murrt in einer Tour, und sein Auge ist ganz blutunterlaufen vor Durst, und die Tollwut trieft ihm bloß so von den Lefzen.« Der Speichel des Tieres wird zur dickflüssigen Krankheit.

Siehe auch: Aquaphobie, Kynophobie, Mysophobie, Thalassophobie

HYPNOPHOBIE

Unter Hypnophobie – *hypno* (griech.) für Schlaf – versteht man die Angst vor dem Einschlafen. In der Regel hängt sie mit der Furcht vor Träumen und Albträumen zusammen. Erstmals wurde die Krankheit 1855 in einem medizinischen Wörterbuch benannt. Besonders anschaulich inszenierte sie Wes Craven 1984 in *A Nightmare on Elm Street*. Darin wird eine Gruppe Teenager in ihren Träumen von einem entstellten Kindsmörder heimgesucht; tötet er seine Opfer im Traum, sterben sie auch in der Wirklichkeit. Die Tagline des Films lautete im englischsprachigen Raum: »Whatever you do, don't fall asleep.« (Was auch immer du tust, schlaf nicht ein.)

Ein Editorial in *Sleep Medicine Review* stellte 2021 verschiedene Gründe dar, weshalb Hypnophobiker nicht einschlafen wollen oder können: Opfern von Traumata graut es oft vor nächtlichen Träumen, in denen sie nachts die traumatische Erfahrung wiedererleben; andere Betroffene empfinden den Übergang in die Besinnungslosigkeit des Schlafs als unerträglichen Verlust des eigenen Selbst; wieder andere wehren sich gegen den Schlaf, weil sie bereits einen nächtlichen Herzinfarkt oder einen Schlaganfall überlebt haben und nun fürchten, dass sie, wenn sie einschlafen, nicht wieder aufwachen könnten.

☞ *Siehe auch: Nyktophobie, Sedatephobie*

HYPOPHOBIE

Die Psychiater Isaac Marks und Randolph Nesse nutzten 1994 den Begriff Hypophobie, um eine unverhältnismäßige und gefährliche Angstlosigkeit zu beschreiben (auf Griechisch bedeutet *hypo* »darunter« oder »unter«). Die beiden Wissenschaftler gingen davon aus, dass es sich bei der Angstfähigkeit um eine nützliche Eigenschaft handelt, da sie uns vor Gefahren schützt: Wenn wir immun gegen Angst sind, macht uns das verletzlich. Viele Menschen werden mit Angststörungen diagnostiziert, leidet man aber unter keinerlei Angst, dann sucht man sich, verständlicherweise, wohl auch keine Hilfe. »Menschen mit zu wenigen Ängsten gehen nicht zum Psychiater, um sich über ihre Angstlosigkeit zu beschweren«, stellten Marks und Nesse fest, »dementsprechend wurden ihre Störungen, ihre ›Hypophobien‹ bisher noch nicht formal beschrieben.«

Granville Stanley Hall ging 1897 in einem Essay davon aus, dass die Angst für unsere Evolution die wichtigste Emotion darstellte: Die Fähigkeit, Schmerz vorherzusehen, machte es uns erst möglich, Gefahren vorauszusehen und so zu vermeiden. Marks und Nesse weisen außerdem darauf hin, dass Tiere, die isoliert auf Inseln ohne natürliche Feinde leben, sich zu Hypophobikern entwickeln und die Fähigkeit zu fliehen, sich zu verteidigen oder zu verstecken verlieren können. Wenn Menschen auf solche Inseln feindliche Arten bringen, sind die eingeborenen Tieren diesen schutzlos ausgeliefert. »Der Satz: ›Tot wie ein Dodo‹«, so Marks und Nesse, »bringt die Sache auf den Punkt.«

🐾 *Siehe auch: Pantophobie*

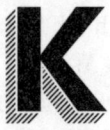

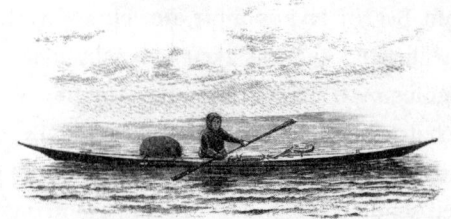

KAJAKPHOBIE

Als der dänische Mediziner Alfred Bertelsen im Jahr 1902 an die Küste Westgrönlands versetzt wurde, bekam er Geschichten über Inuitmänner zu hören, die nichts mehr von ihren Kajaks wissen wollten, mit denen sie zuvor nach alter Sitte Robben gejagt hatten. Während sie draußen auf See gewesen waren, hatte sie mit einem Mal eine lähmende Angst gepackt. In einigen Küstenbezirken, so fand Bertelsen heraus, litt mehr als jeder zehnte männliche Erwachsene an dieser »Kajakphobie«. In einer Kolonie, die seit dem Niedergang des Walfanggewerbes im späten 18. Jahrhundert auf die Robbenjagd angewiesen war, war das ein schwerwiegendes Problem.

Inuitjäger und -fischer waren vielen Gefahren ausgesetzt – Eisbergen, Stürmen, Angriffen von verletzten Tieren – doch die Kajakpanik setzte für gewöhnlich ein, wenn das Meer spiegelglatt war. Der Kajakfahrer war plötzlich überzeugt, in seinem Boot würde es enger oder es würde sich über ihm auftürmen. Oder er bekam das Gefühl, der Kajak werde schwerer und das Paddel leichter. Manchem fiel es schwer, Entfernungen abzuschätzen, er geriet in Verwirrung, Schwindel überkam ihn, und er hatte das sichere Gefühl, dass sein Kajak sich mit eisigem Wasser füllte. Häufig, so Bertelsen, kam es den phobischen Kajakfahrern vor, »als würde etwas aus dem Ozean kommen und ihnen ein Leid antun, etwas, das niemand anzuschauen wagte«. Ein paar von ihnen waren von den Eindrücken so verstört, dass sie ihre Gemeinschaften verließen oder sich sogar das Leben nahmen.

Ein 37-jähriger Robbenfänger schilderte Bertelsen, wie er an einem Tag im Juli um die Mittagszeit draußen auf dem Meer nach Kabeljau fischte. Es war heiß, die Sonne schien von einem klaren Himmel. Er hatte bereits mehrere Fische gefangen, als er plötzlich einen Ruck an der Angelschnur spürte. Er zog sie ein und stellte entsetzt fest, dass eine Meeresschnecke angebissen hatte. Er ließ die Schnur los und begann zu zittern und zu schwitzen. Der Kopf tat ihm weh, vor seinen Augen tanzten Flecken, und der Bug des Kajaks schien immer länger zu werden und zu kippen. Der Mann war sich ganz sicher, jemand oder etwas nähere sich ihm von hinten, um ihn sich zu schnappen, doch er war außerstande, sich zu rühren. Am Ende konnte er sich soweit wieder fangen, dass er an Land paddelte. Seither, so sagte er Bertelsen, fuhr er nicht mehr aufs Meer hinaus.

Kajakphobie unter den grönländischen Inuit war dänischen Ärzten schon seit der Mitte des 19. Jahrhunderts bekannt. Zuerst führten sie das Phänomen auf einen durch Tabak oder Kaffee verursachten Rauschzustand zurück – machten also de facto die Aufputschmittel verantwortlich, die Dänemark in die Kolonie eingeführt hatte – bis im Jahr 1892 der Psychiater Knud Pontoppidan die These aufstellte, dass es sich um eine Form der Agoraphobie handeln könne. Auch Bertelsen stufte es als Phobie ein. Im Jahr 1940 erweiterte er seine Analyse noch um eine ethnische Komponente. Kajakangst, so behauptete er, scheine »auf eine gewisse Primitivität im Eskimogehirn hinzudeuten« – mit dem Zusatz, dass bei Ariern nur Frauen und Kinder derartig anfällig für pathologische Angst seien.

Die Sorge der dänischen Behörden um die Kajakphobie währte ohnehin nicht mehr lange, denn in Grönland trat immer stärker der Fischfang an die Stelle der Robbenjagd, und Fischerboote lösten die Kajaks ab. Ein paar Forscher nahmen sich des Themas jedoch noch einmal an. So mutmaßte in den 1960er Jahren der amerikanische Psychiater Zachary Gussow, die Kajakphobie gehe zurück auf sensorische Deprivation (Reizentzug), genauer gesagt auf einen Orientierungsverlust, ausgelöst von der unbewegten, strukturlosen Oberfläche des Nordatlantiks. 1996 machte der dänische Ethnograf Klaus Georg Hansen darauf aufmerksam, dass die Inuit ihre eigene Erklärung für das Phänomen haben. Nach grönländischer Überlieferung wurde die Phobie von einem Tupilak verursacht, einem Ungeheuer, das einem Jäger von einem eifersüchtigen Rivalen auf den Hals gehetzt wurde. Mal nahm das Ungeheuer die Gestalt einer Robbe an, die, nachdem sie harpuniert worden war, den Jäger über Bord zerrte, mal war es eine unsichtbare böse Macht, die ihn in Trance versetzte. Wenn ein Kajakfahrer die Begegnung mit einem Tupilak überlebte, konnte er eine Séance veranstalten, bei der ein Angakok (Schamane) den Versuch unternahm, die Kreatur unschädlich zu machen. Hielten die Angriffe dennoch an, gab der betroffene Kajakfahrer in vielen Fällen das Jagen auf. Während westliche Ärzte die Kajakphobie als individuelle Erkrankung deuteten, so Hansen, waren die Grönländer der Ansicht, dass sie von sozialen Spannungen herrührte. Für sie gingen die Probleme, die sich in einer Phobie äußerten, nicht auf den Einzelnen, sondern auf die Gemeinschaft zurück.

☛ *Siehe auch: Agoraphobie, Dämonomanie, Lachmanie, Thalassophobie*

KLAUSTROPHOBIE

Bei fünf bis zehn Prozent der Weltbevölkerung lösen kleine Räume, Schränke, Höhlen, Aufzüge, Keller, Flugzeuge, Tunnel, Masken, MRTs und sogar T-Shirts mit engem Halsausschnitt Panik aus. Die Phobie vor engen oder geschlossenen Räumen wurde erstmals durch den italienischen Arzt Antigono Raggi benannt. In den 1870er Jahren beschrieb er den Fall eines angesehenen Malers, der eine seiner Ausstellungen fluchtartig verließ. Die enge Galerie, in der seine Werke gezeigt wurden, versetzte ihn in derartige Panik, dass er zur Tür rannte. Als er diese nicht öffnen konnte, stürzte er sich aus einem Fenster und sprang von Dach zu Dach, bis er den Boden erreicht hatte. Raggi nannte diese Krankheit »clithrophobia«, nach dem griechischen Wort *kleithron*, einem Riegel, der eine Tür verschließt. Der englisch-stämmige französische Arzt Benjamin Ball änderte den Begriff 1879 in Claustrophobie, beruhend auf dem lateinischen Wort für Riegel, Verschluss, Schloss: *claustrum*.

Unter Balls Patienten befand sich ein junger Soldat, der sich nicht mehr allein in einem Tunnel oder Durchgang aufhalten konnte. Ihm kam es dann vor, als würden die Wände immer näher kommen und er könnte festsitzen, sodass er panisch hinaus ins Freie rannte. Ein anderer Patient bekam Angst, als er die engen Wendeltreppen des Tour Saint-Jacques in Paris emporsteigen wollte. Beide Patienten, so Ball, bestanden darauf, die Türen zu ihren Wohnungen offen zu lassen, sodass sie, sollte die Angst sie überkommen, schnell fliehen konnten. Ball verglich die Klaustrophobie mit der Agoraphobie, der Angst vor offenen Plätzen. Beide seien »eng mit der grundlosen Depression, einer Melancholie oder mit der stürmischen Aufregung einer Manie verwandt«. Dr. Frederick

Alexander, der in den 1920er Jahren im Londoner Osten als Amtsarzt arbeitete, ging davon aus, dass es sich bei der Klaustrophobie »um einen Zustand der Introspektion, ein Nach-innen-Schauen«, handelte, bei dem man über die eigenen geistigen Vorgänge nachsann, ganz so, als sei das Gefühl, ein-gesperrt zu sein, zunächst ein geistiger Zustand, bevor es sich zu einer körperlichen Angst weiterentwickelte.

Da es sich bei der Klaustrophobie um eine weit verbreitete Störung handelt, die oft schon in sehr jungen Jahren auftritt, gehen Wissenschaftler davon aus, dass sie das Überbleibsel eines evolutionären Überlebensmechanismus ist. Stanley Rachman und Steven Taylor stellten 1993 fest, dass sich Klaus-trophobie aus zwei verschiedenen Ängsten zusammensetzt: der Erstickungsangst und der Angst vor körperlicher Ein-schränkung. Gerade Individuen, die stark auf Angstgefühle reagierten, schienen anfälliger für Klaustrophobie zu sein. Außerdem stellte das kanadische Forscherduo fest, dass die Phobie oft durch eine schlimme Erfahrung ausgelöst wurde. Ein Beispiel dafür lieferte der Psychologe Andreas Ploeger, der zehn der Opfer des Grubenunglücks von Lengede über mehrere Jahre hinweg betreute. Die Bergmänner waren 14 Tage unter der Erde eingeschlossen gewesen, und bis 1974 hatten sechs von ihnen eine Phobie vor engen Räumen ent-wickelt.

Während des Ersten Weltkriegs behandelte der Psychiater William H.R.Rivers im Craiglockhart Krankenhaus in der Nähe von Edinburgh Soldaten, die krank von der Front zu-rückgekehrt waren. Dabei leistete Rivers wegweisende Arbeit auf dem Gebiet der Traumatherapie. Unter seinen traumati-sierten Patienten befand sich ein Feldarzt, der an Klaustro-phobie litt. Der junge Mann hatte sich schon vor dem Krieg in Behandlung befunden. Ein Psychoanalytiker attestierte ihm damals, sein Stottern und seine Angst vor engen Räumen rührten von einem verdrängten sexuellen Trauma her, allerdings konnte sich der Mann an keinen entsprechenden Vorfall erinnern. Bei Kriegsbeginn brach er seine Therapie ab, um dem Royal Army Medical Corps beizutreten.

Im Krieg verschlimmerte sich die Klaustrophobie des Feldarztes. »An der Front musste er in unterirdischen Stellungen leben und arbeiten«, schrieb Rivers, »ihm graute sofort vor diesen engen Räumen, besonders bei der Vorstellung, im Fall eines Angriffs nicht mehr herauszukommen. Schon am ersten Tag schien sich seine größte Angst zu bestätigen: Als er fragte, wofür der Spaten und die Schaufel an der Wand seien, erklärte man ihm, dass er sich damit selbst ausgraben könne, sollte er verschüttet werden.« Er konnte in diesen Erdbunkern nicht schlafen, stattdessen lief er nachts unablässig hin und her. Schon bald brach er vor Erschöpfung zusammen; man diagnostizierte bei ihm einen »Shellshock« und schickte ihn heim.

Rivers bot dem Betroffenen an, dessen Albträume über die Schützengräben zu analysieren. Er erklärte ihm, dass Sigmund Freud und seine Anhänger zwar recht hatten, wenn es um die Auswirkungen von Verdrängtem gehe, Rivers glaubte aber, dass sie falsch lägen, wenn sie die Ursachen dafür immer in der Sexualität suchten. Er vermutete, dass die Klaustrophobie des jungen Arztes auf andere Erinnerungen zurückzuführen sei. Innerhalb weniger Tage erinnerte sich der Patient an ein Ereignis aus seiner frühen Kindheit in Schottland. Mit drei oder vier Jahren hatte er einen alten Lumpensammler aufgesucht, um ihm irgendetwas für einen halben Penny zu verkaufen. Als er die Wohnung des Alten verließ, fand er sich plötzlich in einem dunklen, engen Flur wieder, ein großer brauner Hund versperrte den Weg und knurrte ihn an. Der

Junge konnte sich aber nicht zurück in die Wohnung des Lumpensammlers flüchten, weil er zu klein war, um an die Türklinke zu kommen. Eingesperrt zwischen Hund und Tür, hatte er schreckliche Angst. Er glaubte sich an den Namen des alten Mannes erinnern zu können: McCann.

Rivers überprüfte die Stichhaltigkeit dieser Erinnerung: Die Eltern des Patienten bestätigten, dass ein alter Lumpensammler dieses Namens in der Nähe gewohnt hatte, allerdings konnten sie sich nicht erinnern, dass ihr Sohn je bei ihm gewesen sei.

Das Erinnern dieses Vorfalls schien den jungen Arzt von seiner Klaustrophobie geheilt zu haben. Er war sich seiner so sicher, dass er Rivers bat, ihn in einem Raum im Keller des Krankenhauses einzuschließen. »Aber selbstverständlich habe ich ihm keinen so heroischen Test abverlangt«, berichtete Rivers. Zurück in London stellte der Mann fest, dass er nun problemlos in einem vollen Kinosaal sitzen konnte, was vorher undenkbar gewesen war. Er konnte auch angstfrei mit der U-Bahn fahren. Zwar stotterte der junge Mann nach wie vor und litt weiterhin unter Albträumen, wie Rivers 1917 berichtete, allerdings bewies die Überwindung seiner Klaustrophobie, dass dieser Aspekt seines Leidens seinen Ursprung in dem dunklen Flur des Lumpensammlers gehabt hatte.

Für Rivers bewies dieser Fall, dass verdrängte Erinnerungen Nervenleiden auslösen konnten. Zu Anfang hatten die Ärzte noch nach physischen Auslösern für den Shellshock oder das Kriegszittern gesucht; Rivers stellte fest: »mit Fortschreiten des Krieges wird nun einer anderen Ansicht der Vortritt gegeben, die davon ausgeht, dass explodierende Granaten und andere Katastrophen des Krieges in den meisten Fällen nur der Auslöser sind, durch den lange angestaute psychische Kräfte freigesetzt werden«. Rivers ging davon aus, dass der Schock des Schlachtfelds die zugrundeliegenden Konflikte im Unterbewusstsein der Soldaten ans Licht brachte. Als er 1917 den Dichter Siegfried Sassoon behandelte, nutzte er diese Erkenntnisse.

In seinem Gedicht »Gegenangriff« (Counter-Attack, 1918), beschreibt Sassoon die Panik eines Soldaten an der Westfront:

He crouched and flinched, dizzy with galloping fear,
Sick for escape, – loathing the strangled horror
And butchered, frantic gestures of the dead.

Er kauerte und zuckte, betäubt durch galoppierende
Angst, würgendes Wegwollen, – verabscheuungswürdig
   das atemlose Grauen
Und hingeschlachtet, krampfende Gesten der Toten.

Der Protagonist liegt eingeklemmt zwischen seinen toten Kameraden, gefangen wie sie im unerbittlichen Griff des Schützengrabens.

☛ *Siehe auch: Aerophobie, Agoraphobie, Nyktophobie,*
   Siderodromophobie, Taphephobie

KLAZOMANIE

Der Begriff Klazomanie – nach dem griechischen Verb *klazo*, schreien, – wurde 1925 von dem ungarischen Psychiater L. Benedek geprägt zur Beschreibung des Drangs, gellend zu schreien. Benedek hatte einen Patienten, der immer wieder anfallartig laut und allem Anschein nach unkontrollierbar losbrüllte: einzelne Vokale, Silben, Tierlaute. Kurze Zeit später berichteten zwei Kollegen Benedeks von weiteren Fällen und merkten dazu noch an, wie sichtbar aufgebracht die Patienten während des Anfalls waren (extrem unruhig und mit geröteten Gesichtern) und wie leid es ihnen im Nachhinein tat, so unvermittelt und scheinbar willkürlich losgeschrien zu haben. Sie schienen während der gesamten Dauer des Anfalls bei Bewusstsein gewesen zu sein.

Ähnliche Merkmale wurden 1996 von dem britischen Psychiater G. D. L. Bates beobachtet, als er einen 63-jährigen, ebenfalls unter Schreiattacken leidenden Mann behandelte. Seit zwei Jahren, so berichtete der Patient, habe er diese Anfälle ein- bis zweimal im Monat. Bates konnte sich selbst davon überzeugen: Der Patient wurde außerordentlich erregt, brüllte aus vollem Halse und stieß Verzweiflungsschreie wie »Aargh!« oder »Hilfe!« aus. Als die Schreierei aufhörte, machte er, augenscheinlich verwundert, einen Satz nach vorn. Father Jack, der ältere irische Priester in der britischen Sitcom *Father Ted* aus den 1990er Jahren hat ähnliche Anfälle, allerdings mit eindeutig zweideutigen Ausrufen wie »Feck!«, »Arse!«, »Drink!« und »Girls!«

Obwohl sie dem Tourette-Syndrom ähnelt, gilt die Klazomanie nicht als ererbte oder genetisch bedingte Erkrankung, sondern als Symptom für eine Hirnschädigung. Bates ging davon aus, dass das Leiden seines Patienten von übermäßigem Alkoholkonsum verursacht worden war, hielt aber auch eine Kohlenmonoxidvergiftung für einen möglichen Auslöser des Syndroms. Die von Benedek und seinen Kollegen in den 1920er Jahren beschriebenen Fälle von Klazomanie hatten alle Encephalitis Lethargica überlebt, jene rätselhafte »Schlafkrankheit«, die zwischen 1915 und 1927 eine halbe Million Menschen das Leben kostete und viele weitere mit

Parkinson oder anderen neurologischen Erkrankungen zurückließ.

☞ *Siehe auch: Graphomanie, Onomatomanie*

KLEPTOMANIE

Der Schweizer Arzt André Matthey bezeichnete im Jahr 1816 erstmals den Zwang zu stehlen als *klopémanie*: »eine spezifische Geisteskrankheit, die gekennzeichnet ist durch den Hang, ohne Motiv und ohne Notwendigkeit zu stehlen«. Seit der Mitte des 19. Jahrhunderts ist das Wort Kleptomanie Bestandteil der deutschen Sprache (abgeleitet vom griechischen Verb *klepto*, entwenden). Einem kleptomanen Insassen einer britischen Irrenanstalt wurde es, wie sich einem Artikel im *Journal of Psychological Medicine* von 1852 entnehmen lässt, gestattet, seiner Zwangsstörung zu frönen. Er versteckte die Dinge, die er in der Anstalt mitgehen ließ, in seiner Kleidung: Gabeln, Löffel, Nachtmützen, Taschentücher, alte Lappen, Tabakspfeifen, Käsestücke. Vor seinen Touren erschien er, nach den Worten der Ärzte, als »lange und dünne Gestalt; doch schon bald dehnten sich seine Kleider immer mehr um ihn herum aus, und er nahm an Umfang zu, bis es erforderlich wurde, das Futter seines Mantels, seiner Weste und seiner Hose aufzutrennen und ihn von seinem vermeintlichen Beutegut zu befreien«.

Es dauerte nicht lange, bis man Kleptomanie eher vermögenden Damen zuordnete als bedürftigen »Irren«. 1861 verwies der *Lancet* darauf, dass das Syndrom vor Gericht fast ausschließlich in Zusammenhang mit den wohlhabenderen Gesellschaftsschichten verhandelt wurde: »Wo sogenannte ehrbare Bürger ohne ersichtliches Motiv für die Tat einen Diebstahl begehen, können sie Kleptomanie als verminderte Schuldfähigkeit geltend machen.« Um als Kleptomane zu gelten, durfte der Dieb beziehungsweise die Diebin für den Gegenstand, den er oder sie gestohlen hatte, keine Verwendung haben.

In einem berühmt-berüchtigten Fall aus dem Jahr 1896 wurde Ella Castle, die 37-jährige Ehefrau eines Teehändlers aus San Francisco, beschuldigt, in sechs Londoner Kaufhäusern Pelze gestohlen zu haben. Sie logierte zusammen mit Mann und Sohn im Cecil, dem damals größten und luxuriösesten Hotel in Europa. Als die Polizei das Zimmer der Castles durchsuchte, fand sie entwendete Zobel- und Chinchillapelze, Hermelinkolliers und -boas, goldene Armbanduhren, Lorgnetten, Handspiegel, Wanduhren, Fächer sowie Schildpattkämme. An einigen der Sachen hingen noch die Preisschilder. In den Koffern wurden auch noch ein paar versilberte Toastständer mit eingraviertem Hotellogo entdeckt.

Mr. und Mrs. Castle wurden beide verhaftet. Es war kaum vorstellbar, dass Walter Castle von den Diebstählen nichts mitbekommen hatte, da vieles in seiner Gegenwart entwendet und zwischen seinen Sachen verstaut worden war. Doch die Anklage gegen ihn wurde fallen gelassen, als mehrere Mediziner übereinstimmend aussagten, Ella Castle leide an Kleptomanie. Der Fall erregte großes Aufsehen und sorgte auf beiden Seiten des Atlantiks für Schlagzeilen. Sogar Arthur Conan Doyle schaltete sich ein. »Falls noch irgendein Zweifel bezüglich der moralischen Verantwortung bestehen sollte«, äußerte er in einem Leserbrief an die *Times*, »so sollte doch wohl im Zweifelsfall zugunsten einer Person entschieden werden, deren *Geschlecht* und *Stellung* […] ihr ein doppeltes

Anrecht auf unsere Rücksichtnahme verleihen. Ins Behandlungszimmer sollte man sie schicken und nicht in eine Zelle.«

Das Gericht verurteilte Mrs. Castle zu einer dreimonatigen Gefängnisstrafe, doch der Innenminister verfügte, dass sie bereits nach einer Woche in aller Stille freigelassen wurde. Mit ihrer Familie nahm sie ein Schiff zurück nach Amerika, wo sie sich zwei Operationen unterzog, um ihre »ovarielle Geistesgestörtheit« beheben zu lassen. Indem sie die Kleptomanie auf den weiblichen Hormonhaushalt zurückführten, so machte die feministische Historikerin Elaine S. Abelson 1989 geltend, stellten die Ärzte die weibliche Sexualität auf eine Stufe mit Krankheit und Absonderlichkeit. »Selbst nachdem man sie aus gesellschaftlicher und medizinischer Sicht glaubwürdig diagnostiziert hatte«, so Abelson, »bekräftigte die Kleptomanie die Vorstellungen von der Schwäche des weiblichen Geschlechts.« Als weitere Ladendiebinnen auf vorübergehende Geistesstörung plädierten, wurde die kleptomane Frau ein Music-Hall-Element, »ein Rollenfach, eine Witzfigur«.

Der Aufstieg der Warenhäuser im späten 19. Jahrhundert erleichterte das zwanghafte Stehlen um ein Vielfaches. Auf diesen Marktplätzen der Fülle konnten betuchte Damen frei umherspazieren und die vor ihnen ausgebreiteten Schätze nach Herzenslust in die Hand nehmen – und gelegentlich auch einstecken. »Die Versuchung war stark«, schrieb Emile Zola in seinem Roman *Das Paradies der Damen* von 1883. »Sie löste eine wahnwitzige Woge des Verlangens aus, die jede Frau aus der Fassung brachte.« Zola beschreibt das Pariser Warenhaus als ein erotisches Wunderland, eine hinreißende Verschmelzung von Stoff, Körper und Geld. In einer Szene des Romans durchsuchen Verkäuferinnen die Gräfin von Boves nach gestohlenen Waren, wofür sie ihr zunächst das

Kleid ausziehen: »Außer den Alençonspitzen – zwölf Meter zu je tausend Franken – die sich im Ärmel ihres Mantels fanden, wurden in ihrem Ausschnitt noch ein Taschentuch, ein Fächer und eine Krawatte entdeckt, alles in allem Spitzen im ungefähren Wert von vierzehntausend Franken. So stahl Frau von Boves schon seit einem Jahr, das Opfer einer wahnwitzigen, unwiderstehlichen Begierde.«

In der Nachfolge des Falls Castle stellte die Frauenrechtlerin Clara Bewick Colby in *The Womans's Signal* die These auf, dass zwanghaften Ladendiebinnen häufig von ihren Ehemännern finanziell zu wenig Freiraum gewährt werde. Als kleptomanische Ausbeute galten gemeinhin Luxusartikel, Flitterkram und unnützer Tand – genau die Dinge, deren Erwerb einer Frau, wie vermögend sie auch sei, in aller Regel peinlich wäre oder kaum von ihr zu rechtfertigen. Die Lösung sah Colby darin, Ehefrauen größere Unabhängigkeit einzuräumen: Die verheiratete Frau »muss die Freiheit haben, über das ungehindert zu verfügen, was zu Recht ihr gehört«. Andernfalls endete sie womöglich noch wie Madame G., eine der Frauen, die der Psychiater Paul Dubuisson für sein Buch *Les Voleuses de Grands Magasins* von 1902 befragte und deren erster Diebstahl für sie der Anfang eines neuen Lebens darstellte. Sie war wie verwandelt, bilanzierte Dubuisson. Ihr Haushalt und ihr Ehemann standen für sie nicht mehr an erster Stelle. Stattdessen wurde sie nur noch von einem einzigen Gedanken beherrscht: zurück ins Warenhaus zu kommen und zu stehlen. Kleptomanie war zu einer Form der Rebellion gegen das traute Heim geworden.

Die Anhänger Sigmund Freuds sahen einen eindeutigen Zusammenhang zwischen Kleptomanie und weiblicher Sexualität. 1922 behauptete Wilhelm Stekel, die Erkrankung habe in allen Fällen sexuelle Ursachen. Die Kleptomanen möchten, so schrieb er, »etwas Verbotenes machen, etwas ihnen nicht Gehöriges anrühren«. Oder, wie Fritz Wittels es im Jahr 1942 formulierte: »Das Stehlen ist in Wahrheit das Liebesleben der Kleptomanen.«

Von Anfang an fiel den Psychologen auf, dass der Ladendiebstahl Kleptomanen Erleichterung verschaffte. Im Jahr 1840 beobachtete der französische Seelenarzt Charles Chrétien Henri Marc, dass der Vorgang ein Hochgefühl und die Befreiung von Ängsten herbeiführen konnte. 2000 beschrieb das *Diagnostische und Statistische Manual 4* der Amerikanischen Psychiatrischen Gesellschaft das »wachsende subjektive Gefühl der Anspannung vor dem Diebstahl« beim Kleptomanen und die »Lust, Befriedigung oder Erleichterung beim Begehen des Diebstahls«. Kleptomanie wird heute meist als Impulskontrollstörung angesehen und mit Medikamenten behandelt, die den Nervenkitzel des Stehlens dämpfen oder die Beklemmung verringern, die im anderen Fall durch das Stehlen abgeschwächt würde. Manche Kleptomanen versuchen ihren Drang mit einer Aversionstherapie zu heilen. Dabei wird ihnen beispielsweise beigebracht, bis zur Schmerzgrenze die Luft anzuhalten, wenn ihnen der Gedanke ans Stehlen kommt, oder Ladendiebstahl mit Bildern von Festnahmen und Gefängnishaft zu assoziieren. In der kognitiven Verhaltenstherapie lernen sie Ladendiebstahl-Muster zu durchbrechen und sich wiederkehrende Gedanken wie »Sie haben es nicht anders verdient«, »Mal sehen, ob ich damit durchkomme« oder »Meine Familie hat Besseres verdient« aus dem Kopf zu schlagen.

In Hermann Hesses Kurzgeschichte »Kinderseele« von 1919, die Stekel zitiert, wird ein elfjähriger Junge von einem kleptomanischen Verlangen gepackt. Das Kind geht eines Tages mit einem unbehaglichen Gefühl von der Schule nach

Hause, als fühle es sich irgendwie schuldig. »Auch in jener Stunde [...] kam dieses Angstgefühl wieder über mich. Es begann mit einer Beklemmung im Unterleib, die bis zum Hals emporstieg und dort zum Würgen oder zu Übelkeit wurde.« Von einer bangen Vorahnung erfüllt, betritt es den Flur seines Elternhauses. »Es ist heut der Teufel los«, geht es ihm durch den Kopf, »es wird etwas passieren.« Es ertappt sich dabei, wie es sich in das Arbeitszimmer seines Vaters schleicht. »Innig wünschte ich, mein Vater möchte sich im Nebenzimmer rühren und hereintreten und den ganzen grauenvollen Bann durchbrechen, der mich dämonisch zog und fesselte.« Doch es kommt niemand, und der Junge zieht nacheinander alle Schubladen. »Verbrechergefühl zog mir den Magen zusammen und machte mir die Fingerspitzen kalt [...] Noch wusste ich keineswegs, was ich tun würde.« In einer Schublade findet er einen Kranz aus kandierten Feigen und reißt – wie um die Spannung zu lösen – ein paar Feigen ab, stopft sie sich in die Hosentasche, knallt die Lade zu und flieht voller Angst und Scham aus dem Zimmer.

☞ *Siehe auch: Gebomanie, Monomanie, Oniomanie, Syllogomanie*

KOUMPOUNOPHOBIE

Über Steve Jobs, den Mitbegründer von Apple, geht das Gerücht, dass er nur deswegen immer Rollkragenpullover trug, weil er an Koumpounophobie litt, einer krankhaften Angst vor Knöpfen (*koumpouno* ist das neugriechische Wort für Knopf). Dem Entwicklungsingenieur Abraham Farag zufolge erstreckte sich Jobs' Phobie auch auf die Knöpfe von Maschinen. In den 1990er Jahren, so Farag, kam Jobs einmal am Prototyp einer Computermaus vorbei, an dem noch die Knöpfe fehlten. »Das ist genial«, urteilte er. »Wir sollten überhaupt keine Knöpfe haben.« Als sie das hörten, überschlugen sich die Ingenieure fast, um eine knopflose Ausführung zu entwickeln. Ähnlich war es mit dem Touchscreen am iPhone. Auch hiervon heißt es, er gehe auf die Abneigung Jobs gegen Drucktasten-Keypads zurück.

Koumpounophobikern graut vor der Vorstellung, einen Knopf berühren zu müssen. Lisa Cross, eine Mikrobiologin aus Devon, erzählte dem *Guardian*, schon seit ihrer Kindheit seien ihr Knöpfe zuwider. Ganz besonders unangenehm waren ihr immer glatte Plastikknöpfe und solche, die sich gelöst hatten. »Ein Knebel am Dufflecoat ist kein Problem«, erklärte sie, »auch die Metalldinger an Jeans, aber alles andere an Hemden oder solchen Sachen ist furchtbar. Noch schlimmer wäre einer auf dem Boden, der nicht mehr am Kleidungsstück befestigt ist – und am allerschlimmsten, wenn noch ein Stückchen Faden dran ist.«

Wenige Koumpounophobiker können die Umstände benennen, die ihre Phobie ausgelöst haben. Eine Frau war beispielsweise immer wieder von ihrer Mutter vor Knöpfen gewarnt worden, einer Schneiderin, die Angst gehabt hatte, das Kind könnte sich einen in den Mund stecken und daran ersticken. Ein Mann erinnerte sich, dass er als Junge einmal während einer schmerzhaften Zahnbehandlung auf die Knöpfe am Hemd seines Arztes gestarrt hatte – möglicherweise fielen ihm danach bei Knöpfen immer Zähne ein, die wie aufgefädelt am Zahnfleisch hängen oder beim Arzt in eine Metallschale fallen. Knöpfe sind für Kleidungsstücke das, was Zähne für den Körper sind: Stückchen können sich lösen und herunterfallen. Und vielleicht impliziert ein baumelnder oder abgefallener Knopf ja nicht nur einen Verlust, sondern Ausgesetztsein, eine ungewollte Blöße.

Ein hispanoamerikanischer Junge aus Miami machte seine Phobie an dem Augenblick fest, an dem er beim Kunstunterricht versehentlich eine große Schüssel mit Knöpfen über sich auskippte. Danach wollte er partout kein Hemd mit Knöpfen mehr in die Schule anziehen und begann sich vor allem zu fürchten, das per Knopfdruck funktionierte. Die Knöpfe erinnerten ihn daran, wie er welche verschüttet hatte, an den Kontrollverlust, und darüber hinaus waren es auch noch Symbole für einen Zwang. Wenn sein Schulhemd zugeknöpft wurde, fühlte er sich wieder wie damals in dem Klassenzimmer, dem Schauplatz seines größten Schreckens. Das Gefühl, dass Knöpfe giftig oder verunreinigend sind, ist unter Koumpounophobikern weit verbreitet. »Für mich wäre das Berühren eines Knopfes so, als würde ich eine Kakerlake anfassen«, sagte Gillian Linkins, eine 22-Jährige aus Hampshire, 2008 gegenüber der Londoner Gratiszeitung *Metro*. »Es fühlt sich dreckig, eklig und falsch an.«

Psychologen haben neuerdings angefangen, die Verbindung zwischen einer Knopfphobie und Ekel zu erforschen. Im Jahr 2020 untersuchten Wissenschaftler an der Stanford University eine 29-jährige Amerikanerin asiatischer Herkunft, der Knöpfe zuwider waren, vor allem solche, die sie an einem Kleidungsstück baumeln oder auf dem Boden herumliegen sah. Sie berichtete in derartigen Szenarien sowohl von Angst als auch von Ekel und zeigte eine »erhöhte frühzeitige Aufmerksamkeit« als Reaktion auf Knöpfe, eine verschärfte Wahrnehmung, die im Regelfall nur von »biologisch relevanten« Dingen wie Kakerlaken oder Blut ausgelöst wird. Das Stanford-Team überlegte, ob Koumpounophobie möglicherweise eine Form der Trypophobie sein könnte, einer Ekel auslösenden Aversion gegen Muster aus Löchern. Doch sie stellten fest, dass ihre Versuchsperson mehr von »klassischen« Vier-Loch-Knöpfen beunruhigt war als von solchen mit zwanzig dicht gedrängten Einstichen. Die Phobie bezog sich auf den Knopf als Ganzes, nicht auf die Löcher.

»Das ist der erste Nachweis«, bilanzierten die Autoren der Studie, »dass die Merkmale biologisch vorbereiteter Phobien auch bei einer Phobie vor einem nicht bedrohlichen, vom Risiko der Verunreinigung freien, nicht biologisch vorbereiteten Objekt auftreten können.« Der Koumpounophobiker schreckt vor Knöpfen zurück, als wären sie eine Krankheit.

☞ *Siehe auch: Bambakomallophobie, Pnigophobie, Odontophobie, Trypophobie*

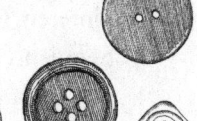

KYNOPHOBIE

Ein Drittel aller Menschen, die sich in den Vereinigten Staaten wegen einer spezifischen Phobie behandeln lassen, leiden an einer krankhaften Angst vor Katzen (Ailurophobie) oder Hunden (Kynophobie, vom griechischen Wort *kyon* – Hund). Da auf jeden neunten Menschen auf der Welt im Durchschnitt mehr als ein Hund kommt, kann eine Hundephobie den Alltag von Betroffenen stark einschränken.

Oft sind es Kinder, bei denen eine Kynophobie diagnostiziert wird, da sie eher als Erwachsene Gefahr laufen, von einem Hund gejagt oder gebissen zu werden. Die klinische Psychologin Marian L. MacDonald berichtete 1975 von einem kynophobischen Elfjährigen, der von seinen Eltern in die Beratungsstelle der University of Illinois gebracht worden war. Seine Lehrer erlebten den Jungen als stark in sich gekehrt.

Aus Angst, einem Hund zu begegnen, nahm er an keinerlei Sport im Freien teil. Jeden Morgen und jeden Nachmittag fuhr ihn seine Mutter zur Schule und holte ihn anschließend wieder ab, damit er auf keinen Fall einem Hund begegnete. Sein Vater hatte seinen eigenen Sport aufgegeben, weil sein Sohn ihn nicht zu Spielen begleiten konnte. Die meiste Zeit verbrachte der Junge allein in seinem Zimmer, las Comics und zeichnete Superhelden.

Ursache für seine Phobie waren drei schlimme Erlebnisse mit Hunden gewesen. Als er drei Jahre alt war, hatte ihn ein streunender Hund im Garten der Familie erschreckt. Nicht einmal ein Jahr später saß der Junge mit seinem Vater auf der hinteren Terrasse, als ein Hund vorbeilief. Der Vater rief den fremden Hund zu sich und streichelte ihn, er ermutigte seinen Sohn, es ihm gleich zu tun. Leider fuhr der Hund herum und kniff ihn in den Arm, als der Junge ihn gerade streicheln wollte. Danach verschlimmerte sich seine Angst und weitete sich auf andere Tiere (Katzen, Frösche, Grashüpfer, Bienen) und Hundegeräusche (Bellen und das Klimpern von Halsbändern) aus.

Als der Junge ein weiteres Jahr später gerade im Vorgarten Ball spielte, brach plötzlich ein Hund zwischen den Büschen hervor und rannte ihn um. Seitdem hatte er schreckliche Angst vor Hunden.

Der Fall des Jungen schien genau auf Orval Hobart Mowrers Zwei-Faktoren-Theorie aus dem Jahr 1947 zu passen: Mowrer ging davon aus, dass eine Phobie durch die Kombination einer klassischen Konditionierung mit einem Vermeidungsverhalten entsteht. Zunächst erlebt ein Individuum demzufolge einen aversiven Reiz (Schmerz durch Hundebiss), der eine natürliche Angstreaktion auslöst. Daraufhin verändert sich neutraler Stimulus (Hund) zu einem konditionierten Stimulus (Hund führt zu Schmerz und Angst). Anschließend verfestigt sich diese Assoziation, indem der Angstauslöser vermieden wird. Fürs Erste verringert das Vermeidungsverhalten das Angstempfinden, allerdings hindert es das Individuum gleichzeitig daran, das Objekt (Hund) von seinen beängstigenden Assoziationen (Biss, Schmerz, Angst) zu entkoppeln. Laut Mowrer festigte sich eine Phobie besonders, wenn sich Ereignisse wiederholten, in denen der konditionierte Stimulus auftrat – ganz so wie die drei beängstigenden Hundeerfahrungen des Jungen aus Illinois. Mowrer beschrieb außerdem, wie durch eine »Konditionierung zweiten Grades« eine Phobie auf andere Objekte übergreifen konnte, im Falle des Kindes auf Katzen und Frösche.

In der Beratungsstelle in Illinois entwarf MacDonald einen Plan für eine systematische Desensibilisierung des kynophobischen Jungen. Zunächst sollte er sich Begegnungen mit Hunden vorstellen, wobei sie mit leicht beunruhigenden Szenarien begann, die sie dann bis zum direkten Kontakt mit einem Hund steigerte. So sagte sie beispielsweise: »Alles klar, ich möchte, dass du dir vorstellst, wie du mit deinem GI Joe allein in eurem Garten spielst, von dort schaust du auf und siehst einen fremden Collie über die Einfahrt und an der Garage vorbeirennen.« In den darauffolgenden Wochen brachte sie ihm Entspannungstechniken bei; sie gab ihm Hundebilder, die er in seinem Zimmer aufhängen, und eine Kassette mit Hundegebell, die er in seinem Zimmer abspielen sollte. Außerdem musste er sich eine fröhliche Geschichte über sich selbst und einen Hund ausdenken. Die beiden besprachen die Körpersprache von Hunden – was es bedeutete, wenn sich ihr Nackenfell aufstellte oder wenn sie mit dem Schwanz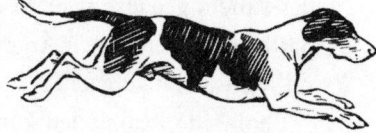

177

wedelten. Sie ermutigte den Jungen, ein Buch über Hunde-erziehung zu lesen und das Streicheln an einem Spielzeug-hund zu üben. In einem weiteren Schritt gab sie ihm prakti-sche Aufgaben: allein zur Schule laufen, Fahrradfahren lernen, in den Park gehen und sich dort ein Baseballspiel ansehen.

Es schien ganz so, als hätte die Phobie dazu geführt, dass die Familie ihm eine grundlegende Hilflosigkeit und Bedürf-tigkeit unterstellte. Die Psychologin wies die Eltern des Jun-gen vorsichtig darauf hin, dass sie seine Phobie vielleicht noch verstärkten, indem sie ihn zu genau beobachteten und seine Angst schon vorwegnahmen. Sie empfahl ihnen, seine Zurückhaltung und Sorge gegenüber Hunden zu ignorieren und ihn stattdessen zu loben, wenn er positives Verhalten gegenüber Tieren zeigte. Generell sollten die Eltern mehr Ver-antwortung an den Jungen abgeben und ihn in seiner Unab-hängigkeit fördern.»Ich legte ihnen nahe, den Jungen gewisse grundlegende Aufgaben allein erledigen zu lassen, sich selbst die Nase zu putzen zum Beispiel oder sein Zimmerfenster eigenständig zu öffnen.« Nach mehreren Sitzungen mit den Eltern konnten sie, so MacDonald, ihrem Sohn mehr zu-trauen.

Die Maßnahmen hatten Erfolg. Zwei Jahre später konnte sie nach einem Nachsorgetermin berichten:»Das Kind spielte regelmäßig allein oder mit Freunden im Freien, es ging Hun-den nicht mehr aus dem Weg und wurde von seinen Lehrern nicht mehr als sozial isoliert oder in sich gekehrt wahrgenom-men.« Der Fall zeigte, wie komplex eine Phobie sein kann, in-dem sie sich auf alle Bereiche des Lebens ausbreitet, auf die des Kindes genauso wie auf die der Eltern. Die Kynophobie hatte die gemeinsamen Ängste und Sorgen der gesamten Fa-milie ans Licht gebracht.

Phobische Reaktionen können nicht nur durch persönliche Konditionierung entstehen, sie sind auch vom kulturellen Umfeld abhängig. Vielen sunnitischen und shiitischen Muslimen wird von klein auf beigebracht, dass Hunde unrein sind; wenn sie das Maul oder die Schnauze eines Hundes berührt haben, sollen sie eine zusätzliche Waschung vornehmen. Mao Zedong verbot in den 1960er Jahren, Hunde als Haustiere zu halten. Für ihn waren Haushunde dekadent und bourgeois. Erst 2020 definierte das chinesische Landwirtschaftsministerium Hunde wieder als »besondere Begleittiere«, davor hatte man sie als »Nutztiere« eingeordnet.

Eine Studie der Universität Louisville ergab 2008, dass Kynophobie unter Afroamerikanern häufiger vorkommt als unter nicht-hispanischen Weißen. Die Forscher sahen die Ursachen dafür in der Geschichte der Sklaverei in den USA. Im 19. Jahrhundert richteten Plantagenbesitzer in den Südstaaten ihre Hunde auf schwarze Sklaven ab. Dafür banden sie die Tiere fest und zwangen Sklaven dazu, sie heftig zu schlagen. Anschließend hetzten sie die Hunde auf diese Menschen. Solche Hunde wurden genutzt, um geflohene Sklaven aufzuspüren und zu stellen, wie Solomon Northup in seinen Memoiren *Twelve Years a Slave* bereits 1853 berichtete. »They were gaining upon me. Every howl was nearer and nearer. Each moment I expected they would spring upon my back – expected to feel their long teeth sinking into my flesh. There were so many of them, I knew they would tear me to pieces, that they would worry me, at once, to death.« (»Sie schlossen zu mir auf. Jedes Heulen hörte sich näher an als das zuvor. Jeden Moment konnten sie mir in den Rücken springen – ich fühlte schon fast, wie sich ihre langen Zähne in mein Fleisch gruben. Es waren so viele, ich wusste, dass sie mich in Stücke reißen würden, sie würden mich an der Kehle packen und sofort zu Tode schleifen.«)

Hunde werden in den Vereinigten Staaten nach wie vor für rassistische Gewalttaten eingesetzt. Während der Proteste der Bürgerrechtsbewegung in den 1960ern hetzte die Polizei Hunde auf die schwarzen Demonstranten. Eine Studie von 2015 stellte außerdem fest, dass Polizisten Hunde doppelt so schnell gegen schwarze Personen einsetzen als gegen weiße.

☞ *Siehe auch: Doraphobie, Hydrophobie, Zoophobie*

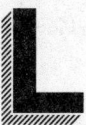

LACHMANIE

In den 1960er Jahren wurden mehrere Wellen von wildem, lange anhaltendem Gelächter unter afrikanischen Schulkindern bekannt. Wie Robert Bartholomew und Bob Rickard in ihrem 2013 erschienenen Buch *Mass Hysteria in Schools* berichten, fand der erste Ausbruch der Epidemie, von dem man weiß, im Januar 1962 an einer christlichen Missionsschule in Tanganjika, wie Tansania damals noch hieß, statt. Drei Mädchen in einem Internat in Kashasha am Viktoriasee fingen unkontrolliert an zu lachen, dann weinten sie, bevor das Lachen wieder einsetzte. Die Anfälle schienen ansteckend zu sein: Mehrere Klassenkameradinnen stimmten ein, und mit jedem Tag wurden es mehr. Einige der Kinder wurden unruhig und gewalttätig. Sie liefen auf dem Gelände herum und behaupteten, sie würden gejagt. Andere klagten über Dinge, die ihnen in ihren Köpfen zu schaffen machten.

Die *endwara ya Kucheka* (Lachplage) nahm derartige Ausmaße an, dass man im März die Schule schloss und die Mädchen zur Genesung nach Hause in ihre Dörfer schickte. Es schien ihnen auch bald besser zu gehen, doch als die Schule im Mai wieder aufmachte, gingen die Kicher- und Weinanfälle von Neuem los. Während der folgenden 18 Monate wurden in der Region über tausend Kinder Opfer des manischen Gelächters, das häufig von Weinen und Umherlaufen begleitet wurde. Ein Untersuchungsteam führte Tests auf Lebensmittelvergiftung und Virusinfektionen durch, fand aber keine Belege dafür. Die Eltern der Mädchen glaubten, die Geister ihrer Vorfahren seien womöglich in sie gefahren.

Das irre Lachen trat erneut im Jahr 1966 auf. Jetzt mussten zwei Schulen am Viktoriasee schließen. »Es verbreitet sich wie ein Lauffeuer unter Schulkindern, vor allem Mädchen«, erklärte ein Beamter des Gesundheitsministeriums gegenüber der *New York Times*. »Ein Mädchen schüttet sich aus vor Lachen, und alle anderen tun es ihr gleich. Niemand kann sie stoppen, und die einzige Lösung ist, sie für ein paar Wochen zu trennen.« Im folgenden Jahrzehnt wurden weitere Fälle aus Uganda, Sambia und dem nördlichen Botswana gemeldet.

Psychogene Wellen dieser Art sind unter Schulkindern, insbesondere unter jungen Mädchen, spätestens seit dem 19. Jahrhundert bekannt. Sie scheinen sich über einen Prozess der unbewussten Nachahmung auszubreiten. Dutzende von Mädchen fingen in den Jahren 1893 und 1904 an Schulen in Basel und 1905 und 1906 in Meißen unvermittelt an zu zittern. An einer weiterführenden Schule in Blackburn, Lancashire, wurden 1965 85 Mädchen mit einer rätselhaften Krankheit, die sich in Ohnmachtsanfällen und Krämpfen niederschlug, ins Krankenhaus eingeliefert. In einem Ferienlager in Thailand litten 2001 etwa hundert Schüler plötzlich unter Atemnot, nachdem sie glaubten, Geister gesehen zu haben. 2011 verlautete aus Le Roy, New York, dass eine Mädchenclique im Teenageralter angefangen hatte, sich zu winden und zu krümmen, und 2014 fiel eine Gruppe junger Leute in Kolumbien nach krampfartigen Zuckungen in Ohnmacht.

Diese Gruppenmanien, so das Fazit der Neurologin Suzanne O'Sullivan, lassen erkennen, dass Krankheiten neben der biologischen und der psychologischen auch eine soziale Komponente besitzen. »Manchmal«, so erläutert sie, »sind die Ärzte so sehr damit beschäftigt, den Leuten in die Köpfe zu schauen, dass sie die sozialen Faktoren bei der Entstehung einer Krankheit außer Acht lassen. Oder, was noch wahrscheinlicher ist, sie haben Angst davor, das soziale Umfeld ihrer Patienten genau unter die Lupe zu leben, um sich nicht dem Vorwurf auszusetzen, sie würden die Person selbst, ihre Familie oder ihre Gemeinschaft für die Krankheit verantwortlich machen.« O'Sullivan verweist darauf, dass halbwüchsige Schüler besonders anfällig für »soziale Ansteckung« sind und dass mediale Aufmerksamkeit häufig als weiterer Infektionsherd dient und zur Verbreitung und Verlängerung einer Epidemie beiträgt. Nachdem sie durch die ganze Welt gereist ist, um das Phänomen der Massenmanie zu studieren, fragt sie sich heute, ob es »nicht vielleicht falsch war, auf das Erlöschen solcher Störungen zu hoffen. Für viele der Menschen, denen ich begegnet bin, erfüllte die psychosomatische Erkrankung einen entscheidenden Zweck […] Manchmal ist ein Durchspielen oder Durchleben von Problemen leichter zu handhaben beziehungsweise praktischer, als sie in Worte zu fassen.« Sie ermahnt uns, den Geschichten, die dieses unfreiwillige Verhalten erzählt, mehr Beachtung zu schenken.

Nach einer Theorie des tansanischen Kinderarztes G. J. Ebrahim brach sich in der Lachkrankheit im Zentral- und Ostafrika der 1960er Jahre eine latente Angst vor gesellschaftlichem Wandel Bahn. Zu Hause waren die Kinder eingebettet in ein traditionsreiches, konservatives Stammesethos, während sie in den Missionsschulen Ideen ausgesetzt wurden, die die Überzeugungen ihrer Eltern und Großeltern infrage stellten. Gleichzeitig zwangen die Behörden viele Familien, von ihren kleinen Gehöften weg in neue, am Reißbrett entworfene Dörfer im städtischen Umfeld zu ziehen. Sie wurden vom Land ihrer Vorfahren vertrieben, von den Gräbern ihrer Ahnen und dem Schutz der Geister. Hineingezogen in diese gesellschaftlichen Umwälzungen und auch in die physiologischen und seelischen Umwälzungen der Pubertät, konnten die Jugendlichen nur noch weglaufen, schreien und lachen.

☞ *Siehe auch: Beatlemania, Choreomanie, Dämonomanie, Kajakphobie*

LYPEMANIE

Lypemanen, schrieb Jean-Étienne Esquirol 1838, seien Opfer pathologischer Schwermut, einer überwältigenden Traurigkeit, ähnlich dem Gemütszustand, den Benjamin Rush »Tristimanie« nannte. Auch wenn sich Esquirols Bezeichnung nicht durchsetzte, schuf seine Analyse des Krankheitsbildes die Basis für unser heutiges Verständnis einer klinischen Depression. Unter seinen Fallstudien war die einer »Mademoiselle W.«, die im Jahr 1804 im Alter von 16 Jahren nach dem Tod des Duc d'Enghien in eine tiefe Melancholie versank. Napoleon Bonaparte hatte die Ermordung des Herzogs angeordnet, weil er ihn der Verschwörung zum Umsturz der Regierung verdächtigte. Als Mademoiselle W. von der Ermordung erfuhr, ergraute mit einem Schlag ihr üppiges Haar, und ihre großen blauen Augen wurden glasig. Sie sprach kein Wort mehr und wurde aus ihrem Zuhause im Schloss Chantilly in die Heilanstalt Salpêtrière in Paris gebracht. Dort saß sie mit angezogenen Beinen auf ihrem Bett, die Ellbogen auf den

Knien und das Kinn auf der rechten Hand ruhend, murmelte vor sich hin und starrte aus dem Fenster.

Esquirol benannte die Lypemanie nach Lype, die in der griechischen Mythologie die Personifikation des seelischen Leids ist. Sie war die Tochter der Eris, der Göttin der Zwietracht, und ihre Schwestern waren Achos und Ania, Verkörperungen des körperlichen beziehungsweise des psychischen Schmerzes.

☞ *Siehe auch: Dipsomanie, Monomanie, Monophobie*

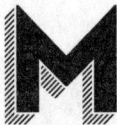

MEGALOMANIE

Der Begriff Megalomanie – nach dem griechischen Wort *mega*, groß – wird häufig mit Machtgier oder dem Wunsch nach vollständiger Kontrolle gleichgesetzt, doch wurde er im Jahr 1866 in Frankreich geprägt, um geisteskranken Größenwahn zu beschreiben. Wahnvorstellungen kommen bei Psychosen häufig vor. Die Hälfte der Menschen, die unter Schizophrenie leiden, erleben sie, ebenso zwei Drittel aller bipolar Erkrankten, oft in Zusammenhang mit einem manischen Zustand von Hyperaktivität, Euphorie, Rededrang, rasenden Gedanken und plötzlichen Stimmungsschwankungen.

Während eines Familienurlaubs in Innsbruck im Jahr 2018 war der britische Autor Horatio Clare mit einem Mal überzeugt, er sei ein in eine internationale Spionageaffäre zur Rettung der Welt verwickelter MI6-Agent mit dem Auftrag, den Popstar Kylie Minogue zu heiraten. »Wahnsinn dieser Art ist wie ein Sonnenaufgang des eigenen Ich«, schreibt Clare in *Heavy Light* (2020), »eine Flut von Licht, das die Schatten des Relativen, der Perspektive vertreibt […] Ich fühle mich durchdrungen von diesem Licht, das sich anfühlt wie Erkenntnis und Macht und Bedeutung; ein Licht, das greifbar erscheint und, gemessen daran, wie sie mich ansehen, beinahe auch für andere sichtbar [...] Es ist berauschend, und es ist anstrengend.«

Im 19. Jahrhundert hielten sich Menschen mit dieser Form der Manie für Gestalten wie Napoleon, Johanna von Orleans oder Jesus Christus. 2005 erzählte ein britischer Megalomane Forschern, er sei ein Vetter des damaligen Premierministers Tony Blair, während ein anderer angab: »Ich bin Gott. Ich habe das Weltall erschaffen, und ich bin ein Sohn von Prinz Philip. Außerdem bin ich ein berühmter DJ. Ich habe Supermann-Kräfte.« Ein Dritter sah sich als naturwissenschaftliches Genie: »Ich spuckte auf eine Glühbirne«, gab er zu Protokoll, »und dachte, wenn ich den Speichel brennen sähe, die verschiedenen Farben und Formen, könnte ich das Heilmittel gegen Krebs finden.« Ganz vereinzelt artet Megalomanie auch in Gewalt aus. Der Millionär und Philanthrop John du Pont, der 1996 seinen Freund Dave Schultz tötete, hielt sich abwechselnd für den Dalai Lama, einen CIA-Agenten und den letzten russischen Zaren.

☛ *Siehe auch: Egomanie, Erotomanie, Mythomanie, Plutomanie*

MIKROMANIE

Bis zum Jahr 1899 hat sich der Begriff Mikromanie (abgeleitet vom griechischen Wort *mikros*, klein) zur Beschreibung einer geistesgestörten Herabsetzung der eigenen Person durchgesetzt. Ursprünglich wurde er jedoch 1879 als Bezeichnung einer Erkrankung eingeführt, bei der Menschen glaubten, sie – oder ein Teil von ihnen – seien geschrumpft. Der französische Präsident Paul Deschanel wollte sich ab 1920 partout nicht mehr im Freien sehen lassen, weil er überzeugt war, dass sein Kopf auf die Größe einer Apfelsine eingelaufen war.

In Lewis Carrolls Roman *Alice im Wunderland* von 1865 scheint Alice zu schrumpfen, nachdem sie aus einer Flasche mit der Aufschrift »Trinke mich« getrunken hat. »Ich gehe gewiss zu wie ein Teleskop«, denkt sie, und schon ist sie nur noch zehn Zoll groß. Sie wächst um ein Vielfaches, als sie an einem Kuchen knabbert, auf dem die Worte »Iss mich« stehen, schrumpft nach einem Bissen von einem Pilz, den die blaue Raupe ihr empfiehlt, aber schlagartig wieder zusammen: »Ihr Kinn war [...] dicht an ihren Fuß gerückt.«

Der amerikanische Neurologe Caro Lippman warf die Frage auf, ob Lewis Carrolls Migräneanfälle nicht vielleicht der Ausgangspunkt für seine Schilderungen der schrumpfenden (und sich wieder vergrößernden) Alice gewesen sein könnten. Lippman hatte bei mehreren seiner Patienten durch Migräne verursachte Halluzinationen beobachtet. Eine Frau berichtete, dass sie vor oder während einer schweren Kopfschmerzattacke überzeugt war, nur noch etwa dreißig Zentimeter groß zu sein, und sich nur vom Gegenteil überzeugen konnte, indem sie sich im Spiegel betrachtete.

☞ *Siehe auch: Megalomanie*

MONOMANIE

Edgar Allan Poe war der Erste, der den Begriff Monomanie in der Erzählliteratur verwendete. Der Ich-Erzähler seiner Kurzgeschichte »Berenice« (1835) ist mit einer solchen Monomanie auf die Zähne seiner Verlobten fixiert, dass er sie ihr, nachdem er sie lebendig begraben hat, aus dem Mund bricht.

Seine Manie, so erklärt er, packte ihn mit wilder Raserei: »[…]
und ich rang vergebens an gegen ihren unerhörten und unwiderstehlichen Einfluss. Unter all den minutiösen Tausendfältigkeiten der Außenwelt fand ich keinen anderen Gedanken, als nur den an ihre Zähne. Nach ihnen verzehrte ich mich in phrenetischem Verlangen.«

Der Psychiater Jean-Étienne Esquirol führte das Wort Monomanie um 1810 ein, um Personen zu kennzeichnen, die von einem einzelnen wahnhaften Zwang besessen sind (im Griechischen bedeutet *monos* allein, einzig). Ansonsten seien sie absolut vernünftige Menschen, so Esquirol, deren partielle und schwer fassbare Geistesgestörtheit nur für das geschulte Auge erkennbar sein dürfte. Vor Gericht entwickelte sich die Diagnose Monomanie zu einer beliebten Verteidigungsstrategie für alle möglichen Verbrechen. Eine Karikatur von Honoré Daumier im Magazin *Le Charivari* von 1846 zeigt einen an die Wand seiner Zelle gekauerten Häftling und daneben seinen Anwalt. »Was mir wirklich zu schaffen macht«, sagt der niedergeschlagene Gauner, »ist, dass mir zwölf Raubüberfälle zur Last gelegt werden.« »Zwölf?«, sinniert der Anwalt. »Umso besser. Ich werde auf Monomanie plädieren […]«

Um die Mitte des 19. Jahrhunderts wurde Esquirols Fachterminus in der Presse bereits als billige Ausrede für Brandstiftung, Mord, Diebstahl, Ehebruch und Trunkenheit verhöhnt. Nichtsdestotrotz hatte sich die Vorstellung im öffentlichen Bewusstsein etabliert und wurde häufig in Romanen heraufbeschworen, wie Lindsay Stewart in einer Studie aufzeigt. In Emily Brontës *Sturmhöhe* (1847) wird Heathcliff eine monomanische Liebe zu Cathy vorgeworfen. In Herman Melvilles *Moby-Dick* (1851) treibt Kapitän Ahab ein monomanisches Verlangen, sich an einem Wal zu rächen. In Anthony Trollopes *He Knew He Was Right* (1869) entwickelt der Protagonist

Trevelyan eine monomanische Eifersucht auf die Freundschaft seiner Frau mit einem anderen Mann.

Der Verdacht, an Monomanie zu leiden, entwickelte sich zu einer qualvollen Form des Selbstzweifels. In *Lady Audley's Secret* (1862) schildert Mary Elizabeth Braddon einen Mann, der davon besessen ist zu beweisen, dass die junge Frau seines Onkels einen Mord begangen hat. »War es eine Mahnung oder Monomanie?«, fragt er sich. »Was, wenn ich mich am Ende doch irre? Was, wenn diese Beweiskette, die ich mir Glied für Glied zusammengestrickt habe, aus meiner eigenen Torheit gestrickt ist? [...] Oh, mein Gott, wenn nun das ganze Elend in mir selbst gründet.« Braddon griff bei ihrer Darstellung auf das Leben des echten Scotland-Yard-Inspektors Jack Whicher zurück, der 1860 den Mord an einem dreijährigen Jungen in Wiltshire aufzuklären versuchte. Whicher war so fixiert auf den Fall, dass er einen Nervenzusammenbruch erlitt und 1864 vorzeitig aus dem Polizeidienst ausschied aufgrund der Diagnose »Hirnstau«.

Monomanie ist als Diagnose inzwischen in Misskredit geraten, einerseits, weil sich nur schwer zwischen einer weitgehend normalen fixen Idee und einer pathologischen unterscheiden lässt, und andererseits, weil sich Geisteskrankheiten selten in einzelnen Symptomen manifestieren. Ein paar spezielle Monomanien werden allerdings noch als solche diagnostiziert, zum Beispiel die Kleptomanie und die Pyromanie, die in der Regel als Zwangsstörungen oder als Impulskontrollstörungen eingestuft werden.

Möglicherweise war das Konzept der Monomanie ja deshalb so reizvoll, weil es der klassischen literarischen Vorstellung, eine tragische Charakterschwäche könne den Untergang eines Menschen bedeuten, sozusagen eine medizinische Legitimation verlieh. Stewart rechnet es Esquirol als Verdienst an, dass er mit seiner Wortschöpfung die Psychologie populär machte. »Nachdem sie bis dahin der exklusive Kompetenzbereich von Priestern und Ärzten gewesen war«, schreibt sie, »wurde die seelische Gesundheit Gesprächsthema für jedermann, und, begünstigt durch eine Printkultur mit immer größerer Verbreitung, machte das Schlagwort Monomanie den Weg frei für eine neue Generation von Laien-Psychologen.« Mit der Vorstellung der Monomanie hatte Esquirol die Möglichkeit eröffnet, dass auch Menschen im Vollbesitz ihrer geistigen Kräfte von Verrücktheit angehaucht sein mochten. Mit seinem Begriff ließen sich verzehrende Liebe, zerstörerischer Neid, unbewusster Zwang, pathologisches Grübeln – kurz, die vielen Verrücktheiten der geistig Gesunden – trefflich beschreiben.

☞ *Siehe auch: Bibliomanie, Dämonomanie, Dermatillomanie, Dipsomanie, Erotomanie, Mord-Monomanie, Kleptomanie, Lypemanie, Nymphomanie, Oniomanie, Pyromanie, Trichomanie, Trichotillomanie*

MONOPHOBIE

Monophobie beziehungsweise die Angst vor dem Alleinsein wurde im Jahr 1880 von George Miller Beard als spezifische Phobie eingestuft. 1897 diagnostizierte Granville Stanley Hall die Erkrankung bei einer Frau, der es zuwider war, allein zu Hause zu sein. Alles erschien ihr düster und furchtbar, so schilderte sie die Situation, in der die Stille in ihrem Bauernhaus nur vom lauten Ticken einer Standuhr unterbrochen wurde. »Es fühlte sich an, als wären alle gestorben. Ich fing an zu singen und machte die ausgefallensten Sachen, beobachtete die Uhr, sah zu, wie es langsam Nacht wurde, mir graute vor den absonderlichsten Unfällen, ich suchte die Gesellschaft der Tiere im Stall und selbst die der Blumen im Garten.«

☞ *Siehe auch: Lypemanie, Nyktophobie, Sedatephobie*

MORD-MONOMANIE

Jean-Étienne Esquirol definierte 1810 eine Person, die unter Mord-Monomanie leidet, als sonst geistig gesunden Menschen, den plötzlich ein unwiderstehlicher Drang zu töten überkommt. Esquirols Ausführungen erweiterten die Möglichkeiten, sich vor Gericht auf Unzurechnungsfähigkeit zu berufen: Vollkommen rational wirkende Mörder konnten nun vor Gericht behaupten, sie seien einem mörderischen Zwang zum Opfer gefallen, einem spezifischen und oft vorübergehenden Wahnsinn, weswegen sie eher als psychisch Kranke und nicht als Kriminelle verurteilt werden sollten. Wenn ein Mensch von der Mord-Monomanie ergriffen werde, schrieb der Psychiater Isaac Ray 1838, »dann werden seine Fähigkeiten zur Reflektion ausgehebelt, seine Bewegungen sind einzig und allein das Ergebnis von blinden, automatischen Impulsen. Diese Bewegungen sind genauso weit von der Vernunft entfernt wie die Bewegungen eines neugeborenen Säuglings.« Ray fügte hinzu, dass ein Individuum mit einem solchen Leiden nicht dafür bestraft werden sollte, wenn es jemanden töte.

In einem bahnbrechenden Fall sprach ein britisches Gericht 1843 den schottischen Drechsler Daniel M'Naghten von der Anklage des Mordes frei. M'Naghten habe den Beamten

Edward Drummond mit dem Premierminister Robert Peel – dessen Privatsekretär er war – verwechselt und ihn in einem Anfall von »Mord-Monomanie« erschossen. M'Naghten wurde nicht gehängt, sondern in das Bethlem Royal Hospital in London eingewiesen, das damals eine Anstalt für psychisch kranke Straftäter war. Die Diagnose rettete ihm zwar das Leben, allerdings verstellte sie auch den Blick auf seine politischen Beweggründe: Statt als gewalttätiger politischer Gegner der aristokratischen Herrschaft der Torys ging M'Naghten als Verrückter in die Geschichte ein.

Ein mörderischer Monomane, so Esquirol, schien in der Regel nach der Tat wieder zu sich zu kommen.» Ist die Handlung vollführt«, schrieb er, »so scheint der Anfall beendet, und die Kranken fühlen sich von ihrer grossen Aufregung und Angst, die ihnen sehr peinlich war, entledigt, sind ruhig, haben keine Gewissensbisse und keine Furcht. Sie betrachten ihre Schlachtopfer mit Kaltblütigkeit, ja manchmal auch mit Zufriedenheit.« Der Akt des Tötens schien den Wahnsinn auszulöschen.

Bei einem Vortrag in Toronto wies Michel Foucault 1977 darauf hin, dass Esquirols Überlegungen den Kriminellen in einen Verrückten verwandelten, dessen einzige Krankheit es war, Straftaten zu begehen. Er meinte, dass die Psychiatrie des 19. Jahrhunderts »eine vollkommen fiktive Entität« geschaffen habe, »ein Verbrechen, das Wahnsinn ist, ein Verbrechen, das nichts anderes ist als Wahnsinn, einen Wahnsinn, der nichts anderes ist als ein Verbrechen«.

Obwohl die Diagnose »Mord-Monomanie« bereits in den 1860er Jahren in psychiatrischen Kreisen an Rückhalt verlor, wurde sie dennoch gern vor Gericht eingesetzt. Zwischen 1857 und 1913 brachte die Verteidigung die Diagnose »Mord-Monomanie« in 43 Mordprozessen im Old Bailey in London vor. Im Fall des dreizehnjährigen Robert Coombes, der 1895 seine Mutter im Osten der Stadt erstochen hatte, befand die Staatsanwaltschaft die Behauptung, der Junge leide unter Mord-Monomanie, für lachhaft: schließlich hatte er das Messer, mit dem er seine Mutter erstach, extra gekauft und versteckt, erinnerten die Anwälte der Krone die Jury. Die Geschworenen entschieden sich dennoch dafür, die Diagnose anzuerkennen, sie befanden den Angeklagten für schuldig, aber psychisch krank.

Coombes wurde nach Broadmoor, einer Anstalt für psychisch gestörte Straftäter, gebracht, wo man ihn zusammen mit anderen Verurteilten festhielt, die eine gütige Jury ebenfalls vor der Todesstrafe bewahrt hatte. Bei den meisten Gefangenen im Frauenflügel (und ebenfalls einige in der Abteilung der Männer) war eine Mord-Monomanie diagnostiziert worden, nachdem sie ihre eigenen Kinder getötet hatten. Dies war oft in Anfällen von Panik oder Verzweiflung geschehen. Robert Coombes wurde im Alter von dreißig Jahren aus der Anstalt entlassen. Drei Jahre später erhielt er eine militärische Auszeichnung für seinen ruhigen Mut, den er als Krankenträger in Gallipoli gezeigt hatte. Zwanzig Jahre später, er war mittlerweile Bauer in Australien, rettete er einen Elfjährigen aus seinem gewalttätigen Elternhaus auf der Nachbarfarm. Sein Zwang zum Töten, wenn es ihn denn je gegeben hatte, trat nie wieder auf.

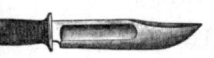 *Siehe auch: Kleptomanie, Monomanie, Pyromanie*

MUSOPHOBIE

Eine panische Angst vor Ratten und Mäusen, genannt Musophobie (nach dem griechischen Wort *mus* für Maus), könnte von unserem angeborenen Argwohn vor Tieren herrühren, die Nahrungsmittel verunreinigen und Krankheiten übertragen. Häufig wird sie durch einen Schock im frühen Kindesalter ausgelöst – dem Anblick eines kleinen pelzigen Körpers, der über den Boden huscht – und verstärkt durch kulturelle Einstellungen. In der mittelalterlichen Sage vom Rattenfänger von Hameln sind die Ratten Todesboten. Wenn in Zeichentrickfilmen Mäuse auftauchen, springen die anderen Figuren auf und kreischen. In einem berühmten Fall analysierte Sigmund Freud 1909 einen jungen Anwalt. Der hatte die Phobie entwickelt, nachdem er von einer »schauderhaften chinesischen Foltermethode« hörte, bei der eine Ratte an das Gesäß eines Mannes geschnallt wurde, damit sie sich durch seinen Anus nagen konnte.

George Orwell wurde von Ratten belästigt, als er im spanischen Bürgerkrieg kämpfte. In einer Scheune, in der er 1937 schlief, strömten, wie er in *Mein Katalonien* schrieb, »[die] schmutzigen Kreaturen […] an allen Ecken und Enden aus dem Boden«. Eines Tages erschrak er so sehr über eine Ratte, die neben ihm im Schützengraben auftauchte, dass er seinen Revolver zog und das Tier erschoss. Sowohl die republikanischen als auch die nationalistischen Soldaten hielten den Knall für den Beginn eines Angriffs der Gegner und schlugen sofort zurück. Bei dem folgenden Scharmützel wurden die Kantine seiner Miliz und zwei Busse zerstört, mit denen Truppen an die Front befördert wurden.

Eine Variation der chinesischen Rattenfolter findet sich in Orwells Roman *1984* aus dem Jahr 1948. Der Held der Geschichte, Winston Smith, weigert sich, seine Freundin Julia, zu verraten, selbst als er verprügelt und mit Stromschlägen gequält wird. Doch seine Folterknechte wissen, wie sie ihn kleinkriegen. »Haben Sie schon einmal eine Ratte durch die Luft springen sehen?«, fragt sein Peiniger in Zimmer 101, während er einen Käfig mit zwei der Nager schwingt. »Sie werden Ihnen ins Gesicht springen und sich sofort hineinbohren. Manchmal stürzen sie sich zuerst auf die Augen. Manchmal graben sie sich durch die Wangen und fressen die Zunge.« Als Winston den »Modergestank der Bestien« riecht und spürt, wie der Draht des Käfigs seine Wange streift, liefert er die geliebte Frau schließlich doch aus. »Macht es mit Julia!«, ruft er voller Entsetzen aus. »Macht es mit Julia! Nicht mit mir! Mit Julia! Macht mit ihr, was ihr wollt, es ist mir egal. Zieht ihr die Haut vom Gesicht, schneidet ihr das Fleisch von den Knochen. Macht das nicht mit mir! Mit Julia! Nicht mit mir!«

☞ *Siehe auch: Doraphobie, Zoophobie*

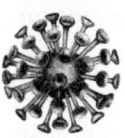

MYSOPHOBIE

»Unter dem Namen Mysophobie«, schrieb der amerikanische Neurologe William Alexander Hammond im Jahr 1879, »möchte ich eine Form der Geistesgestörtheit beschreiben, [...] die gekennzeichnet ist von einer krankhaften, übermächtigen Angst vor Verunreinigung oder Verseuchung.« Hammond griff für seine Wortschöpfung auf das altgriechische Substantiv *mysos*, Unsauberkeit, zurück. Während des vorangegangenen Jahrzehnts, so erläuterte er, hatte er zehn Patienten mit dem Syndrom behandelt.

»M.G.«, eine vermögende Witwe von dreißig Jahren, konsultierte Hammond im Jahr 1877. Sechs Monate zuvor, so berichtete sie, hatte sie einen Zeitungsartikel über einen Mann gelesen, der sich die Pocken zugezogen hatte, als er verseuchte Banknoten anfasste. »Das Vorkommnis hinterließ bei mir einen tiefen Eindruck«, erklärte sie, »und da ich erst kurz vorher eine ziemliche Menge an Geldscheinen gezählt hatte, kam mir der Gedanke, dass sie ja auch eine Person mit irgendeiner ansteckenden Krankheit in der Hand gehabt haben mochte.« Sie hatte sich zwar nach dem Zählen die Hände gewaschen, wusch sie sich daraufhin aber noch einmal und ging mit einem mulmigen Gefühl zu Bett. Am nächsten Morgen reinigte sie ihre Hände mit äußerster Sorgfalt. Als ihr einfiel, dass die Geldscheine in derselben Schublade ihrer Frisierkommode lagen wie ihre Unterwäsche, gab sie die Wäsche in die Reinigung und zog Sachen aus einer anderen Schublade an. Sie zog Handschuhe über, legte die Geldscheine in einen Umschlag und bat eine Bedienstete, die Kommodenschublade gründlich mit Wasser und Seife zu reinigen.

Dann kam ihr der Gedanke, dass sie nach den Banknoten ja noch viele weitere Dinge angefasst hatte. Jedes einzelne davon mochte sie infiziert haben. »Ich war immer noch in Gefahr.« Sie zog ihr Kleid aus, das sie am Vortag getragen hatte, und zog ein neues an. »Danach«, sagte sie, »kam eins zum anderen. Es nahm kein Ende. Ich wusch alles, was ich gewöhnlich anfasste, und dann wusch ich mir die Hände. Sogar das Wasser war eine Quelle der Verunreinigung. Denn egal, wie gründlich ich mir nach dem Waschen die Hände abtrocknete, etwas blieb noch haften und musste abgewaschen werden und dann wieder die Hände.«

M.G. las nicht mehr aus Angst, die Seiten eines Buches oder einer Zeitung könnten sie vergiften, und Hände schüttelte sie nur noch, wenn sie Handschuhe trug – »und in letzter Zeit scheinen mir nicht einmal mehr Handschuhe einen umfassenden Schutz zu bieten«, bekannte sie Hammond gegenüber. »Ich weiß, dass sie durchlässig sind.« Hammond fiel auf, dass sie während des Gesprächs ein wachsames Auge auf ihre Hände hatte und sie immer wieder rieb, um verunreinigende Teilchen loszuwerden. Nachdem er ihr den Puls gefühlt hatte, nahm sie ein Taschentuch aus ihrer Jacke, befeuchtete es mit einem Tropfen Eau de Cologne und wischte die Stelle ab, die sein Finger berührt hatte. Dann steckte sie das Taschentuch in eine andere Jackentasche, die schmutzigen Sachen vorbehalten war. M.G. erklärte, dass sie sich vor keiner speziellen Krankheit fürchte. Es sei einfach »ein übermächtiges Gefühl, ich würde auf irgendeine geheimnisvolle Art und Weise besudelt, das mich bedrängt«.

Eine andere Patientin Hammonds – »Miss F.«, eine schlanke junge Frau von 18 Jahren – wurde nach einem starken Befall von Kopfläusen im Jahr 1877 Mysophobikerin. »Ganz allmählich«, beschrieb Hammond den Fall, »setzte sich der Gedanke in ihr fest, dass sie den Quellen der Verunreinigung nicht entkommen könne, dass andere Menschen sie auf die eine oder andere Art besudeln würden und dass die verschiedenen Gegenstände um sie herum eine ähnliche Macht besitzen mochten«. Als sie 1879 endlich Hammond konsultierte, beherrschte die Phobie bereits ihr gesamtes Dasein: »Ihr ganzes Leben ist ein fortwährender Kreislauf aus Problemen, Sorge und Angst«, so Hammonds Befund. »Sie misstraut allem und jedem.« Auf der Straße pflegte sie den Rock hochzuraffen, damit er niemanden streifte. Sie verbrachte Stunden damit, ihre Kämme und Bürsten unter die Lupe zu nehmen und zu reinigen, wusch sich mehr als 200-mal am Tag die

Hände und zog sich am Abend aus, ohne ihre Kleider anzufassen – nachdem ein Dienstmädchen die Verschlüsse gelöst hatte, ließ sie alles zu Boden fallen, von wo aus es geradewegs in die Reinigung ging. In der Reinigung, das wusste sie, würden ihre Kleider mit denen anderer in Kontakt kommen. »Sie erkennt keine praktikable Lösung für diesen Umstand«, schrieb Hammond in seine Unterlagen, was sie »sehr unglücklich macht.«

Wie M. G. konnte auch Miss F. nicht genau benennen, wovor sie sich eigentlich fürchtete. »Sie stellte es sich als etwas vor, das ihr auf fast unmerkliche Art und Weise körperlichen Schaden zuzufügen vermochte, indem es über ihre Hände oder andere Körperteile in ihren Organismus eindrang.«

Die Furcht vor Schmutz war nicht neu. In den 1830er Jahren hatte Esquirol bereits eine »Mademoiselle F.« behandelt, eine hochgewachsene 34-jährige Frau mit kastanienbraunem Haar und blauen Augen, die es tunlichst vermied, irgendetwas mit den Händen oder ihrer Kleidung zu berühren, sich ständig die Finger rieb oder wusch, Bücher und Handarbeiten ausschüttelte, um mögliche Schmutzpartikel zu entfernen, und sich von einem Dienstmädchen mit dem Löffel füttern ließ. Wie den Damen, die bei Hammond in Behandlung waren, war auch ihr vollkommen bewusst, dass ihr Verhalten irrational war. »Meine Unruhe ist dumm und lächerlich«, bekannte sie, »aber ich kann mich derselben nicht erwehren.«

Als schließlich wissenschaftlich erwiesen wurde, dass Krankheiten durch unsichtbare Mikroben verbreitet werden können, trat die Furcht vor Verseuchung ab der zweiten Hälfte des 19. Jahrhunderts noch sehr viel häufiger auf, und an diesem Punkt stufte Hammond sie als eindeutige psychische Störung ein. Die Welt schien mit einem Mal voll verborgener Infektionserreger zu sein, vermerkte Don James McLaughlin in seiner Dissertation, und die Furcht vor diesen Erregern schien ebenso rasch um sich zu greifen wie die Mikroben selbst. Auch die Namen für die Erkrankung vervielfachten sich: Neben Mysophobie wurden Germophobie, Germaphobie, Verminophobie, Bakteriophobie und Bazillophobie geläufig.

Seelische Not unterschiedlichster Art konnte sich mittels der Schmutzphobie Bahn brechen. So behandelte im Jahr 1880 Dr. Ira Russell einen 47-jährigen Junggesellen, der selbst in Harvard Medizin studiert hatte und den das »Dreck-Grauen« gepackt hatte, nachdem sein Bruder in seinen Armen gestorben war. Russells Patient vermied es, Türklinken, Stühle und andere Möbelstücke anzufassen, und seine nächtlichen Säuberungsrituale dauerten Stunden. In den 1890er Jahren hatte Freud eine Patientin, die sich permanent die Hände wusch und Türklinken nur mit dem Ellbogen berührte. »Es ist der Fall der Lady Macbeth«, erläuterte er. »Die Waschungen waren symbolisch, dazu gedacht, die moralische Reinheit, deren Verlust sie bereute, durch die körperliche Reinheit zu ersetzen. Sie quälte sich mit Schuldgefühlen über eine eheliche Untreue, deren Erinnerung sie aus ihrem Gedächtnis zu verbannen suchte.«

Freud macht deutlich, warum es so schwer ist, einem Menschen diese rituellen Verhaltensweisen abzugewöhnen: »Wenn wir sie an der Ausführung ihrer Zwangshandlung, ihres Waschens, ihres Zeremoniells zu hindern versuchen, oder wenn sie selbst den Versuch wagen, einen ihrer Zwänge aufzugeben, so werden sie durch eine entsetzliche Angst zur Gefügigkeit gegen den Zwang genötigt. Wir verstehen, dass die Angst durch die Zwangshandlung gedeckt war, und dass diese nur ausgeführt wurde, um die Angst zu ersparen.« Derartige Zwänge, argumentiert Freud, seien Symptome magischen Denkens. Mysophobiker fürchteten, ihre Wünsche und Gefühle würden versickern und äußere Einflüsse eindringen. Die Waschrituale seien darauf angelegt, diese Kontamination, die Durchbrechung der porösen Ich-Grenze, zu verhindern.

Hammond behandelte seine mysophoben Patienten mit Bromiden, einer Form des Sedativums, während Freud sie zu heilen versuchte, indem er ihre unterbewussten Fantasien erforschte. Im späteren 20. Jahrhundert experimentierten Psychologen mit Verhaltenstherapien. 1975 wurde der britische Psychiater Isaak Marks von einer Frau konsultiert, die sich mindestens fünfzigmal am Tag die Hände wusch und jede Woche sieben Großpackungen Seifenflocken verbrauchte. Sie warf »verseuchte« Kleidung weg, obwohl sie sich eigentlich keine neue leisten konnte, und zog innerhalb von drei Jahren fünfmal um, auf der Flucht vor »infizierten« Umgebungen. Viele Orte waren für sie gleichbedeutend mit Verschmutzung, berichtet Marks, ganz besonders die englische Stadt Basingstoke: »Die bloße Erwähnung des Wortes beschwor schon Waschrituale herauf.« Im Zuge der Behandlung fuhr Marks mit ihr in die gefürchtete Stadt, ein Ausflug, der »in einem Gefühl völliger Besudelung, schwerer Depression und der Drohung, Hand an sich zu legen, endete«. Doch die Depression legte sich nach 24 Stunden wieder, und die Frau setzte die Behandlung fort, bis sie sich am Ende imstande fühlte, gänzlich ohne ihre Reinigungsrituale auszukommen.

Die Künstlerin Cassandre Greenberg ließ sich Mitte des Jahres 2019 in einer psychiatrischen Klinik im Norden Londons auf eine Konfrontationstherapie ein, um ihre panische Angst vor der Verseuchung und vor dem Erbrechen sowie ihren Reinlichkeitswahn zu behandeln. Doch im Februar 2020 wurde die Therapie unvermittelt abgebrochen. Das

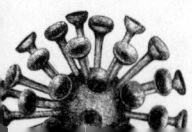

Covid-19-Virus hatte Großbritannien erreicht, und die Krankenhäuser bekamen Weisung, nur noch Notfallpatienten zu behandeln. Gleichzeitig instruierte die Regierung die Bürger, die Art von Zwangsverhalten anzunehmen, von der sich Greenberg hatte befreien wollen.

»Das Händewaschen war mit einem Mal ein Akt zur Rettung der Nation«, schrieb sie in einem Beitrag für das Magazin *White Review*. »Als die Leute anfingen, die Supermärkte auf der Jagd nach antibakterieller Seife zu stürmen, wurde ausgerechnet das, was mich ›krank‹ gemacht hatte, zum Inbegriff des gesunden Lebens.« Sie beobachtete, wie Menschen danach strebten, »Verhaltensweisen und Empfindungsmuster [anzunehmen], die für mich seit Langem Anzeichen für eine Erkrankung meiner Psyche waren, meine persönlichen rituellen Beschwichtigungen einer übersteigerten Erwartung drohender Gefahr. Das zuvor noch ›Pathologische‹ gilt jetzt als das Vernünftige und Verantwortungsbewusste.« Unversehens wurde die Öffentlichkeit dazu ermuntert, eine Haltung einzunehmen, aufgrund derer man Menschen kurz zuvor noch eine Keimphobie und eine Reinlichkeitsmanie unterstellt hätte.

Dass Fälle von Mysophobie in Zeiten einer rasanten Verbreitung gefährlicher Viren zunehmen, dürfte nicht überraschen, und Studien haben bestätigt, dass während der Covid-19-Pandemie viele Zwangsstörungen verstärkt auftraten. Wie allerdings Frederick Aardema 2020 im *Journal of Obsessive-Compulsive and Related Disorders* darlegte, fürchtet ein Mensch, der sich zwanghaft die Hände wäscht, gar nicht in erster Linie eine physische Erkrankung, sondern eine seelische Verwundung. Keime sind Sinnbilder für Schändung. Obsessive Waschrituale »werden ausgeführt als Schutz vor Gefahren für das seelische Ich im Gegensatz zum physischen Körper«. Eine

Frau mit einer Zwangsstörung berichtete Aardema, sie habe während Covid-19 nicht noch mehr Angst vor einer Ansteckung gehabt, sondern sei eher erleichtert gewesen, dass auch andere ihre Verhaltensmuster annahmen. »Es musste ihr nicht mehr peinlich sein, Schutzhandschuhe zu tragen«, so Aardema, »oder das Händeschütteln zu verweigern.«

In der Anfangsphase der Covid-19-Pandemie definierten wir – im Eilverfahren – den Begriff »rational« grundlegend neu. »Ich habe erlebt, wie sich die Ängste der Menschen in meinem Umfeld nach außen offenbarten«, berichtete Greenberg, »und das auf eine Weise, die alle meine bisherigen Vorstellungen von geistiger ›Gesundheit‹ beziehungsweise Krankheit über den Haufen warf.« Es war ein extremes Beispiel dafür, wie ein historisches Ereignis Sichtweisen ebenso wie Verhaltensweisen auf den Kopf stellen kann. Angst zu zeigen, wurde zur Normalität, sich zu fürchten hieß, sich logisch, verantwortungsbewusst, sachkundig zu verhalten. Zwanghaftigkeit war jetzt ein Mittel, für sich selbst und für andere Sorge zu tragen.

☛ *Siehe auch: Ablutophobie, Arithmomanie, Dermatillomanie, Emetophobie, Haphephobie, Trypophobie*

MYTHOMANIE

In einer wissenschaftlichen Abhandlung von 1905 bezeichnet der französische Psychiater Ernest Dupré den pathologischen Drang, zu übertreiben oder zu lügen, als Mythomanie – nach dem griechischen Wort für »sagenhafte Geschichte«. Echte Mythomanie, so Dupré, ist allem Anschein nach ohne eigentlichen Zweck. Mythomane glauben entweder ihre Lügen selbst, oder sie wissen, dass es Lügen sind, können aber nicht aufhören, sie zu erzählen. Für gewöhnlich bewegen sie sich fließend zwischen Fantasie und Realität hin und her, pendeln wie ein Kind zwischen bewussten Lügen und Tagträumen. Der Zustand ist auch als Pseudologia phantastica bekannt (ein 1891 von Anton Delbrück geprägter Begriff) oder als pathologisches Lügen. Unter den dokumentierten Fällen ist der einer Dienstmagd, die im späten 19. Jahrhundert durch Österreich und die Schweiz wanderte und sich mal als verarmte Medizinstudentin ausgab und mal als rumänische Prinzessin. Die waghalsigen Märchen eines Franzosen gipfelten 1993 im Mord an seiner Frau, seinen Kindern und seinen Eltern.

»Der pathologische Lügner«, so die polnisch-amerikanische Psychoanalytikerin Helene Deutsch 1922, »erzählt von einem Tagtraum oder einer Fantasterei, als wären sie wirklich geschehen.« Eine ihrer Patientinnen behauptete, eine masochistische Teenageraffäre mit einem älteren Jungen gehabt zu haben, und wies auch ein Tagebuch vor, das die sexuellen Begegnungen beschrieb. Deutsch wusste, dass die Geschichte ihrer Patientin erfunden war, versuchte aber zu verstehen, warum sie darauf beharrte. Am Ende stellte sich heraus, dass ihr älterer Bruder sie sexuell missbraucht hatte, als sie etwa drei Jahre alt war. Das verdrängte Ereignis, das sich auch in einer somatischen Störung hätte niederschlagen können, war stattdessen in einer erdichteten Geschichte zum Vorschein gekommen. Im England der 1930er Jahre stellte der ungarische Geisterjäger Nandor Fodor die These auf, dass einige Frauen, die nach eigenem Bekunden übernatürliche Kräfte besaßen, sich zwanghaft Geschichten ausdachten, um verborgene Wahrheiten über ihr Leben zu vermitteln. Ein Beispiel dafür ist sicherlich die Londoner Hausfrau Alma Fielding, die Poltergeistphänomene zu erzeugen schien.

»Die Ansicht ist recht weit verbreitet«, stellt Deutsch fest, »dass Phantasie-Lügner ihre Geschichten erzählen, um bei ihren Zuhörern Bewunderung, Neid usw. hervorzurufen.« Sie habe aber festgestellt, dass Mythomane »einfach einem inneren Drang folgen, etwas mitzuteilen, ohne sich wirklich um die Reaktionen zu scheren«. Eine vorteilhafte Resonanz sei nur eine willkommene Begleiterscheinung. »Darin«, so Deutsch, »ähnelt der Phantasie-Lügner dem wahrhaft schöpferischen Autor, der ohne Rücksicht auf die Rezeption seines Werkes schreibt, und weniger dem zweitrangigen Künstler, der sein Werk dem Publikumsgeschmack anpasst.« Mythomane folgen, wie Romanciers, einem Impuls, in ausgedachten Geschichten sich selbst zu entfliehen – oder zu entdecken.

2015 machte die französische Psychoanalytikerin Michèle Bertrand die Bekanntschaft eines Patienten mit Namen Alex, eines hochgewachsenen jungen Mannes mit gebeugter Körperhaltung, der sich ihr mit den Worten vorstellte: »Madame, ich bin ein Lügner.« Schon seit seiner Schulzeit hatte er seine Legasthenie verborgen und so getan, als sei er hochgebildet, obwohl er in Wirklichkeit kaum lesen und schreiben konnte. Sobald er Gefahr lief, enttarnt zu werden, kündigte er Jobs oder beendete Liebesbeziehungen. Alex quälte sich mit Ängsten und Schuldgefühlen, fabrizierte aber eifrig weiter Geschichten. »Der Mythomane«, so Bertrand, »ist jemand, der es nicht geschafft hat, ein stimmiges Charakterbild von sich zu entwerfen. Er weiß nicht, wer er ist […] Er erfindet keine Geschichten, um zu verbergen, was er ist, sondern […] um Substanz zu erwerben, ein erfülltes Sein, Stimmigkeit. Seine Lage ist deshalb so vertrackt, weil er ohne diese Vortäuschung, der zu sein, den er ersonnen hat, in seinen eigenen Augen ein Nichts ist.«

In seinem Buch *Die Frau, die nicht lieben wollte* (2013) stellt der Psychoanalytiker Stephen Grosz einen Fernsehproduzenten, »Philip«, vor, der mit der Diagnose »pathologisches Lügen« an ihn überwiesen wurde. Eine von Philips ersten Lügen – im Alter von elf oder zwölf Jahren – war die seinem Schuldirektor gegenüber, er sei vom MI5 für eine Ausbildung zum Geheimagenten angeworben worden. In jüngerer Zeit hatte er seiner Frau fälschlich erzählt, er habe Lungenkrebs. Seiner Tochter hatte er weisgemacht, er spreche Französisch, und seinem Schwiegervater, er habe einmal als Reservist der Mannschaft der britischen Bogenschützen angehört. Es dauerte auch nicht lange, bis er Grosz einen Bären darüber aufband, warum er seine Rechnung noch nicht bezahlt hatte. Grosz stellten die offensichtlichen, sinnlosen und oft auch lächerlichen Märchen seines Patienten vor ein Rätsel, bis Philip eine Kindheitserinnerung preisgab. Seit er ungefähr drei Jahre alt war, so erzählte er, wachte er häufig nachts auf und stellte fest, dass er ins Bett gemacht hatte. Wenn er sich morgens anzog, stopfte er immer seinen feuchten Schlafanzug unter das Bettzeug, und am Abend fand er ihn dann, sauber und zusammengefaltet, unter dem Kopfkissen wieder. Seine Mutter hatte ihn im Lauf des Tages ohne Aufhebens weggenommen und gewaschen. Sie sprach sein Problem ihm gegenüber nie an, rügte ihn nicht und verriet auch seinem Vater nichts davon. Das stillschweigende Ritual setzte sich fort, bis Philip elf war und seine Mutter starb.

Zwar entwuchs Philip später seiner Bettnässphase, doch vermutete Grosz, dass pathologisches Lügen an seine Stelle getreten war. »Er erzählte Lügen, die Chaos verursachten«, so Grosz, »und hoffte, dass sein Zuhörer nichts sagen und, wie seine Mutter, in einer heimlichen Übereinkunft sein Komplize werden würde.« Seine Lügerei diente nicht der Täuschung, sie wollte eher ein Band der Mittäterschaft knüpfen.

Es war »seine Art, die Verbundenheit von einst aufrechtzu-erhalten, seine Art, seiner Mutter weiterhin nahe zu sein«.

Gelegentlich muss die Diagnose Mythomanie auch dafür herhalten, dass die Realität geleugnet wird. In der ersten Einzeldarstellung zu pathologischem Lügen, veröffentlicht 1915, stellten die Kinderpsychologen William und Mary Tenney Healy einige der zwanghaften Lügner vor, die sie in Chicago behandelt hatten. Zu ihnen gehörte auch »Bessie M.«, neun Jahre alt, die ihrer Betreuerin erzählte, sie sei von mehreren Männern sexuell missbraucht worden, unter anderem von ihrem Vater und ihrem Bruder. Ihre Pflegemutter »Mrs. S.« informierte die Polizei, die Bessies Vater und Bruder wegen Inzest verhaftete. Vor Gericht lieferte Bessie in aller Ausführlichkeit schockierende Beschreibungen der Übergriffe, doch der Richter war der Meinung, ihre Aussage erwecke »den Anschein von Unwahrheit«, und befand, das »Gebaren« insbesondere ihres Bruders entspreche »ganz und gar nicht den schwerwiegenden Beschuldigungen gegen ihn«.

Als Experten für Jugendkriminalität erstellten die Healys für das Gericht ein Gutachten über Bessie. Sie erfuhren, dass ihre Familie aus Irland nach Chicago gezogen war, als Bessie fünf Jahre alt war und nachdem ihre Mutter und mehrere Geschwister in »der alten Heimat« verstorben waren. In den vier Jahren seitdem hatte das Mädchen in vielen verschiedenen Hausgemeinschaften gewohnt und sechs Monate lang mit Vater und Bruder das Bett geteilt. Bessie behauptete, sie sei an fast allen Orten, an denen sie logiert hatte, in sexuelle Aktivitäten mit verschiedenen Männern verstrickt gewesen. Die Psychologen waren erstaunt über ihr breites sexuelles Wissen, bemerkten aber auch, dass Mrs. S., ihre derzeitige Pflegemutter, einen »Hang zum Dramatischen« in dem Mädchen gefördert hatte, indem sie sie ins Theater und zu Filmvorführungen mitnahm und sie dazu anregte, laut vorzulesen. Ein Arzt, der Bessie untersuchte, stellte fest, dass ihr Hymen unversehrt war. Die Healys zogen den Schluss, dass sie bezüglich der schwerwiegendsten Übergriffe auf sie gelogen haben musste. Das sagten sie auch vor Gericht aus.

Mrs. S. und weitere bei der Verhandlung anwesende Frauen waren außer sich, als der Richter die Klage gegen Bessies Vater und Bruder abwies. »Die erste Geschichte des Mädchens«, bemerkten die Healys, »war so gut erzählt, dass viele unwiderruflich von der vollständigen Schuld des Vaters überzeugt waren«.

Die Healys hatten das Modell des pathologischen Lügens zu Hilfe genommen, um zu erläutern, warum Bessie eine Lüge erzählt haben sollte, die ihr so wenig nutzen konnte. Inzwischen weiß man, dass der Zustand des Hymen keinen Hinweis darauf gibt, ob ein Mädchen oder eine Frau missbraucht wurde. Eine Studie zu Fällen von Kindesmissbrauch aus dem Jahr 2010 ergab, dass nur zwei Prozent der Opfer »sichtbare Läsionen« davongetragen hatten. »Eine Untersuchung des Hymen« ist, einer Abhandlung mehrerer internationaler Experten für sexuelle Gewalt von 2019 zufolge, »keine präzise beziehungsweise verlässliche Überprüfung von vorangegangenem sexuellen Verkehr, auch nicht von sexuellem Missbrauch.« Vielleicht klang Bessies Geschichte deswegen so überzeugend für Mrs. S. und die anderen Frauen, die sie kannten, weil sie nicht etwa unter Mythomanie litt, sondern weil sie die Wahrheit sagte.

☞ *Siehe auch: Erotomanie, Megalomanie, Plutomanie*

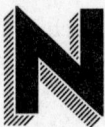

NOMOPHOBIE

Der Begriff Nomophobie – eine scherzhafte Verschmelzung von »no-mobile-phone-phobia« (auf Deutsch wörtlich »Kein-Handy-Angst«) – stammt aus einer Studie der britischen Postbehörde über Handybesitzer aus dem Jahr 2008. Die Studie, die durchgeführt wurde, nachdem das Kommunikationsmittel seit 25 Jahren auf dem Markt war, ergab, dass nahezu 53 Prozent der Befragten unruhig wurden, wenn sie ihr Handy verlegt oder kein Netz hatten oder wenn der Akku zur Neige ging. Weitere neun Prozent wurden nervös, wenn ihr Handy abgestellt war. Der Grad der Beunruhigung war vergleichbar mit der Nervosität am Hochzeitstag oder vor Zahnarztbesuchen, so die Studie.

Handyabhängigkeit steigt weltweit seit vielen Jahren kontinuierlich an. Eine Studie von 2012 bezeichnete Mobiltelefone als »die vermutlich größte nicht-drogenbedingte Abhängigkeit des 21. Jahrhunderts«. Wenn sie eingesetzt werden, um die Stimmung zu heben, scheinen sie die gleichen neurologischen Belohnungs- und Verstärkungsabläufe zu aktivieren wie Glücksspiel und Alkohol. Zu lange Beschäftigung mit dem Smartphone kann zu verstärkter Ängstlichkeit und Depression führen, Schmerzen in Handgelenk und Nacken auslösen sowie Schlaf, Konzentration und schulische Leistung beeinträchtigen. Eine Reihe von Umfragen zwischen 2014 und 2018 ergab, dass in verschiedenen Ländern übermäßige Telefonnutzung unter Teenagern besonders weit verbreitet war. In Großbritannien wurde sie auf zehn Prozent geschätzt, in Taiwan und der Schweiz auf 17 und in Korea und Indien sogar auf 31 Prozent. Nomophobiker werden häufig von FOMO (»Fear of Missing Out« = Angst, etwas zu verpassen) oder der ganz ähnlich gelagerten FOBO (»Fear of Being Offline« = Angst, nicht mit dem Internet verbunden zu sein) befallen.

2014 listeten die Psychiater Nicola Luigi Bragazzi und Giovanni Del Puente die Anzeichen für übermäßige Abhängigkeit von einem Telefon auf: Nomophobiker haben stets ein Ladegerät bei sich, meiden Orte wie Theater oder Flugzeuge, an denen die Nutzung von Mobiltelefonen verboten ist, sie schauen immer wieder aufs Display, lassen ihre Geräte stets eingeschaltet und legen sie nachts neben sich. Viele kommunizieren lieber übers Handy als persönlich mit anderen zu sprechen. Manche hören Phantom-Klingeln und spüren Phantom-Vibrationen, andere verschulden sich mit Ausgaben für Datenmaterial oder neue Geräte. Die Leistungsfähigkeit von Smartphones entwickelt sich so rasant weiter, dass diese Kriterien einem Wandel unterliegen, doch im Großen und Ganzen, so Bragazzi und Del Puente, lässt sich Nomophobie als die pathologische Angst beschreiben, technologisch abgehängt zu werden.

Die beiden Wissenschaftler verweisen darauf, dass ein Handy unterschiedliche Bedeutung annehmen kann: Dem einen dient es als Schutzschild, dem anderen als Ersatz für Freunde oder als Mittel, soziale Kontakte zu vermeiden (sie nennen dieses Phänomen das »Paradox der neuen Technologien«, dass elektronische Geräte uns gleichzeitig verbinden und isolieren). Von der Anthropologin Amber Case stammt die These, dass Handys es uns ermöglichen, einen sozialen Raum »zwischen den Stühlen« einzunehmen, in dem wir unser öffentliches Ich kontrollieren und moderieren können. Indem wir eine Textnachricht verfassen oder ein Foto posten, bestimmen wir, was wir anderen mitteilen. Bei einem Anruf bleiben immer noch nonverbale Hinweise wie Körperhaltung oder Gesichtsausdruck verborgen. Ein Nomophobiker fühlt sich häufig ausschließlich in seiner Liminalität wohl, beim direkten Kontakt mit einem lebendigen Gegenüber dagegen unangenehm entblößt.

Viele von uns kommen sich unvollständig vor, wenn sie von ihren Handys getrennt sind. In einem Experiment an einer Universität im Mittleren Westen der USA waren 2014 40 iPhone-Nutzer aufgefordert, fünf Minuten lang an einem Rätsel zu arbeiten und dabei ihre Handys zu ignorieren. Einige aus der Gruppe hatten ihre Geräte in eine Box in einiger Entfernung gelegt, während andere sie bei der Erledigung ihrer Aufgabe neben sich auf dem Tisch liegen hatten. Alle Studierenden arbeiteten isoliert voneinander an dem Rätselspiel. Nach drei Minuten rief ein Universitätsmitarbeiter unter der auf dem Anmeldeformular angegebenen Nummer bei den Probanden an. Alle ignorierten das Klingeln, wie man es ihnen vorgegeben hatte. Doch Blutdruck und Herzschlag der von ihren Handys getrennten Studierenden erhöhten sich stärker als bei denjenigen, die ihre Geräte neben sich liegen hatten. Bei der Gruppe ohne Handys nahmen die kognitiven Fähigkeiten zudem stärker ab, als ihre Geräte klingelten – sie fanden weniger Worte in dem Rätsel – und sie gaben größere Unruhe und Unbehagen zu Protokoll. Die Schlussfolgerung der Forscher lautete: Alle Studierenden hatten sich ihre iPhones im Geiste »einverleibt«, nahmen sie unbewusst als Erweiterung ihres Körpers wahr, und diejenigen, die nicht an sie herankamen, waren verstört und abgelenkt, weil sie einen Teil von sich vermissten.

Allerdings hat sich unsere Abhängigkeit von Telefonen inzwischen so sehr verstärkt, dass sich nur schwer ermessen lässt, an welchem Punkt sie überhaupt in eine unnatürliche Obsession übergeht. In den Jahren, seit der Begriff Nomophobie existiert, haben wir gelernt, Handys zu nutzen, um einzukaufen, Spiele zu spielen, uns mit Fremden zu verabreden, um von einem Ort zum anderen zu gelangen, um Ärzte zu konsultieren, in Clubs, Theater, Flugzeuge, Züge eingelassen zu werden, uns Filme, Sportereignisse und Fernsehsendungen anzuschauen, um Fremdsprachen zu übersetzen, die Nachrichten zu verfolgen und eigene Nachrichten zu versenden, um unsere Gesundheit und Aktivitätslevel zu überwachen, um Bücher zu lesen, andere Geräte zu steuern, um uns auszuweisen, um unser Zuhause, unsere Familie und Freunde aus der Ferne im Blick zu behalten, um unsere Arbeit zu erledigen. Die Angst, ohne unsere Mobilgeräte dazustehen, gilt inzwischen weniger als pathologisch und mehr als verständliche Sorge.

☛ *Siehe auch: Monophobie, soziale Phobie, Syllogomanie, Telephonophobie*

NYKTOPHOBIE

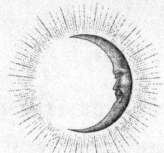

Nyktophobie (abgeleitet vom griechischen Wort *nyx* für Nacht) ist eine lähmende Angst vor der Dunkelheit. Freud beschrieb sie als die erste Angst, die wir empfinden, zusammen mit der Angst vor dem Alleinsein. Einmal, so berichtet er, hörte er ein Kind, das sich im Dunkeln ängstigte, ins Nebenzimmer rufen: »Tante, sprich doch zu mir, ich fürchte mich.« »Aber was hast du davon?«, fragte die Frau. »Du siehst mich ja nicht.« Darauf erwiderte das Kind: »Wenn jemand spricht, wird es heller.« Die Angst des Kindes vor dem Dunkeln war die Furcht vor dem Alleinsein, schloss Freud: »Die Sehnsucht in der Dunkelheit wird also zur Angst vor der Dunkelheit umgebildet.«

Wir kommen nicht schon mit Angst vor der Dunkelheit auf die Welt – schließlich sind wir bei der Geburt ja bereits mehrere Monate lang mit geschlossenen Augen im Mutterleib herumgedümpelt – doch die meisten fangen spätestens mit vier Jahren an sich zu fürchten. In einer Studie unter niederländischen Grundschulkindern aus dem Jahr 2001 gaben 73 Prozent der Kinder an, nachts Angst zu haben, darunter 85 Prozent der Sieben- bis Neunjährigen. Die Eltern der Kinder unterschätzten das Ausmaß der Ängste ihrer Kinder erheblich. Nur 34 Prozent wussten davon oder vermuteten es zumindest.

Angst vor dem Dunkeln kommt häufig nur indirekt zum Ausdruck: Ein Kind braucht vielleicht fürs Zubettgehen einfach nur lange oder sträubt sich dagegen, alleingelassen zu werden. Das Unbehagen könnte sich lediglich daran zeigen, dass ein Kind von Einbrechern, Gespenstern oder Ungeheuern spricht, nachts weint oder wortlos bei jemand anderem unter die Decke kriecht. Auch unter Erwachsenen könnte die

Phobie weiterverbreitet sein, als wir annehmen, weil sie unter Umständen als Schlaflosigkeit oder allgemeine Unruhe gedeutet wird. In einer Umfrage unter erwachsenen Briten gaben im Jahr 2012 vierzig Prozent der Befragten an, Angst davor zu haben, im Dunkeln durchs Haus zu gehen, und zehn Prozent wollten nachts nicht mehr aus dem Bett aufstehen, auch nicht, um zur Toilette zu gehen. Elizabeth I. von England hatte solche Angst vor der Dunkelheit, dass eine Hofdame jede Nacht mit ihr das Bett teilen musste.

Furcht vor der Dunkelheit ist angeboren und durchaus vernünftig. Da wir nachts schlechter sehen, sind wir verwundbarer, weniger Herr der Lage, langsamer. Wenn wir in der Nacht aufwachen, haben unsere Augen Mühe, sich an die Lichtverhältnisse anzupassen, und wir sehen schemenhafte Umrisse Gestalt annehmen, als würde sich die Dunkelheit materialisieren. »Kinder strengen ihre Augen an, um im Dämmerlicht und sogar in tiefschwarzer Finsternis etwas zu erkennen«, heißt es in einer Abhandlung Granville Stanley Halls aus dem Jahr 1897, »bis vielleicht die Dunkelheit so vergegenständlicht ist, dass man sie anfassen oder durchschneiden könnte.« Unsere Angst könnte sein, dass die »große Dunkelheit« da draußen uns wie ein Ungeheuer verschlingen wird, so Hall, während die »kleine Dunkelheit« innerhalb des Hauses »eng und erdrückend« ist. Der Psychoanalytiker George Devereux vertrat 1949 die These, dass das mangelnde Sehvermögen in der Nacht das Ego seines wichtigsten Verbündeten beraubt, der physischen Realität. »Die Angst vor der Dunkelheit«, so Devereux, »ist gewissermaßen symptomatischer Ausdruck der Angst des Egos, von Instinktkräften überwältigt zu werden.« Wenn man uns die Sicht nimmt, kann die Leerstelle mit irrationalen Ängsten und Sehnsüchten gefüllt werden.

Benjamin Rush hatte ein einfaches Heilmittel gegen Nyktophobie: »Die Angst, die durch Dunkelheit hervorgerufen wird, lässt sich mit der richtigen Erziehung im frühen Alter leicht besiegen«, befand er. »Sie besteht darin, Kinder ohne eine Kerze ins Bett zu schicken und ihnen keine Gesellschaft zu erlauben, bis sie eingeschlafen sind.« Heutzutage empfehlen Psychologen wohl eher, verängstigte Kinder dadurch zu beruhigen, dass man ihnen Geschichten vorliest, in denen die Figuren ihre Furcht vor der Dunkelheit überwinden, oder sie Spiele lehrt, die das Unbehagen verringern (Schattenfiguren an der Wand oder Schatzsuchen mit verbundenen Augen). Man kann Kindern auch beibringen, sich selbst zu beruhigen. Sie müssen sich nur vorstellen, dass ihre Helden sie durch ihre Rituale beim Zubettgehen leiten: »Inspektor Gadget dankt dir, dass du ihm bei seinem Auftrag geholfen hast, und verleiht dir einen Orden. Dann geht er mit dir zurück ins Haus, zieht dir deinen speziellen Undercover-Anzug aus und bringt dich ins Bett. Du schläfst ein […]«

David A. Kipper, ein israelischer Psychologe, berichtete 1980 in einer Fachzeitschrift von zwei nyktophoben Patienten, die er mit einer Desensibilisierungstherapie behandelt hatte. Einer war ein Mann von 21 Jahren, der nach einem traumatischen Erlebnis in der israelischen Armee von entsetzlichen Albträumen gequält wurde. Die andere, ein 13-jähriges Mädchen, litt seit fünf Jahren an Nyktophobie. Das einzig Beängstigende in ihrem Leben, an das sie sich erinnern konnte, war ein Einbruch in die Nachbarwohnung, den sie mit angehört hatte, als sie zwölf war. Keiner der beiden Patienten wollte nach Sonnenuntergang in einem dunklen Zimmer bleiben oder das Haus verlassen. Der Mann schlief nur noch tagsüber, während das Mädchen nachts auf Licht und Gesellschaft bestand.

Kipper nahm den ehemaligen Soldaten mit in eine dunkle

Straße, redete ihm gut zu, sich zu entspannen, ging neben ihm her und bewegte sich dann zehn Meter weiter, bevor er ihn nachkommen ließ. Er ging noch ein Stück voran, dann durfte der Mann ihm folgen. Nachdem sich der Patient daran gewöhnt hatte, dass Kipper ein paar Hundert Meter entfernt war, begab sich der Psychologe außer Sichtweite und versteckte sich an einer vereinbarten Stelle, bis der Mann ihn suchen kam. Sie wiederholten den Vorgang über mehrere Wochen, bis der Exsoldat imstande war, allein durch die Dunkelheit zu gehen. Das gleiche Ritual heilte das Mädchen, allerdings brauchte sie noch eine zusätzliche Therapie, damit sie sich in ihrem Schlafzimmer sicher fühlen konnte: Sie durfte am Anfang die Tür einen Spalt weit offenstehen lassen, damit Licht hereinkam, und sollte sie dann jede Nacht ein Stückchen weiter schließen.

Die Dunkelheit ist seit jeher ein Refugium für unerlaubte Aktivitäten – Kriminalität, Aufruhr, sexuelle Übergriffe – und eine Metapher für Unwissenheit und Sünde. In seinem Buch *Rethinking Darkness* von 2020 beschreibt Tim Edensor das Bestreben der Forscher und Philosophen der Aufklärung, die Dunkelheit der Unvernunft zu vertreiben, und das der Kolonisatoren und Missionare, den »Dunklen Kontinent« Afrika zu zivilisieren. In der christlichen Literatur ist das Licht ein Symbol für die Erlösung. »Einst wart ihr Finsternis«, schreibt der heilige Paulus an die Epheser, »jetzt aber seid ihr Licht im Herrn. Lebt als Kinder des Lichts!« Der Verhaltenspsychologe John B. Watson berichtet, dass ihm Angst vor der Nacht von seinem Kindermädchen eingeflößt wurde, das ihn warnte, der Teufel würde in der Dunkelheit lauern und nur darauf warten, ihn in die Hölle hinunterzureißen.

Edensor meint, es sei an der Zeit für eine Ehrenrettung der Dunkelheit. In einer von Elektrizität hell erleuchteten Welt kann die Nacht wie ein sicherer Hafen erscheinen. Schattige Grotten und dämmrige Zimmer bieten Privatsphäre, Intimität, Zuflucht vor neugierigen Blicken. In seiner Abhandlung über die Angst preist Granville Stanley Hall die schöpferische Kraft der Dunkelheit: »Wir wüssten gar nicht, was die Fantasie alles vermag, gäbe es die Dunkelheit nicht, sie ist eine großartige Lehrmeisterin, oder wenn das Auge sich, wie das Ohr, nicht schließen könnte, wenn dem Blick, wie den Geräuschen, keine Nacht vergönnt wäre.« Im Dunkeln, so der Naturschriftsteller John Tallmadge, kommt nicht nur unsere Vorstellungskraft auf Touren, wir spüren, hören, schmecken und riechen auch intensiver. Der Körper »entspannt und öffnet sich, atmet, erstreckt seine Aufmerksamkeit hinaus in die Welt, so, wie eine Pflanze sich mit Wurzeln ihren Weg in die Erde ertastet beziehungsweise mit Blättern hinauf in die Luft«. Die Finsternis sollte uns eine Wonne sein.

☞ *Siehe auch: Hypnophobie, Monophobie, Thalassophobie, Xylophobie*

NYMPHOMANIE

Der Begriff Nymphomanie mit der Bedeutung »unersättliches sexuelles Verlangen« bei Frauen wird für gewöhnlich auf das griechische Wort *nymphe* (junge Frau oder Braut) zurückgeführt. In Großbritannien und Amerika wurde er um 1775 herum geläufig, nach der Übersetzung von Jean Baptiste Louis de Thesacq de Bienvilles Abhandlung *Nymphomanie* ins Englische. In früheren Jahrhunderten, so die Historikerin Carol Groneman, ging man vielfach davon aus, dass Frauen ebenso lüstern seien wie Männer, und ihre Fruchtbarkeit wurde auch in Abhängigkeit von ihrer sexuellen Leidenschaft gesehen. Doch mit dem Aufkommen der Industriegesellschaft wurden Frauen zunehmend über ihre Rolle als Ehefrau und Mutter definiert und in ein Bekenntnis zur selbstlosen, moralisch reinen Weiblichkeit nach evangelikal-christlichen Vorstellungen gedrängt. Jegliches Anzeichen von sexuellem Verlangen bei einer Frau konnte als übermäßig eingestuft werden – nicht nur ihr Wunsch nach Masturbation oder außerehelichem Sex, sondern auch der nach mehr (oder befriedigenderem) Sex mit ihrem Ehemann.

1856 vertraute »Mrs.B.«, die 24-jährige Frau eines Bostoner Weinhändlers, dem amerikanischen Gynäkologen Horatio Storer an, dass sie wiederkehrende erotische Träume von Männern aus ihrem Bekanntenkreis habe. In den sieben Jahren ihrer Ehe hätten sie und ihr sehr viel älterer Mann jede Nacht Sex gehabt, doch in der letzten Zeit seien Probleme aufgetaucht. »Er stellte eine Blockade des Verkehrs von ihrer Seite aus fest«, so der Arzt in seinen Aufzeichnungen, »während sie es eher für zunehmendes Erektionsversagen bei ihm hält.« Dr.Storer diagnostizierte Nymphomanie und riet Mrs.B., eine Zeitlang auf Sex zu verzichten, Weinbrand und andere Genussmittel zu meiden, das Schreiben zu unterlassen (sie arbeitete an einem Roman) und ihre Vagina mit einer Boraxlösung auszutupfen. Sofern sie nicht ihre Fantasien zügele, warnte er, lande sie womöglich in einem Irrenhaus.

Die Ärzte waren sich einig, dass Nymphomanie eine organische Krankheit sei, konnten allerdings nicht genau sagen, ob sie von den Geschlechtsorganen ausging oder vom Gehirn. Vielleicht bestehe zwischen beiden eine Verbindung, spekulierten sie. Eine Störung in den Fortpflanzungsorganen einer Frau könnte die Wirbelsäule hinaufwandern und den Verstand verwirren – oder umgekehrt. Bei sexuell rastlosen

Frauen verschrieben Ärzte im Allgemeinen Beruhigungsmittel, Kaltwasserbäder oder Aderlass (beispielsweise durch Ansetzen von Blutegeln am Perineum). Später im Jahrhundert setzten einige das Messer an, etwa zur Entfernung der Eierstöcke, der Klitoris oder der Schamlippen.

Manche Ärzte waren jedoch der Historikerin Sarah W. Rodriguez zufolge mit solchen Eingriffen vorsichtig. In Brooklyn untersuchte Dr. John Polak im Jahr 1896 Lizzie B., eine blasse, ausgemergelte 29-Jährige, die von ihrem Vater in seine Praxis gebracht worden war. Mr. B. berichtete, Lizzie sei schon seit einem Jahrzehnt missmutig und in sich gekehrt, säße stundenlang zu Hause herum und masturbiere, sowohl allein als auch vor anderen. Er bat den Arzt, Lizzies Klitoris zu entfernen – er war auch bereit, die volle Verantwortung für die Konsequenzen zu übernehmen – und Polak willigte widerstrebend ein. Drei Monate später konnte Polak in den *Medical News* erleichtert berichten, dass Lizzie »kein Verlangen erkennen lässt, zu ihren früheren Gewohnheiten zurückzukehren; sie wirkt zufriedener und ihr seelischer Zustand klarer.« Der Arzt ließ nichts über die Quelle seiner Informationen verlauten. Möglicherweise war es ja wieder Mr. B., dessen Verfügungsgewalt über den Körper seiner Tochter offensichtlich umfassend war.

In den zwanziger und dreißiger Jahren des 20. Jahrhunderts wurde Nymphomanie als rein psychische Störung behandelt, als übermäßiges Verlangen nach Sex, das auf eine geschädigte Psyche hindeutete. Nach dem Zweiten Weltkrieg wurde von vielen infrage gestellt, dass eine derartige Krankheit überhaupt existierte. In *Das sexuelle Verhalten der Frau* von 1953 erklärte Alfred Kinsey, es sei durchaus normal für eine Frau, zu masturbieren und Fantasien über Sex zu haben. Ein Jahrzehnt später befanden Albert Ellis und Edward Sagarin: »Was häufig als Nymphomanie bezeichnet wird, ist in der Regel Promiskuität, relativ gut kontrolliert, vermutlich auch äußerst wählerisch und von einer Art, die in unserer Gesellschaft bei so gut wie jedem Mann als verhältnismäßig normal angesehen würde.« Die Legalisierung der Antibabypille im Jahr 1960 machte den Sex außerhalb der Ehe für Frauen weniger riskant, und in den 1970er Jahren trumpften Frauenzeitschriften wie *Cosmopolitan* und pornografische Filme wie *Deep Throat* mit »happy nymphos« auf.

Nymphomanie geriet als Begriff zunehmend in Misskredit, da mit ihm fast nur noch die weibliche Lust als gestört oder lächerlich hingestellt wurde. »Allzu häufig«, so die amerikanische Sextherapeutin Ruth Westheimer, »bezeichnet ein Mann eine Frau so, weil sie viel mehr Sex möchte als er.«

In der Medizin wurden die Nymphomanie und ihr nur selten diagnostiziertes männliches Pendant, Satyriasis, als Begriffe inzwischen durch »Sexsucht«, »sexuelle Zwangsstörung« oder »Hypersexualität« ersetzt. Es bleibt allerdings schwierig, übermäßiges sexuelles Verlangen zu messen. Eine Methode wäre abzufragen, ob die Betroffenen ihr Verhalten als abträglich empfinden, für sich selbst oder für andere. In einer Studie in Neuseeland mit Beteiligung von 940 Männern und Frauen, allesamt im Alter von 32 Jahren, gaben im Jahr 2005 13 Prozent der Männer und 7 Prozent der Frauen an, im vorangegangenen Jahr »unkontrollierten« sexuellen Aktivitäten nachgegangen zu sein. Allerdings fanden nur 3,9 Prozent der Männer und 1,7 Prozent der Frauen, dass sich dieses Verhalten störend auf ihr Leben ausgewirkt habe.

Eine im *Journal of Affective Disorders* 2021 vorgestellte italienische Studie stellte einen statistisch bedeutsamen Zusammenhang zwischen einer traumatischen Erfahrung und Hypersexualität her. Die Autoren zogen den Schluss, dass zwanghaftes sexuelles Verhalten eine dysfunktionale Strategie im Umgang mit seelischem Leid darstellt, herbeigeführt durch Depression und Schuldgefühle, und sie bestätigten, dass der Zustand bei Männern sehr viel weiter verbreitet ist als bei Frauen. Der klinische Psychologe Richard B. Gartner beschreibt, wie dieser Mechanismus sich bei einem Mann abspielen könnte, der als Kind sexuell missbraucht wurde. »Er könnte gemischte Gefühle haben, wenn es um Freude am Sex geht, da ein gewisses Maß an körperlichem Wohlempfinden womöglich den traumatischen Missbrauch begleitet hat [...] Gierig nach zwischenmenschlichem Kontakt, aber auch mit einer panischen Angst davor, überzeugt, sexuelle Nähe wäre die beste Möglichkeit, sich geliebt zu fühlen, mit der gleichzeitigen Erfahrung von Liebe als Missbrauch, löst ein missbrauchsgeschädigter Mann, der sich überhaupt auf Sex einlässt, sein Dilemma nicht selten dadurch, dass er sich auf häufigen, wahllosen Geschlechtsverkehr verlegt.« Die Beschreibung könnte unter Umständen auch auf Lizzie B.s sexuelle Kontakte mit ihr selbst im Brooklyn der 1890er Jahre zutreffen, die ihr Vater operativ aus der Welt schaffen ließ.

☞ *Siehe auch: Erotomanie, Monomanie*

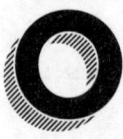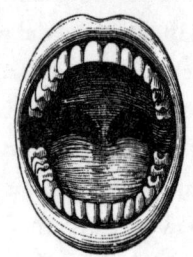

ODONTOPHOBIE

Etwa 15 Prozent der Menschen haben eine Aversion gegen Zahnbehandlungen, fünf Prozent gehen gar nicht erst zum Zahnarzt. Das kann gravierende Schäden an Zähnen und Zahnfleisch zur Folge haben und mitunter sogar an der Gesundheit im Allgemeinen. Im Jahr 1897 gab Granville Stanley Hall dieser Angst den Namen Odontophobie, nach dem griechischen Wort für Zahn, *odous*.

Die meisten Odontophobiker haben schmerzhafte oder beängstigende Erinnerungen an Erlebnisse auf dem Zahnarztstuhl. Die Erfahrung hat ihnen womöglich eine panische Angst vor dem Stich einer Nadel oder dem Surren eines Bohrers eingeflößt. Es mag sie die Furcht umtreiben, zu ersticken oder in Ohnmacht zu fallen, oder es plagt sie einfach nur ein Gefühl von Hilflosigkeit bei dem Gedanken, den Mund weit aufzureißen, damit sich ein Fremder darin zu schaffen machen kann. Während einer Zahnbehandlung können wir nicht sprechen und kaum schlucken. Unsere Lippen und Zungen sind wie gelähmt. Der Arzt schleift und kratzt dort drinnen geräuschvoll mit seinen scharfen, Instrumenten herum, ohne dass wir davon etwas sehen können.

In ihrer Analyse der evolutionären Ursprünge krankhafter

Angst erläutern Isaac Marks und Randolph Nesse, dass die Furcht vor dem Zahnarzt an einen uralten Selbsterhaltungstrieb anknüpft. So, wie wir bei neuen Krankheiten schnell in Panik geraten können, weil man uns eingeschärft hat, nur ja jegliche Infektion zu vermeiden, können wir auch eine Abwehrhaltung dem Zahnarzt gegenüber entwickeln, weil wir darauf aus sind, Verletzungen zu vermeiden. »Kopf und Herz sind sich schneller einig, wenn neue Gefahren einen Bezug zu schon bekannten aufweisen«, so Marks und Nesse. »Ist das so, dann können sich leicht Ängste vor diesen Gefahren entwickeln, wenn auch häufig auf unausgewogene Art und Weise.«

Um die Angst eines Odontophobikers zu lindern, könnte ein Zahnarzt im Vorfeld erklären, was er zu tun beabsichtigt, was der Patient vermutlich empfinden wird und wie er die ganze Sache stoppen kann (mit einem vereinbarten Zeichen). Im Umgang mit konditionierten Ängsten vor Spritzen oder Bohrern können Zahnärzte auch eine Konfrontationstherapie, Entspannungs- oder Ablenkungstechniken empfehlen oder in extremeren Fällen Benzodiazepine beziehungsweise Lachgas einsetzen (der Erste, der das Gas bei der Behandlung eines Patienten verwendete, war 1844 der amerikanische Zahnarzt Horace Wells). Hat allerdings jemand einen Zahnarztbesuch schon seit Jahren auf die lange Bank geschoben, wird die notwendige Behandlung vermutlich so umfangreich sein, dass sie die Phobie noch verschlimmert. In diesem Fall täte der Odontophobiker wohl besser daran, sich vor dem Eingriff mit einer intravenösen Sedierung oder einer Vollnarkose betäuben zu lassen.

☞ *Siehe auch: Blut-, Verletzungs- und Spritzenphobie, Pnigophobie*

ONIOMANIE

Der französische Psychiater Valentin Magnan prägte den Begriff im Jahr 1892 in Anlehnung an das griechische Verb *ōneomai*, kaufen, und der deutsche Psychiater Emil Kraepelin nahm ihn in sein Lehrbuch von 1909 auf. Die »Kauflust« wie Kraepelin sie nannte, wurde in der Folge auch als pathologisches Kaufen, Kaufzwang, Kaufrausch oder Kaufwahn bezeichnet. Die ersten epidemiologischen Studien zu dem Thema in den USA ergaben in den 1990er Jahren, dass zwischen zwei und acht Prozent der Bevölkerung kaufsüchtig waren, die meisten davon junge Frauen mit verhältnismäßig niedrigem Einkommen. Onlineshopping hat das zwanghafte Einkaufen noch erleichtert.

Abraham Lincolns Frau Mary war zum Beispiel kaufsüchtig. Während der Präsidentschaft ihres Mannes von 1861 bis 1865 gab sie so viel Geld für die Renovierung der privaten und öffentlichen Räume im Weißen Haus aus, dass der Kongress zwei Gesetze verabschieden musste, um die Kosten zu decken. Während in Nordamerika ein blutiger Bürgerkrieg zwischen den Nord- und den Südstaaten tobte, häufte Mary Todd Lincoln bei ihrem Lieblingsjuwelier Galt & Brothers mit dem Erwerb von Goldarmbändern, Diamantringen, mit Edelsteinen besetzten Broschen, Fächern und Teelöffeln einen riesigen Schuldenberg an. Einige Historiker äußerten die Vermutung, bei der Oniomanie der First Lady habe es sich womöglich um eine Facette einer weitergehenden psychiatrischen Erkrankung gehandelt – sie litt auch an Migräne, Stimmungsschwankungen und Wutausbrüchen, die symptomatisch für eine bipolare Störung sein können. Ihr zwanghaftes Verhalten könnte aber auch von Trauer herrühren. Mary Lincoln überlebte drei ihrer vier Söhne und war nach dem Tod des zwölfjährigen Willie 1862 mehrere Monate lang außerstande, ein normales Leben zu führen.

Einkaufen kann tatsächlich das Gefühl von Leere und Niedergeschlagenheit zerstreuen. »Wenn ich shoppen gehe«, erklärt Becky Bloomwood im Film *Shopaholic – Die Schnäppchenjägerin* (2009), »wird die Welt ein bisschen besser, *ist* sie besser. Und dann ist sie das nicht mehr. Und ich muss es wieder tun.« Im Augenblick des Kaufs gibt eine Käuferin einem Verlangen Ausdruck und befriedigt es gleichzeitig. Ihre verletzliche und ihre triumphierende Seite existieren kurzzeitig nebeneinander: das Wollen und das Haben, der Hunger und die Sättigung. Es geht nicht darum, etwas zu besitzen, sondern darum, es zu kaufen. Der britische Psychoanalytiker Darian Leader schildert in seinem Buch eine Patientin, die Tausende von Pfund für Kleider ausgab, die sie nicht einmal aus ihren Taschen und Schachteln nahm. Sie waren »Kostüme für Menschen, die ich sein könnte«, erklärte sie ihm, »eine Garderobe aus nicht aktivierten Requisiten«. Indem sie in ihren Verpackungen blieben, bewahrten sich die Kleider ihre Wirksamkeit, sie waren immer noch mit dem Zauber und der Verheißung aus dem Moment des Kaufs aufgeladen.

☛ *Siehe auch: Gebomanie, Kleptomanie, Monomanie, Syllogomanie*

ONOMATOMANIE

Onomatomanie ist die Besessenheit von einem bestimmten Wort. Die französischen Psychiater Jean-Martin Charcot und Valentin Magnan, die den Begriff 1885 vom griechischen *onoma* (Wort) ableiteten, beschrieben drei Formen, die diese

Störung annehmen kann: die quälende Suche nach einem konkreten, vergessenen Wort; den Zwang zur Wiederholung eines Wortes, wie eine Beschwörungsformel; die panische Angst davor, ein Wort zu hören oder auszusprechen, das als gefährlich empfunden wird. In seinem Aufsatz »Imperative Ideas« (1894) schildert Daniel Hack Tuke eine junge Engländerin, »Miss B.«, der ein Mann aus ihrem Bekanntenkreis dermaßen zuwider war, dass sie jedes Wort hasste, in dem die Silbe vorkam, die seinen Namen bildete. Sogar noch nach seinem Tod wusch sie sich Hände und Arme, wenn sie davon hörte. Ein Onomatomane schreibt bestimmten Wörtern magische Kräfte zu. Tuke gab die eine Silbe, die Miss B. so zusetzte, übrigens niemals preis, sei es, um die Anonymität seiner Patientin zu wahren, sei es, um ihrem Tabu Respekt zu zollen.

☞ *Siehe auch: Eibohphobie, Arithmomanie, Hippopotomonstrosesquippedaliophobie, Monomanie*

ONYCHOTILLOMANIE

Das zerstörerische Reißen, Zupfen oder Feilen an den Finger- beziehungsweise Zehennägeln wurde von dem polnischen Dermatologen Jan Alkiewicz 1934 mit dem Namen Onychotillomanie versehen, nach den griechischen Wörtern *ónyx* (Nagel) und *tillo* (rupfen). Während Nägelkauen und Nagelzupfen weit verbreitete Angewohnheiten sind, kommt das starke Nagelreißen eher selten vor. Eine Umfrage unter 339 Medizinstudenten in Warschau ermittelte 2013 nur drei Fälle, das heißt weniger als ein Prozent. Wie Haareausreißer und Hautpuler knibbeln Onychotillomane am Körper herum, erkunden sozusagen die Grenzen zwischen dem Naturgegebenen und dem Zusätzlichen, scheiden das Fleisch von seinen Auswüchsen.

»T.«, ein verheirateter 37-jähriger Ingenieur mit zwei Kindern wurde 2014 an der University of Wisconsin-Milwaukee wegen Onychotillomanie behandelt. Er knibbele an seinen Nägeln seit er zehn war, berichtete er den Psychologen, eine Angewohnheit, die er mit seiner Mutter und seiner Schwester gemeinsam habe. Er knibbelte sowohl an seinen Zehen- als auch an seinen Fingernägeln und ließ seine Daumennägel immer relativ lang wachsen, um damit die anderen Finger bearbeiten zu können. Er strich mit den Daumen über die Fingerspitzen auf der Suche nach »Schwachstellen«: nach Kerben, Unebenheiten oder Rissen, die dazu genutzt werden konnten, Stücke vom Nagel herauszupulen.

Wenn er am Knibbeln an den Nägeln gehindert wurde, machte ihn das nervös, und das Knibbeln brachte ihm Erleichterung. Er gab an, er würde jeden Tag acht bis zehn Stunden an seinen Nägeln pulen und dann an den Stücken, die er entfernt hatte, herumspielen oder knabbern. In Gesellschaft bemühte er sich, sein Tun zu verbergen, indem er seine Hände hinter dem Rücken oder unter dem Tisch versteckte. Seine Nägel waren böse verunstaltet: Die Nagelbetten an den Mittelfingern waren zu 75 Prozent freigelegt, und zwei Zehennägel fehlten komplett.

Sein Zustand quälte den Mann. Er schämte sich für seine entstellten Nägel, war wütend auf sich selbst, weil er sein Verhalten nicht unter Kontrolle bekam, und frustriert darüber, wie die Angewohnheit sein Leben beeinträchtigte. Wegen seiner verunstalteten Zehennägel war es ihm zu peinlich, mit seinen Kindern schwimmen zu gehen, und er vermied es, Kollegen bei der Arbeit etwas zu reichen, damit sie nicht über seine Finger erschraken.

Im Fachbereich Psychologie der Universität von Milwaukee unterzog sich T. einem achtmonatigen Habit-Reversal-Training und anderen Verhaltenstherapien. Nachdem er mit den Psychologen eine Reihe von Strategien entwickelt hatte, lernte er, »die Knibbelwerkzeuge unschädlich« zu machen, indem er seine Daumennägel kurz und glatt hielt, beim Autofahren Handschuhe zu tragen, bei der Arbeit Stressbälle zu kneten, vor dem Fernseher »gefährdete« Nägel zu verpflastern und statt an Nagelstückchen an Sellerie und Trockenfleisch zu knabbern. Am Ende der Behandlung, so die Psychologen, hatte T. wieder mehr Gefühl in seinen traumatisierten Nagelbetten, seine Nägel waren schon etwas länger, und er war imstande, mit seinen Kindern im örtlichen Freibad schwimmen zu gehen.

☞ *Siehe auch: Dermatillomanie, Trichotillomanie*

OPHIDIOPHOBIE

Schlangen haben schon immer Respekt, sogar Grauen eingeflößt. In den Mythen der alten Griechen und Römer, der Inder, Chinesen, Mexikaner und Ägypter tauchen sie als Götter und Ungeheuer auf. In der Bibel beschert die Schlange im Garten Eden der Menschheit sowohl Erkenntnis, als auch Scham und Elend. Heutzutage jagen Schlangen der Hälfte der Menschen Angst ein, und etwa sechs Prozent leiden an einer exzessiven Furcht vor ihnen. 1914 gab Granville Stanley Hall dieser Angststörung – der häufigsten spezifischen Phobie weltweit – den Namen Ophidiophobie, nach dem griechischen Wort für Schlange, *ophis*. Ophidiophobiker fürchten sich vor dem Gleiten und Zischen der Schlange, ihrem Züngeln, ihrem langen schuppigen Körper ohne jegliche Gliedmaßen und vor ihrem starren Blick. Auch die Geschwindigkeit, mit der sie über den Boden kriecht und sich ruckartig umdreht, ist ihnen ein Gräuel.

Da 600 der 3500 bekannten Schlangenarten giftig sind und sogar heute noch jedes Jahr 100 000 Menschen an ihren Bissen sterben, erscheint es nur logisch, dass wir sie fürchten. Charles Darwin war überzeugt, dass die Reaktion instinktiv auftritt und sich der bewussten Kontrolle entzieht, eine Theorie, die er bei einem Besuch im Londoner Zoo überprüfte: »Ich brachte mein Gesicht dicht an die dicke Glasscheibe vor einer Puffotter in dem Zoologischen Garten mit dem festen Entschlusse, nicht zurückzufahren, wenn die Schlange auf mich losstürzte. Sobald aber der Stoß ausgeführt wurde, war es mit meinem Entschlusse aus, und ich sprang einen oder zwei Yards mit erstaunlicher Geschwindigkeit zurück. Mein Wille und mein Verstand waren kraftlos gegen die Einbildung einer Gefahr, welche niemals direct erfahren worden war.«

Darwin nahm eine ausgestopfte Schlange in das Affenhaus des Zoos mit, um zu sehen, ob die Schimpansen wie er in Panik zurückschaudern würden. »[...] die dadurch verursachte Aufregung war eines der merkwürdigsten Schauspiele, was ich jemals zu Gesicht bekommen habe.« Die Affen »flogen in ihrem Käfig herum und stießen scharfe Warnungsrufe aus«. Danach konfrontierte er die Affen mit einer Maus, einer Schildkröte und einem toten Fisch, doch darauf erfolgte so gut wie keine Reaktion. Darwin zog daraus den Schluss, dass Menschen und Schimpansen ein angeborenes Klassifizierungssystem besitzen, das eine Angstreaktion auf bestimmte Lebewesen auslöst. Das würde auch erklären, warum Primaten aus Gegenden, in denen es keine giftigen Schlangen gibt –

die Lemuren in Madagaskar beispielsweise – keine Furcht vor ihnen erkennen lassen.

Bei Experimenten am Wisconsin Primate Research Center stellte die Psychologin Susan Mineka in den 1980er und 1990er Jahren fest, dass in einem Labor großgewordene junge Affen nicht entsetzt auf Schlangen reagierten, sie die Angst aber schnell erlernten, als ihnen ein Film über andere Affen gezeigt wurde, bei denen Schlangen Panik auslösten. Als Szenen eingespielt wurden, in denen Affen anscheinend über Blumen oder Kaninchen erschraken, übernahmen die Laboraffen diese Ängste nur sehr viel zögerlicher. Sie schienen zumindest eine Veranlagung dafür zu haben, Angst vor Schlangen zu erlernen und zu behalten. Weitere Experimente ergaben, dass sie ebenfalls imstande waren, Schlangen sehr viel schneller im Gras zu entdecken als Frösche, Blumen oder Raupen.

In einem Labor in Schweden zeigte Arne Öhman in den 1990er Jahren einer Gruppe menschlicher Testpersonen Fotografien von Schlangen. Er ließ sie nur für dreißig Millisekunden aufblitzen und ersetzte sie dann sofort durch andere Bilder, um den präfrontalen Cortex, der üblicherweise visuelle Impulse vermittelt, daran zu hindern, die Schlangenbilder zu verarbeiten. Trotz dieser »Verschleierung« zeigten die Personen mit Ophidiophobie körperliche Reaktionen auf die Schlangenfotos – etwa feuchte Hände – und bestätigten damit, dass die Angst relativ unabhängig von bewusster Wahrnehmung ist. Öhman führte die Reaktion auf einen eigenständigen Überlebenskreislauf in der Amygdala zurück, einem Teil des Gehirns, der älter ist als der präfrontale Cortex.

In einer gemeinsamen Abhandlung wiesen Öhman und Mineka nach, dass Men-

schen und Affen in kürzester Zeit dahingehend instruiert werden können, dass sie
bestimmte Gefahren erkennen und darauf reagieren.

In *The Fruit, the Tree and the Serpent*
(2011) stellt die amerikanische Primaten-
forscherin Lynne Isbell die These auf, dass
die von Schlangen ausgehende Gefahr die
Entwicklung des menschlichen Gehirns bestimmt habe. Als
in Asien und Afrika giftige Schlangen auftauchten, so Isbell,
wurden sie zur größten Gefahr für unsere Vorfahren, kleine,
nachtaktive, maulwurfartige Geschöpfe, die sich vornehmlich
von ihrem Geruchssinn leiten ließen. Die Ankunft der Schlangen überlebten nur die, die eine schärfere Sehkraft, die Fähigkeit, tagsüber zu funktionieren, und eine Verknüpfung ihres
Sehapparats mit ihrem Angstapparat ausbildeten. Ihre Gehirne bildeten sehr viel mehr Cortex heraus als die Gehirne
anderer Lebewesen, mit gesteigerten Fähigkeiten, visuelle
und soziale Signale zu erkennen und zu entschlüsseln. Sie
wurden fähig, nicht nur Schlangen zu entdecken, sondern
auch andere auf die Gefahr aufmerksam zu machen, indem
sie lernten, durch Zeigen zu kommunizieren, die entscheidende Vorstufe zur Sprache.

Isbells Theorie der Sprachentwicklung ist strittig, doch
wenn sie recht hat, dann trieb das Auftauchen von Schlangen
die Veränderungen am Cortex voran, die uns in die Lage ver-
setzten, Worte zu verwenden, uns Dinge vorzustellen und zu
reflektieren. Dieser Teil unseres Gehirns, so der Philosoph
Stephen T. Asma, erlaubt es uns, »mit unseren Erinnerungen,
Ideen, Zielen und Gefühlen sozusagen offline zu gehen und
uns mit ihnen in einem Paralleluniversum des geistigen
Raums zu beschäftigen. Die furchteinflößenden Ungeheuer

der Savanne können von der Echtzeit abgekoppelt und auf Höhlenwänden oder in Geschichten dargestellt werden, und wir können sie nach Herzenslust ausschmücken.« Es könnte also durchaus der Schlange zu verdanken sein, dass die kognitive und die kreative Welt unserer Spezies so weit geworden ist. Wir haben heute nicht nur spezifische, automatische Verhaltensreaktionen auf Gefahren, wir können auch unsere Ängste analysieren, genauer auf sie eingehen, uns welche zusammenfantasieren und sie vertiefen. Wir haben nicht nur Erinnerungen, sondern auch Fantasien, nicht nur Wahrnehmungen, sondern auch Ideen. Und wir haben Phobien.

☞ *Siehe auch: Arachnophobie, Zoophobie*

ORNITHOPHOBIE

2012 bekannte sich der Sänger der Boygroup One Direction, Niall Horan, zu einer panischen Angst vor Tauben. »Eine kam mal durch mein Badezimmerfenster geflogen«, erzählte er in einem Interview, »und ging auf mich los, während ich gerade pinkelte. Das hat gereicht. Ich glaube, Tauben haben es auf mich abgesehen.« Auf der Amerika-Tournee der Band durchkämmte die Security in jenem Jahr die Open-Air-Locations nach Vögeln. »Niall hat echt eine Heidenangst vor Tauben«, bestätigte sein Bandkollege Harry Styles. »Wir müssen auf ihn aufpassen.«

Dell Catherall, eine kanadische Dichterin, führt ihre Vogelphobie auf zwei Vorfälle in ihrer Kindheit zurück. Beim ersten wurde sie während der Anprobe für ein Ballettröckchen von einem grünen Wellensittich attackiert. Beim zweiten erwischte sie mit ihrer Angelrute versehentlich eine Möwe, als

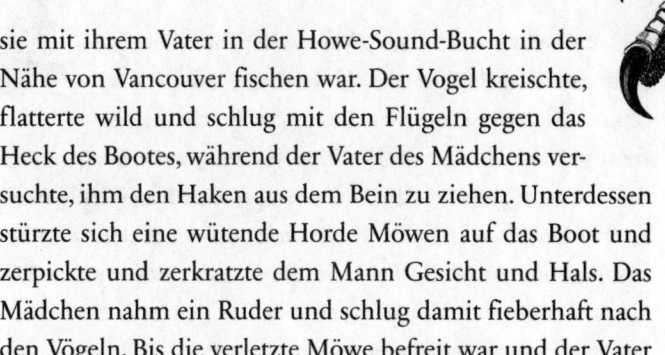

sie mit ihrem Vater in der Howe-Sound-Bucht in der Nähe von Vancouver fischen war. Der Vogel kreischte, flatterte wild und schlug mit den Flügeln gegen das Heck des Bootes, während der Vater des Mädchens versuchte, ihm den Haken aus dem Bein zu ziehen. Unterdessen stürzte sich eine wütende Horde Möwen auf das Boot und zerpickte und zerkratzte dem Mann Gesicht und Hals. Das Mädchen nahm ein Ruder und schlug damit fieberhaft nach den Vögeln. Bis die verletzte Möwe befreit war und der Vater das Kind in seine blutenden Arme genommen hatte, war ihre Aversion gegen Vögel besiegelt.

Ornithophobie – nach dem griechischen Wort *ornis* für Vogel – wird im Allgemeinen mit einer Konfrontationstherapie behandelt. Ein dreitägiges Seminar 2015 in England forderte die Teilnehmer als Erstes auf, in einem Park Körner für Vögel auszustreuen, sich dann mit zahmen Tauben in einer Voliere zu beschäftigen, als Nächstes Truthähne auf einem Bauernhof zu fangen und zu wiegen und schließlich, Raubvögel – Falken, Habichte, Eulen, Geier – auf ihrer Hand sitzen zu lassen.

Die Phobie wurde 1963 filmisch verarbeitet in Alfred Hitchcocks *Die Vögel*. Der Film basiert auf einer Kurzgeschichte von Daphne du Maurier, die sie schrieb, nachdem sie mit angesehen hatte, wie eine Schar Möwen im Sturzflug einen Farmer in Cornwall angriff. In der Filmversion attackieren Raben, Möwen und Krähen die Einwohner von Bodega Bay in Kalifornien. Die Figuren verdächtigen sich gegenseitig, irgendwie in die Böswilligkeit der Vögel verwickelt zu sein. »Warum tun die Vögel das? Warum tun sie das?«, will eine ortsansässige Frau von der neu angekommenen Melanie Daniels, gespielt von Tippi Hedren, wissen. »Die Leute haben gesagt, seit Ihrer Ankunft hätte das alles erst angefangen. Wer sind

Sie? Woher kommen Sie? Was wollen Sie hier? Sie sind die Ursache für das Unheil. Sie allein sind schuld. Sie sind böse!« In diesem Film scheint der freudsche Mechanismus der Phobie, wonach verborgene Gefühle auf ein äußeres Objekt übertragen werden, Wirklichkeit zu werden, als würde die Traumwelt von der realen Welt Besitz ergreifen und die Fantasie die Realität bestimmen. Die Gewalttätigkeit der Tiere ist eine explosive szenische Umsetzung von etwas Verbotenem.

Nach Ansicht des britischen Psychoanalytikers Adam Phillips beleben Phobien die Welt um uns herum, verleihen ihr Bedeutung und Dramatik. Eine Phobie sei »eine unbewusste Verfremdungstechnik, ein Mittel, gewöhnliche Orte und Dinge extrem aufzuladen«. Phillips veranschaulichte seine Aussage am Beispiel einer Taube: »Indem man sich von einer Taube in Schockstarre versetzen lässt, macht man sie gewissermaßen neu.« Hitchcock bewirkt genau solche Verwandlungen, indem er seine Filme mit Paranoia, Unsicherheit und einer elektrisierenden Entfremdung erfüllt.

☞ *Siehe auch: Ovophobie, Pteronophobie, Zoophobie*

OSMOPHOBIE

Osmophobie, nach dem griechischen Wort *osme* (Geruch), ist eine Aversion gegen bestimmte Gerüche. Laut einer Studie aus dem Jahr 2017 sind über die Hälfte aller Menschen mit Migräne von diesem Problem betroffen. Die Gerüche, die sie als besonders übel wahrnehmen, sind Parfüms (in 88 Prozent der Fälle), gefolgt von Zigarettenrauch (62 Prozent) und Nahrungsmitteln (54 Prozent).

Manche Menschen werden osmophobisch nach einer Co-vid-19-Infektion, bei der sie eine Dysosmie – eine Verzerrung ihres Geruchsinns – davongetragen haben, was bestimmte Gerüche abstoßend macht. »Wein riecht wie Abwasser«, schrieb eine Frau in der Covid-19-Geruchs-und-Geschmacks-verlust-Facebook-Gruppe 2021. »Prosecco noch schlimmer.« Ein weiteres Mitglied der Gruppe zeigte sich verunsichert durch einen fauligen Geruch, wenn sie ihrem Freund nahe war, »Was, wenn ich stinke?«, fragte sie sich. »Kommt dieser Aasgeruch von mir oder von ihm?« Eine dritte Teilnehmerin schrieb das wenig einladende Aroma selbstbewusst ihrem Partner zu. »Sein natürlicher Geruch hat mich mal ange-törnt«, schrieb sie. »Jetzt muss ich mich deshalb übergeben.«

☛ *Siehe auch: Emetophobie, Phonophobie*

OVOPHOBIE

Alfred Hitchcock behauptete, an Ovophobie zu leiden (*ovum* ist das lateinische Wort für Ei). »Ich habe große Angst vor Eiern«, gestand er der italienischen Journalistin Oriana Fallaci 1963, kurz nach dem Kinostart seines Films *Die Vögel*. »Schlim-mer noch, sie ekeln mich an. Dieses weiße runde Ding ohne irgendwelche Löcher, und wenn man sie knackt, dann ist da drinnen dieses gelbe Ding, rund, ohne Löcher […] Igitt!« Ein Ei war für ihn ganz Oberfläche oder ganz Eingeweide: undurchdringlich, schrecklich unversehrt, ob nun ganz oder geknackt, geschält oder zähflüssig. »Haben Sie jemals etwas Abstoßenderes gesehen als einen Eidotter, der zerbricht und seine gelbe Flüssigkeit vergießt?«, fragte er Fallaci. »Blut ist heiter, rot. Aber Eigelb ist gelb, abstoßend. Ich habe es nie probiert.« Ein geplatztes Eigelb schien ihm seine satte, schimmernde Flüssigkeit auszubluten.

Hitchcock ließ Fallaci wissen, dass dies nicht seine einzige Phobie sei. Tatsächlich sei er »der ängstlichste und feigste Mann«, dem sie je begegnen werde. Er behauptete, sich jede Nacht in sein Schlafzimmer einzuschließen, »als wäre da ein Irrer auf der anderen Seite der Tür, der nur darauf wartet, mir die Kehle durchzuschneiden«. Er erzählte, er fürchte sich vor Polizisten (als er mit elf Jahren einmal spät am Abend nach Hause kam, hatte sein Vater dafür gesorgt, dass ein Bobby ihn in eine Zelle sperrte) und darüber hinaus auch vor Menschenmengen, Einbrechern, streitenden Menschen, Gewalt, Dunkelheit und Sonntagen (seine Eltern hätten ihn sonntags immer schon um 18 Uhr ins Bett gesteckt, erklärte er, und seien dann auswärts essen gegangen). Er bekannte auch, Angst vor seinen eigenen Filmen zu haben: »Ich schaue sie mir niemals an. Ich weiß nicht, wie die Leute es aushalten, sich meine Filme anzusehen.«

Hitchcock erzählte mehreren Interviewern, wie sehr er Eier verabscheue, doch wie mit vielen seiner Äußerungen nahm er sie damit auch ein bisschen auf den Arm. Selbst im Fallaci-Interview ließ er noch die Bemerkung fallen, wie sehr er die Soufflees seiner Frau Alma liebe, und im Gespräch mit seinem Biografen John Russell Taylor erwähnte er, dass er in seiner Zeit bei den Royal Engineers immer pochierte Eier auf Toast aß. »Aha!«, erwiderte Taylor. »Sie sagten doch, Sie äßen nie Eier.« »Na ja«, gab Hitchcock zu, »vermutlich habe ich doch ein, zwei Eier gegessen, als ich noch sehr jung war.«

Als Hitchcock damit fertig war, Fallaci seine diversen Phobien aufzuzählen, provozierte sie ihn mit der Bemerkung: »Das ist ziemlich unlogisch, Mr. Hitchcock. Und wo wir gerade dabei sind, auch Ihre Filme sind unlogisch. Vom logischen Standpunkt aus hält keiner von ihnen einer genaueren Prüfung stand.«

»Stimmt«, antwortete Hitchcock leichthin. »Aber was ist schon Logik? Es gibt nichts Dümmeres als Logik.«

☞ *Siehe auch: Emetophobie, Ornithophobie, Popcorn-Phobie, Pteronophobie*

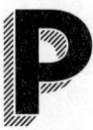

PANTOPHOBIE

Im Jahr 1929 nannte der Psychoanalytiker Wilhelm Stekel den 19-jährigen Wiener Studenten »Hermann G.« als Opfer einer »Pantophobie« (nach dem griechischen *pan*, alles). Hermann fürchtete sich, wie er Stekel berichtete, vor dem Verzehr von Fleisch ebenso wie davor, zu Vorlesungen zu gehen und nahe an Fenstern zu stehen. Er hatte Angst, sich mit Syphilis anzustecken, wenn er an einer Prostituierten vorbeiging, daher versuchte er im Freien immer, die Luft anzuhalten. Am meisten Angst hatte Hermann aber vor sich selbst. Er sah nicht gern Messer herumliegen, falls er in Versuchung käme, eine seiner Schwestern zu erstechen, und allein in seinem Zimmer war er auch nicht gern, denn er mochte sich ja womöglich etwas antun. Stekel verfolgte Hermanns Ängste auf den Tod seiner jüngeren Schwester Gretel zurück, als er selbst 13 war. Hermann war, wie er eingestand, immer eifersüchtig auf Gretel gewesen, und als sie krank wurde, hatte er ihr den Tod gewünscht. Nach ihrem Tod erfuhr er, dass sie einmal in einem Park von einer Meute Soldaten überfallen worden war, und er fragte sich, ob sie womöglich an einer Syphilisinfektion gestorben war. Hermanns Vielzahl von Phobien, so Stekels Schlussfolgerung, wurzelten in seinen Schuldgefühlen Gretel gegenüber und in seiner Furcht, er könne mit dem gleichen Schicksal bestraft werden.

☞ *Siehe auch: Agoraphobie, Hypophobie, Mysophobie*

PEDIOPHOBIE

Die klassische psychoanalytische Studie zur Pediophobie – einer panischen Angst vor Puppen, abgeleitet vom griechischen *paidion*, kleines Kind, – ist Leo Rangells »The Analysis of a Doll Phobia« aus dem Jahr 1952. In dieser Abhandlung beschreibt Rangell einen 38-jährigen Statistiker aus Philadelphia, einen unglücklich verheirateten Mann mit einer Furcht vor Puppen, die in seine Kindheit zurückreichte. Der Statistiker ängstigte sich vor »Puppen, mit denen Kinder spielen«, so Rangell, »vor Ankleidepuppen, vor Schaufensterpuppen, vor Marionetten, vor Plastiken, vor Porzellanfiguren. Ein Aschenbecher oder ein Lampenfuß mochte wie eine Figur geformt sein, ein Stück Seife die Gestalt eines kleinen Tieres haben. Alles Derartige war eine Bedrohung, war sein Feind.« Rangell erkannte, wie nah die Angst eines Menschen vor einem bestimmten Gegenstand an eine Obsession davon heranreicht: »In gewissem Sinne wird er mit dem Gegenstand verknüpft. Um ihn meiden zu können, versuchen seine Augen, ihn ausfindig zu machen.«

Rangell fand heraus, dass sein Patient sich vor allem vor Puppen aus Porzellan, Gips oder Keramik fürchtete, denn die konnten zerbrechen und ihr hohles Inneres offenbaren. Der Statistiker geriet zudem in Panik bei der Vorstellung von belebten Puppen: »Am beängstigendsten war für ihn der Moment«, so Rangell, »an dem eine Figur ›zum Leben erwachte‹ oder Bewegung simulierte.« Gummi war schlimm, erklärte ihm sein Patient, weil es glatt und fleischartig war. Zelluloid war noch schlimmer, denn es konnte sich in nassem Zustand kräuseln und zucken. Wachs und Seife, die sich verändern, schmelzen und sich auflösen konnten, setzten dem Ganzen schließlich die Krone auf.

Der Statistiker unterzog sich über drei Jahre einer psycho-analytischen Therapie von insgesamt 700 Stunden, in denen er zusammen mit Rangell seine Träume und Erinnerungen durchforstete. Es stellte sich heraus, dass er starke Schuldge-fühle und Scham in Zusammenhang mit Masturbation erlebt hatte. Rangell kam zu dem Schluss, dass seinen Patienten eine Puppe, die sich verselbständigte, an eine aufkommende Erek-tion erinnerte, ein aufregender Moment, der eine furchtbare Strafe nach sich ziehen würde. »Die gemiedene Puppe ist der abgetrennte Penis«, so Rangell, »eine unerwünschte Mah-nung an Kastration.« Aber sie verkörperte auch noch viele an-dere Dinge, »nacheinander und gleichzeitig«: den »Stuhlgang [des Patienten], seinen Körper *in toto*, seine Mutter, Frauen im Allgemeinen, die weiblichen Geschlechtsorgane, den Penis eines anderen Mannes (Vaters) sowie den eingebildeten Penis des kleinen Mädchens«. Ein phobisches Objekt vereinigte hier mehrere Ängste und Obsessionen auf sich.

Im Verlauf der Analyse stellte der Statistiker sich selbst Auf-gaben auch außerhalb des Sprechzimmers. In einem Pelzstu-dio setzte er sich neben eine Ankleidepuppe, während seine Frau einen Mantel anprobierte. In einem örtlichen Museum schüttelte er einer Chaplin-Figur die Hand. Im Haus seiner Schwiegermutter streichelte er eine Schneiderpuppe, die in einem Schrank aufbewahrt wurde. Bei sich zu Hause brachte er es fertig, die Figürchen von Braut und Bräutigam anzufassen, die seine Frau von ihrem Hochzeitskuchen verwahrt hatte. Mit Freude stellte er fest, dass seine Phobie im Abklingen begriffen war.

Zum Ende seiner Abhandlung schilderte Rangell noch einen zweiten Patienten, einen erfolgreichen Puppenspieler, der sein Leben seinen Puppen gewidmet hatte: »Er stellte sie her, kleidete sie ein, spielte mit ihnen und stellte sie aus.« Nach einer Aufführung lud er die Zuschauer immer hinter die Bühne ein, damit sie seine Geschöpfe bewundern konnten. »Bei dieser Gelegenheit sitzt dieser Mann nervös an den Nägeln kauend auf einem Stuhl, ein Musterbeispiel für gemischte Gefühle. In ihm vermischen sich großer Stolz und Befriedigung mit einer nagenden Angst, jemand könnte seinem kostbaren Besitz auch nur den kleinsten Kratzer zufügen.« Sowohl beim Pediophobiker als auch beim Pediophilen so Rangell, war eine Puppe »das Konzentrat starker Gefühle und Werte, die aus dem Unterbewusstsein des Menschen ausstrahlen. In dem einen Fall wird das Gleichgewicht durch eine Meidung dieses konzentrierten Symbols aufrechterhalten, der andere ist imstande, es anzunehmen und sich daran zu erfreuen.«

In einem Aufsatz aus dem Jahr 1906 machte der deutsche Psychiater Ernst Jentsch die Unheimlichkeit von Puppen daran fest, dass sie lebendig wirken können, so, wie die Puppen aus Gummi oder Wachs, die Rangells Statistiker so sehr verabscheute. Um eine unheimliche literarische Wirkung zu erzielen, befand Jentsch, muss ein Autor lediglich »den Leser im Ungewissen darüber [lassen], ob er in einer bestimmten Figur eine Person oder etwa einen Automaten vor sich habe […]«. Eine Puppe sei beängstigend, so Jentsch, weil sie mehrdeutig sei. Sie schwebe zwischen verschiedenen Seinskategorien.

Eine Puppe, der ein Mensch Leben beimisst, kann auf andere besonders verstörend wirken. Im London der 1920er Jahre war die nur in Männerkleidung auftretende, millionenschwere Motorbootrennfahrerin Marion Barbara »Joe« Carstairs stets mit einer dreißig Zentimeter großen Lederpuppe namens Lord Tod Wadley unterwegs. Sie ließ ihr in der Savile Row Kleider maßschneidern und eröffnete für sie ein Konto bei der Coutts Bank. »Wir sind wie eins«, pflegte sie zu sagen. »Er ist ich, und ich bin er.« Carstairs kaufte sich in den 1930er Jahren eine Insel der Bahamas. Die 500 Einwohner gewöhnten sich schnell an den Anblick »der Chefin«, wie sie auf einem Motorrad durch die Straßen fegte, Wadley wie ein Voodoo-Fetisch an ihrer Seite. Der Alterungsprozess der Puppe brachte es mit sich, dass ihr Ledergesicht schwarz wurde und Risse bekam. Carstairs Freundinnen bekamen Angst vor ihr. »Er sieht so lebendig aus«, erklärte eine von ihnen, »wie etwas Totes.«

Der japanische Robotiker Masahiro Mori stellte 1970 eine Theorie zur Angst vor Puppen auf: Je lebensechter sie sind, desto reizvoller werden sie für Menschen, bis an den Punkt, an dem sie zu lebensecht werden und damit auch höchst verstörend. Mori stellte anhand einer Grafik dar, wann genau die Unterscheidung zwischen menschlich und künstlich verwischt und unsere Faszination für humanoide Figuren mit einem Mal in Abscheu umschlägt. Er nannte das Phänomen das »Uncanny Valley« (unheimliches Tal) in Anspielung auf den jähen Abfall in der Verlaufskurve. Als Mori seine Theorie veröffentlichte, waren humanoide Roboter noch nicht erfunden, seine Einschätzung basierte auf seiner Abneigung gegen Puppen und Handprothesen. »Seit ich ein Kind war, habe ich mir nie gern Wachsfiguren angeschaut«, erklärte er. »Sie kamen mir irgendwie gruselig vor. Zu der Zeit wurden gerade elektronisch gesteuerte Handprothesen entwickelt, und die lösten in mir ein ganz ähnliches Gefühl aus.«

Ein verstörendes Beispiel für eine Aversionstherapie im Zusammenhang mit Pediophobie hat sich 2013 in Indien zugetragen. Zwei Psychiater berichteten vom Fall einer »Miss A.«, einem Mädchen von zwölf Jahren. Das Kind fürchtete sich nicht, wie seine Mutter einem Therapeuten an der örtlichen psychiatrischen Klinik erläuterte, vor allen Puppen, nur vor einer speziellen: einer Figur mit funkelnden Augen, die in einem Glaskasten im Haus der Familie in Gujarat aufbewahrt wurde. Wenn sie diese Puppe sah, fing Miss A. an zu schreien und lief weinend davon. Der Therapeut bat die Mutter, mit ihrer Tochter zu einer einzelnen Aversionstherapiesitzung in die Klinik zu kommen und heimlich auch die Puppe mitzubringen.

Nachdem der Therapeut Miss A. befragt hatte, forderte er sie auf, die Augen zu schließen. Dann holte er die Puppe aus einer Schublade hervor und legte sie dem Mädchen auf den Rücken. Das Kind erriet, worum es sich handelte, und fing an zu schreien. Der Therapeut schärfte ihr ein, dass sie unter keinen Umständen den Raum verlassen dürfe. Das Mädchen schrie weiter, bevor es anfing zu weinen. Nach 15 Minuten fragte es, ob es die Augen aufmachen dürfe. »Ich habe keine Angst mehr vor der Puppe!«, sagte sie. Sie schaute direkt in die glitzernden Augen. »Ich weiß gar nicht«, erklärte sie, »warum ich solche Angst vor der Puppe hatte.« Lächelnd fing sie die Puppe auf, als der Therapeut sie ihr zuwarf, und immer noch lächelnd warf sie sie zurück. Fünf Minuten später wurde sie, allem Anschein nach geheilt, wieder in die Obhut ihrer Mutter übergeben.

Ein Jahr danach gab Miss A. an, immer noch angstfrei zu sein. Die Autoren der Studie kamen zu dem Ergebnis: »Expositionsbasierte Behandlungen, bei denen die Patienten systematisch mit den gefürchteten Objekten konfrontiert werden, sind überaus wirkungsvoll.« Anscheinend haben sie Miss A. nicht gefragt, ob ihre Angst vor der Puppe durch irgendwelche neuen Aversionen ersetzt wurde – vor Therapeuten vielleicht.

☞ *Siehe auch: Coulrophobie*

PHONOPHOBIE

Im malaysischen Bundesstaat Pahang wurde 2010 ein zwölfjähriges Mädchen mit Angst vor Geräuschen in die Hals-Nasen-Ohren-Abteilung des International Islamic Hospital eingewiesen. Sie hatte die Überempfindlichkeit nach Auskunft ihrer Eltern entwickelt, nachdem sie bei einer Feier zum chinesischen Neujahr Feuerwerkskörper hatte explodieren hören. Seitdem hatte sie auf ganz gewöhnliche Geräusche reagiert, als wären sie extrem laut, und angegeben, auf das intensive Dröhnen in ihrem Kopf folge ein unangenehmes Summen. Das Rascheln einer Plastiktüte fand sie beinahe unerträglich, vom Zerplatzen eines Luftballons ganz zu schweigen. Bei derartigem Lärm fing ihr Herz an zu rasen, sie bekam Schüttelfrost, Schweißausbrüche und Weinkrämpfe. Es war inzwischen so schlimm, dass sie sich weigerte, in die Schule zu gehen oder überhaupt unter Menschen.

Nachdem sie eine physiologische Ursache ausgeschlossen hatten, diagnostizierten die Ärzte bei dem Mädchen eine Phonophobie (*phōne* ist das altgriechische Wort für Stimme oder Schall). Sie vermuteten, dass sich ihre Angst unbewusst als eine Art Selbstschutz herausgebildet hatte: Ihr Schock beim Feuerwerk hatte ihre angeborene Angst vor den plötzlichen lauten Geräuschen verschärft, die Gefahr signalisieren können. Die Psychologen behandelten das Mädchen zweimal pro Woche mit den Mitteln der »Psychoedukation« (für sie und ihre Eltern), Entspannungstechniken sowie der allmählichen Desensibilisierung durch Konfrontation. Nach drei Monaten in Therapie war das Mädchen imstande, mit ihrer Familie ein Restaurant zu besuchen, und nach sechs Monaten konnte sie dem Zischen, Krachen und Knallen eines Feuerwerks standhalten.

Manche Menschen überkommt Panik und Zorn, wenn sie Geräusche wie Schlürfen, Kauen, Schniefen oder das Rascheln von Chipstüten hören. Eine Studie aus dem Jahr 2017 ergab, dass diese Form der wuterzeugenden Phonophobie – die sogenannte Misophonie, wörtlich ein »Hass auf Geräusche« – von einer Überfunktion der vorderen Inselrinde ausgelöst wird, einem Teil des Gehirns, der unsere Sinne mit Gefühlen verbindet. Nach den Covid-19-Einschränkungen stellten manche Menschen fest, dass ihre Lärmempfindlichkeit angestiegen war. Im Sommer 2021 wurde beispielsweise die Polizei zu einer gewalttätigen Auseinandersetzung gerufen, die ausgebrochen war, als ein Einwohner von Bexhill, East Sussex, seinem Nachbarn vorwarf, zu laut zu essen.

☛ *Siehe auch: Brontophobie, Globophobie, Osmophobie, Sedatephobie, Telephonophobie*

PLUTOMANIE

Im 17. Jahrhundert bezeichnete man mit dem Begriff Plutomanie – nach dem griechischen Wort *ploutos*, Reichtum – das rücksichtslose Streben nach Geld. Der schottische Autor Sir Thomas Urquhart beklagte die Plutomanen seiner Zeit: »So irrwitzig jagen sie dem Geld nach und dem Plunder dieser Welt.« 1894 wurde das Wort in der amerikanischen Zeitschrift *The Forum* verwendet, um die Wahnvorstellung vom Besitz eines Vermögens zu beschreiben: eine Halluzination von Reichtum. 1930 erfasste eine andere Art von »Plutomanie« Amerika, als Clyde Tombaugh, ein junger Astronom am Lowell Observatory in Arizona einen neunten Planeten im Sonnensystem entdeckte (ein elfjähriges britisches Schulmädchen gewann fünf Pfund für seinen Vorschlag, ihm den Namen Pluto zu geben, nach dem römischen Gott der Unterwelt).

Die USA verfielen in einen kollektiven Begeisterungsrausch über den neuen Planeten. Tausende besuchten die Pluto-Ausstellung im American Museum of Natural History in New York, während die Presse sich um Interviews mit Tombaugh riss und Schaubilder druckte, damit ihre Leser den Planeten am Sternenhimmel finden konnten. 1931 gab Walt Disney dem Hund von Mickey Maus den Namen Pluto, der bis dahin als Minnies Hund Rover aufgetreten war.

In ihren älteren Bedeutungen – der frenetischen Jagd nach Vermögen und den Wahnvorstellungen von sagenhaften Reichtümern – hatte die Plutomanie ihren Anteil am katastrophalen Börsencrash an der Wall Street im Jahr 1929 gehabt. Als das Land in die wirtschaftliche Depression schlitterte, diente die neue Plutomanie als willkommene Ablenkung von den zunehmenden Härten des Lebens.

☞ *Siehe auch: Beatlemanie, Megalomanie, Monomanie, Tulpenmanie*

PNIGOPHOBIE

Ein Pnigophobiker (nach dem griechischen Verb *pnigo*, ersticken) fürchtet sich davor, an Pillen, Flüssigkeiten oder Essen zu ersticken. Für gewöhnlich entwickeln Menschen die Störung unvermittelt, nachdem sie mitangesehen haben, wie sich jemand verschluckte, oder selbst in einer solchen Lage waren.

Der amerikanische Psychophysiologe Richard McNally hat 25 Fallberichte zur Erstickungsphobie ausgewertet. Ein achtjähriges Mädchen verschluckte sich auf einer Autofahrt an Pommes Frites und wollte in den darauffolgenden drei Monaten partout keine feste Nahrung mehr zu sich nehmen, wodurch es knapp vier Kilogramm verlor. Ein zehnjähriger Junge nahm fast fünf Kilo ab, nachdem er eine Heftklammer verschluckt hatte. Bei einem neunjährigen Mädchen führte ein Stück Popcorn zum Gewichtsverlust von fast sieben Kilogramm. Das Mädchen litt zudem unter Erstickungsalbträumen, weigerte sich, sich die Zähne zu putzen, um nicht eine Borste zu verschlucken, und schlief auf einem dicken Kissen, damit es nicht an einem losen Zahn ersticken konnte. Eine 26-jährige Frau entwickelte eine Pnigophobie, als sie in den 1970er Jahren in einem südostasiatischen Restaurant in einen Schusswechsel geriet. Ihre Kehle schnürte sich von da an immer zusammen, wenn sie in der Öffentlichkeit essen wollte.

McNally selbst behandelte einen Mann von dreißig Jahren, John, der mit 16 pnigophobisch wurde, als er sich an einem Stück Fisch verschluckte, zwei Jahre nachdem sein bester Freund an einem Hot Dog erstickt war. Wann immer möglich vermied John feste Nahrung, vor allem dann, wenn er in seinem Hals ein Kitzeln spürte, etwa von einem Haar, und was er aß, kaute er unendlich lange. Er stellte fest, dass sein Zustand im Lauf der Jahre Schwankungen unterworfen war und sich verschärfte, wenn er nervös oder niedergeschlagen war. Als er endlich McNally aufsuchte, hatte er fast zwanzig Kilo abgenommen.

Unter McNallys Obhut bemühte sich John, schrittweise seine Bissen weniger lang zu kauen, wobei McNally gelegentlich mit ihm zusammen aß, damit er sein Kauen besser regulieren konnte. Am Anfang kaute John jeden Bissen noch neunzigmal, dann arbeitete er sich allmählich auf zwanzigmal herunter. McNally überredete John, es nach und nach auch mit den Nahrungsmitteln zu versuchen, vor denen er sich besonders fürchtete, angefangen mit Brot (Sitzungen 1 und 2), bis hin zu einem Sandwich mit Speck, Salat und Tomaten (Sitzung 6). Bei einer Nachbehandlung sechs Monate später berichtete John, dass er sich nun auch einem Hamburger gewachsen fühle.

Die meisten erfassten Fälle von Erstickungsphobie waren nach McNallys Erkenntnissen mit dieser Form der graduellen Konfrontationstherapie und bisweilen auch mit angstlösenden Medikamenten erfolgreich behandelt worden. 1992 wählte der schwedische Psychologe Lars-Göran Öst die kognitive Therapie zur Behandlung einer 68-jährigen Frau, die nichts Flüssiges herunterbekam – sie verhinderte eine vollständige Dehydrierung nur dadurch, dass sie in Tee getauchte Kekse aß. Die Frau hatte Angst, sie würde ersticken, wenn Flüssigkeit in ihre Luftröhre geriet. Sie war überzeugt, dass sie dann auch mit Husten nichts mehr machen könne und dass selbst eine ganz kurze Zeit ohne Sauerstoff sie umbringen werde. Als Erstes forderte Öst sie auf, für zunehmend längere Zeit die Luft anzuhalten, damit sie einsah, dass man sehr wohl mehr als dreißig Sekunden ohne Sauerstoff überleben kann. Dann sollte sie durch Husten einen Stift durch eine Papierröhre pusten und danach Wasser aus ihrer Luftröhre husten. »Diese Veranschaulichungen«, so McNally, »beseitigten ihre falschen Vorstellungen und befreiten sie von ihrer Erstickungsphobie.« Die Richtigstellung der Fehlannahmen von ihrer Physiologie schien der Frau die Angst genommen zu haben.

☞ *Siehe auch: Klaustrophobie, Emetophobie, Odontophobie, Popcorn-Phobie*

POGONOPHOBIE

Nach einem unrasierten Bildschirmauftritt im Jahr 2013 warf der reizbare Fernsehmoderator Jeremy Paxman der BBC Pogonophobie vor (nach dem griechischen *pogon*, Bart). Er behauptete, die Rundfunkanstalt habe die gleichen Vorbehalte gegen eine Gesichtsbehaarung wie der Diktator Enver Hoxha, der 1967 in Albanien ein Bartverbot erließ.

Das erste Mal scheint der ironisch gemeinte Begriff Pogonophobie, also ein Widerwille gegen Bärte, in einer presbyterianischen Zeitschrift von 1851 aufgetaucht zu sein. In den vorangegangenen hundert Jahren war die Gesichtsbehaarung beim britischen und beim amerikanischen Establishment weitgehend als kleinbürgerlich und unhygienisch verpönt gewesen. Ein »ungeschorenes Kinn«, so die Zeitschrift *The Toilette of Health, Beauty and Fashion* im Jahr 1834, »gibt ein heruntergekommenes Bild ab und ist, wenn überhaupt, nur entschuldbar beim untersten Tagelöhner oder Handwerker.« Wie aus frühen Höhlenmalereien hervorgeht, nahmen selbst unsere Vorfahren aus dem Neanderthal ihre Bärte ab, möglicherweise, um damit Parasiten loszuwerden, mit Muschelschalen als Pinzetten oder Feuersteinen als Rasiermesser.

Gegen Ende der 1850er Jahre wurde die Gesichtsbehaarung in Großbritannien modern. Das war den aus dem Krimkrieg heimgekehrten Soldaten zu verdanken, die sich gewaltige Bärte zum Schutz gegen die Kälte hatten wachsen lassen. Bis zum frühen 20. Jahrhundert hatte sich das glattrasierte Gesicht wieder in der Modegunst durchgesetzt, und Bärte waren erneut tabu. In Großbritannien ebenso wie in den Vereinigten Staaten verboten viele öffentliche und private Einrichtungen ihren Angestellten, Bart zu tragen, von Disneyland bis hin zum New York Police Department. Der United Parcel Service hob dieses Verbot erst 2020 auf.

Der Kinderbuchautor Roald Dahl verabscheute Bärte ganz besonders und stellte bärtige Männer in seinen Büchern immer als vulgäre Rüpel dar. Mr. Twit in *The Twits* (1980) hat einen gewaltigen schwarzen Bart, der bekleckert ist mit alten Cornflakes, Stiltonkäse und Sardinen. »Wenn er die Zunge seitlich herausstreckte und damit den haarigen Dschungel um seinen Mund herum durchforstete, konnte er hier und da immer ein schmackhaftes Häppchen zum Knabbern finden.« Bärte seien, so Dahl in einem Aufsatz zu dem Thema, »haarige Nebelwände, hinter denen man sich verstecken kann. Die ganze Sache ist widerwärtig.«

☞ *Siehe auch: Doraphobie, Mysophobie, Trichomanie,*
Trichotillomanie

POPCORN-PHOBIE

Der Musiker und Gamedesigner Fisher Wagg verriet im Podcast »Pantophobie« 2016, er habe eine Phobie vor Popcorn. Der Anblick löse »Qualen« bei ihm aus. Er erinnerte sich, wie er einmal einen Animationsfilm gesehen hatte, in dem Maden »im Innern einer verwesenden Leiche herumtanzten«, was in ihm noch keine Gefühlsreaktion auslöste, bis sich die Perspektive wandelte und die Maden ihm mit einem Mal wie ein riesiges zum Leben erwachtes Stück Popcorn vorkamen, aufgebläht und sich kringelnd. Für Wagg war der Gedanke an diesen leichten, quietschenden Snack schauriger als der an Maden, die sich an einem offenen Leichnam den Bauch vollschlagen.

Waggs Reaktion will einem beinahe wie eine verkehrte Welt erscheinen, doch gibt sie auch Aufschluss darüber, wie eine Phobie funktioniert. Wenn ein Maiskorn platzt, der Kern aus der zersprungenen Schale herausquillt und dabei zehnmal so groß wird wie vorher, dann kommt das Innere nach außen, verschlingt das Äußere, die Eingeweide und die Haut tauschen die Plätze. In ihrem Buch *Reinheit und Gefährdung* (1966) vertritt die britische Anthropologin Mary Douglas die These, dass Ekel von »Materie, die fehl am Platz ist«, hervorgerufen wird. Für die meisten von uns lösen Maden, die sich in einem Meer von Menschenfleisch winden, diese Reaktion aus. Für Wagg war ein geplatztes Maiskorn eine ähnliche und sogar noch schlimmere Grenzüberschreitung. Es verletzte nicht nur, es löschte seine eigenen Grenzen aus.

Zur Veranschaulichung seiner Phobie sprach Wagg seine Gedanken auf Band, während er sich in Zeitlupe die Herstellung von

Popcorn auf Video anschaute. »Ich finde es ekelhaft, dass sie nass sind«, erklärt er. »Es explodiert als dieses große weiße Etwas, wie der Panzer einer Grille oder so [...] man sieht, wie es sich umstülpt.« Er verstummt, während er zusieht, wie sich die weiße Masse in sich selbst einwickelt. »Ja, nein, das ist schlimm«, sagt er schließlich leise und schaltet das Band ab.

☞ *Siehe auch: Bambakomallophobie, Entomophobie, Koumpounophobie, Pnigophobie*

PTERONOPHOBIE

Mehrere von den Kindern, die Granville Stanley Hall 1897 für seine Bestandsaufnahme aller Ängste befragte, gestanden ein, sich vor Federn zu fürchten. Hall gab dieser Angst den Namen Pteronophobie nach dem griechischen Wort für Feder, *pteron*. Einige der Befragten hatten ihre Angst entwickelt, nachdem sie gesehen hatten, wie eine Daunenfeder aus einem Kissen oder einer Steppdecke entwich. Ein Kind war mit Federn gemaßregelt worden. »Das Kindermädchen sperrte mich in ein Zimmer ein, indem sie eine Feder ins Schlüsselloch steckte«, erinnerte sich das Kind. »Wenn ich reinkommen wollte und an der Tür war eine Feder, stand ich nur da und brüllte.« Eine Frau berichtete, ihre dreijährige Tochter habe »eine große Scheu vor dem Staubwedel«.

Hall ging davon aus, dass manche Kinder vor dem sanften Kitzeln der Feder zurückschreckten, während andere die augenscheinliche Lebendig-

keit verstörte, wenn die Feder sich aus eigenem Antrieb aufzu-
richten und durch die Luft zu tanzen schien.

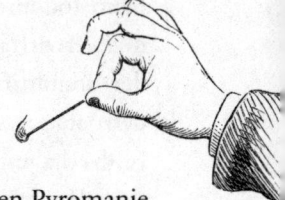

☛ *Siehe auch: Doraphobie, Ornithophobie*

PYROMANIE

Der Drang, Feuer zu legen, verdankt den Namen Pyromanie
(nach dem griechischen Wort *pyr* für Feuer) dem französischen Arzt Charles Chrétien Henri Marc. Dieser beschrieb im
19. Jahrhundert das Verhalten mehrerer Dienstmädchen im
Alter zwischen 12 und 16 Jahren, die für Brände auf den An-
wesen ihrer Herrschaft verantwortlich waren, sowie das einer
Frau, die ein Haus in Brand gesteckt hatte, in dem sich ihr
Ehemann mit seiner Geliebten traf.

Im Jahr 1838 fügte Jean-Étienne Esquirol Marcs Liste noch
den Fall einer 13-jährigen Magd aus Barkingside in Essex
hinzu. Sie hatte im Oktober 1833 das Bett des Bauern angezündet, für den sie arbeitete. Dem örtlichen Magistrat vorge-
führt, erläuterte Jane Walls ihr Motiv: »Ich wollte nichts Böses
tun, sondern ich wollte nur versuchen, ob man Feuer machen
könne, wenn man ein Licht dem Bette nähert. Ich war neugie-
rig, eine Flamme zu sehen, und ich glaubte, dass es schöner
sein müsse, als wenn man Holz anzündete.« Sie beteuerte,
dass sie keinen Groll gegen ihre Herrschaft hege und ihm umgehend berichtet habe, dass sie sein Bett angezündet hatte. Sie
bedauerte ihre Tat nun, da ihr klar war, dass sie womöglich
zum Tode verurteilt würde. »Hätte ich gewusst, dass ich deshalb erhängt werden würde, dann hätte ich es nicht getan.«

Der Bauer sagte aus, dass Jane Walls durchaus bei klarem
Verstand zu sein schien – sie habe sich immer zuverlässig und

fürsorglich um seine Kinder gekümmert, bezeugte er – doch ihr Anwalt argumentierte, ein Fieber habe sie im vorangegangenen Februar geistig aus dem Gleichgewicht gebracht, und beim Tod ihres Vaters im September sei sie wieder außer sich und verwirrt gewesen. Der Richter entschied, dass Walls nicht der Brandstiftung, eines Kapitalverbrechens, angeklagt, sondern stattdessen wegen des geringfügigeren Vergehens des Fehlverhaltens vor Gericht gestellt werden sollte.

Viele der von Marc befragten pyromanen Dienstmädchen gestanden ein, dass sie sich in ihrer Arbeitsstelle unwohl fühlten. Sie hatten kaum Einfluss auf ihre Lebensumstände, doch mit Feuer hatten sie tagtäglich zu tun – in Kaminen, Lampen, Kerzen, Kochstellen – und es bedurfte nur eines kurzen Augenblicks, um eine Flamme in eine Feuersbrunst zu verwandeln. Eine 15-Jährige erzählte Marc, ein Geist, der nie von ihrer Seite wich, habe sie dazu verleitet, das Haus niederzubrennen, in dem sie arbeitete. Gleichzeitig gab sie aber auch zu, dass sie liebend gern nach Hause zu ihrer Familie zurückkehren würde. Ein 14-jähriges Mädchen in Deutschland, das zweimal im Haus ihrer Arbeitgeber Feuer gelegt hatte, erklärte, sie habe unter »unerträglichem Heimweh« gelitten und müsse unbedingt ihre Eltern wiedersehen. Sie wurde hingerichtet.

Manch einer, der im 19. Jahrhundert wegen Brandstiftung vor Gericht kam, machte geltend, an einem krankhaften Drang zu leiden, doch derartige Verteidigungsversuche waren nur selten erfolgreich. So wies beispielsweise 1858 ein Richter den Einwand zurück, Pyromanie habe einen Angestellten der Irrenanstalt des Staates New York fest im Griff gehabt, als er das zentrale Gebäude und die Scheune der Einrichtung in Brand steckte. »Der Umstand der impulsiven Manie«, urteilte der Richter, »kann nur durch das Begehen der Taten, die sie entschuldigen soll, bewiesen werden, was überhaupt kein Beweis wäre.« Bis zum Ende des 19. Jahrhunderts hielten auch die meisten Psychiater Pyromanie nicht mehr für eine eindeutige psychische Störung.

Wieder aufgegriffen wurde die Diagnose aber im 20. Jahrhundert, als Psychoanalytiker wie Wilhelm Stekel argumentierten, dass manche Fälle von Brandstiftung nur mit unbewussten Trieben und Leidenschaften erklärbar seien. 1932 beschrieb Freud Flammen als Symbole sexueller Lust: »Die Wärme, die das Feuer ausstrahlt, ruft dieselbe Empfindung hervor, die den Zustand sexueller Erregung begleitet, und die Flamme mahnt in Form und Bewegung an den tätigen Phallus.« Das Löschen eines Feuers, so Freud, beschwört das erotische Vergnügen des Urinierens herauf. Viele Feuer werden aus schändlichen Beweggründen gelegt – um eine Versicherungssumme zu kassieren, um einen Schuldner zu bestrafen, um ein anderes Verbrechen zu vertuschen – oder als Form des Protests. Doch Psychoanalytiker verweisen darauf, dass sich hinter einem augenscheinlichen Motiv auch ein Zwang verbergen kann, ebenso wie die Vorspiegelung eines Zwangs eine Straftat verschleiern kann.

1957 wurde vor dem obersten Berufungsgericht der Vereinigten Staaten der Fall des wegen Brandstiftung verurteilten Thomas Briscoe verhandelt, eines Familienvaters, der ein leeres Haus in Washington DC angezündet hatte. Briscoe gab zu, seit seinem zwölften Lebensjahr um die hundert Feuer gelegt zu haben. Er wache nachts oft mit einem starken sexuellen Drang auf, erklärte er, der nur dadurch befriedigt werden könne, dass er das Haus verlasse, ein Gebäude in Brand stecke, Alarm schlage und dann zusehe, wie die Feuerwehr die Flammen lösche. Die Richter gaben der Berufung statt, erkannten an, dass Briscoe möglicherweise an Pyromanie litt, und entschieden, er könne bei einer Wiederaufnahme seines Verfahrens auf »nicht schuldig wegen Unzurechnungsfähigkeit« plädieren.

Die Amerikanische Psychiatrische Gesellschaft definiert Pyromanie als Impulskontrollstörung, die nur dann als solche diagnostiziert werden sollte, wenn folgende Kriterien erfüllt sind: Die Brandstiftung hat sich wiederholt zugetragen; sie ist nicht durch eine andere Störung zu erklären; ihr ist eine große Anspannung und Erregung vorausgegangen; im Nachhinein folgten Erleichterung oder Freude; ihr lag eine Faszination von Feuer zugrunde und nicht der Wunsch nach Rache oder finanzieller Bereicherung. 1951 analysierten Nolan Lewis und Helen Yarnell die Fallstudien von knapp 1200 Männern, die vorsätzlich Brände gelegt hatten, und stellten fest, dass nur etwa vier Prozent der psychiatrischen Definition von »echter Pyromanie« entsprachen. »Diese Delinquenten sind in der Lage, die klassische Beschreibung eines unwiderstehlichen Impulses zu liefern«, so Lewis und Yarnell. »Sie schildern die zunehmende Anspannung, die innere Unruhe, den Drang nach Bewegung, die Konversionssymptome wie Kopfschmerz, Herzklopfen, Ohrensausen sowie das allmähliche Abgleiten in einen Zustand der Unwirklichkeit; und dann werden die Brände gelegt.«

Eine Amerikanerin beschrieb 2001 in einem anonym verfassten Bericht über ihre Pyromanie in allen Einzelheiten ähnliche Empfindungen. Sie habe eine schwere Kindheit gehabt, ein älterer Stiefbruder habe sie sexuell missbraucht, als sie etwa zehn Jahre alt war, und ihre Mutter litt an Alkoholsucht und einer bipolaren Störung. »Feuer ist mir vertraut, seit ich im Kindergarten war«, erinnerte sie sich. »In den Sommermonaten mussten wir aus unserem Haus ausziehen, weil die Berge um uns herum in Flammen standen. Ich habe mir das immer fasziniert angeschaut.« Feuer wurde für sie zur Besessenheit: Sie entzündete sie, las über sie, sah sich Filme darüber an, hörte Lieder mit dem Thema, diskutierte darüber, genoss den Geruch. Sie war bezaubert vom Tanzen, vom Licht und von der Macht des Feuers. Sie legte Brände, so schilderte sie es, wenn sie sich leer fühlte oder wenn sie spürte, dass sie von ihren Ängsten übermannt wurde. »Manchmal fühle ich mich verlassen, einsam oder gelangweilt. Von Zeit zu Zeit bekomme ich starke Kopfschmerzen, mein Herz rast, meine Hände bewegen sich unkontrolliert, und ich spüre ein Kribbeln im rechten Arm.« Das Knistern und die Hitze eines Feuers schien ihre Anspannung wegzubrennen.

Im Frühjahr 1993 wurde die junge Frau als Studentin an der University of California erwischt, wie sie auf dem Campus an mehreren Stellen Feuer legte. Sie wurde in die Psychiatrie eingewiesen, im Sommer aber wieder entlassen, damit sie ein Praktikum bei einem Kongressabgeordneten in Washington DC antreten konnte. In den acht Jahren danach wurde sie weitere 33 Mal ins Krankenhaus eingewiesen mit den wechselnden Diagnosen Psychose, Depression sowie zwanghafte beziehungsweise Borderline-Persönlichkeitsstörung. Ihre innere Welt war indes immer noch von Feuer erfüllt. »Ich träume von Feuern, die ich gelegt habe, gern legen würde oder gern gelegt hätte«, bekannte sie. Und im Wachzustand stillte sie weiterhin ihren Hunger nach Flammen. Es mache sie unendlich traurig, wenn eins ihrer Feuer gelöscht werde, und sie sehne sich danach, bald wieder ein neues zu legen.

☞ *Siehe auch: Dipsomanie, Mord-Monomanie, Kleptomanie, Monomanie, Nymphomanie, Oniomanie, Trichotillomanie*

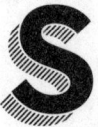

SEDATEPHOBIE

Die Angst vor der Stille, die gelegentlich auch als Sedatephobie bezeichnet wird (das lateinische Wort *sedatus* bedeutet »ruhig, gelassen«) greift immer mehr um sich, je lauter
sich die Welt präsentiert. Stadtbewohner sind schon an eine
permanente Geräuschkulisse gewohnt – die Hektik und das
Hupen auf den Straßen, das Klingeln von Handys, das Brummen eines Kühlschranks, das Plätschern von digitalisierter
Musik und Geplapper. Stille kann sich verstörend auswir-
ken, manchmal sogar unerträglich erscheinen. Manche Menschen können nicht einschlafen, wenn es im Zimmer ganz
still ist. Andere macht die Geruhsamkeit einer Landstraße
nervös.

In einem Artikel für ein Wissenschaftsmagazin berichtete
Bruce Fell, Dozent an der australischen Charles Sturt University, 2012 über die Schwierigkeit vieler seiner Studenten, Stille
auszuhalten. Über einen Zeitraum von sechs Jahren hatte er
580 von ihnen Fragebögen zum Thema ausfüllen lassen. Ein
Student merkte dazu an: »Ich wollte die Aufgabe eigentlich in
der Bibliothek erledigen, musste mir nach ein paar Minuten
aber schon in meinem Zimmer meinen iPod holen, weil ich
es in der Bibliothek so still fand, dass ich mich nicht konzen-

trieren konnte.« Fell ging davon aus, dass viele der jungen Leute durch den ständigen Geräuschpegel der Fernsehgeräte in ihrem Elternhaus konditioniert waren und dass die neuen Technologien es noch einmal leichter machten, die Stille auszuschalten. Eine Bachelorstudentin erzählte ihm, dass es ihr bei Besuchen auf der Farm ihrer Eltern schwerfiel, über einen Damm in der Nachbarschaft zu spazieren, ohne dabei über ihr Headset Musik zu hören. Fell forderte die Studenten auf, eine Stunde entweder mit Lesen oder Spazierengehen zu verbringen oder einfach nur still dazusitzen. Die meisten taten sich schwer damit. »Das Fehlen von Geräuschen stimmte mich unbehaglich«, erklärte einer. »Es war fast wie ein böses Omen.« Für diesen Studenten war die Stille eine unheilvolle Ruhe vor dem Sturm, ein Schwebezustand, der Vorbote von Gefahr.

Ein Experiment testete 2013 die Auswirkungen unterschiedlicher Geräusche auf die Gehirne von Mäusen. Die Forscher teilten die Mäuse in vier Gruppen ein und setzten eine Gruppe für zwei Stunden pro Tag weißem Rauschen aus, eine zweite den Schreien von Mäusebabys, die dritte Klaviermusik von Mozart und die vierte Gruppe der Stille. Die restliche Zeit über hörten die Mäuse die üblichen Hintergrundgeräusche des Labors. Das Ergebnis war, dass die von Stille umgebenen Mäuse mehr Gehirnzellen ausbildeten als die anderen Gruppen. Die Forscher zogen daraus den Schluss, dass die ungewöhnliche Stille möglicherweise als Alarmsignal diente, eine Art »guter Stress«, bei dem die Mäuse – wie der beklommene australische Student – angespannt auf den Lärm warteten. »Der von einer solchen unnatürlichen Stille ausgelöste Warnruf«, so die Gehirnforscher, »könnte eine Neurogenese anregen zur Vorbereitung auf zukünftige kognitive Herausforderungen.« Indem sie einen Zustand nervöser Aufmerksamkeit erzeugte, erweiterte die ungewohnte Stille den Horizont der Mäuse.

☞ *Siehe auch: Hypnophobie, Nomophobie, Nyktophobie, Phonophobie*

SIDERODROMOPHOBIE

Im Jahr 1879 gab der deutsche Arzt Johannes Rigler einer neuen Krankheit, die vor allem Eisenbahnarbeiter traf, den Namen Siderodromophobie – eine Übersetzung des Wortes »Eisenbahnangst« ins Griechische (*sideros* = Eisen, *dromos* = Strecke, Bahn, *phobia* = Angst). Rigler zufolge können die heftigen Ruckbewegungen beim Zugfahren zu körperlichen und seelischen Schäden führen. Einer englischsprachigen Leserschaft erklärte der amerikanische Neurologe George Miller Beard den Begriff so: »Es handelt sich um eine starke Reizung des Rückenmarks, gepaart mit dem Zustand der Hysterie und einer krankhaften Arbeitsunlust.« Er führte die Krankheit auf das »fortgesetzte Rütteln, Schütteln und Lärmen« bei Bahnreisen zurück.

Die Diagnose Siderodromophobie, bei Passagieren ebenso wie bei Eisenbahnangestellten, spiegelte zunehmendes Unbehagen über die Auswirkungen der Industrialisierung wider. Viele Menschen hielten es für ungesund, sich mit der Geschwindigkeit eines Zuges fortzubewegen.

Auf einer Zugfahrt, so der britische Arzt Malcolm Alexander Morris in seinem *Book of Health* von 1884, »wird der Mensch vorübergehend ein Teil der Maschine, in die er sich begeben hat, wird von den Bewegungen derselben durchgerüttelt und bekommt

Druckstellen auf Haut und Muskeln«. Siderodromophobie wurde als von den neuen Technologien verursachte Krankheit gesehen, ähnlich wie später die Kriegsneurose im Ersten Weltkrieg. Die Vibration eines Eisenbahnwaggons konnte wie die Druckwelle einer Bombe im Körper wie im Geist nachhallen.

Riglers Wortschöpfung wurde auch für die Furcht des Passagiers vor der Bahnfahrt verwendet, eine Phobie, unter der Freud nach eigener Aussage in seinen Dreißigern und frühen Vierzigern litt.

In einem Brief an seinen Freund Wilhelm Fliess aus dem Jahr 1897 klagte Sigmund Freud darüber, dass tägliche Zeitungsmeldungen über Zugunfälle seine Angst vor einer bevorstehenden Reise noch weiter anheizten. Er spekulierte darüber, ob seine Eisenbahnphobie vielleicht ihren Ursprung in einer Schlafwagenfahrt von Leipzig nach Wien hatte, die er im Alter von zwei Jahren mit seiner Mutter unternahm und »auf welcher ein gemeinsames Übernachten«, so schrieb er, »und Gelegenheit, sie ad nudem zu sehen, vorgefallen sein muss.« Bezugnehmend auf eine frühe Definition des Ödipuskomplexes, mutmaßte er, seine Phobie könne eine Verlagerung seiner Erregung über den Anblick der nackten Mutter – »Meine Libido gegen matrem war erwacht« – und seiner plötzlichen Angst, sein Vater könne ihn für sein Lustgefühl bestrafen, auf den Zug sein.

In seinen »Drei Abhandlungen zur Sexualtheorie« legt Freud dar, dass Jungen durch die hämmernde, rüttelnde Bewegung der Zugfahrt sexuell erregt werden, durch die »rhythmischen, mechanischen Erschütterungen des Körpers«. Wer die mit diesen Empfindungen einhergehenden Fantasien verdränge, könne, wie Freud selbst, eine Eisenbahnphobie entwickeln. Statt sexuelle Erregung hervorzurufen, werde das

Vibrieren der Lokomotive dann Übelkeit, Beklemmung und Furcht verursachen.

☞ *Siehe auch: Aerophobie, Klaustrophobie, Ergophobie, Phonophobie*

SOZIALE PHOBIE

Eine soziale Phobie, auch bekannt als soziale Angststörung, ist die Furcht, von anderen eingehend unter die Lupe genommen oder beurteilt zu werden. Zu den körperlichen Symptomen zählen Schweißausbrüche, Stottern, Zittern, Übelkeit und Herzrasen. Menschen mit dieser Erkrankung fürchten sich vor bestimmten Situationen wie dem Aufenthalt an überfüllten oder an menschenleeren Orten (Agoraphobie), dem Erröten (Erythrophobie), vor dem Reden in der Öffentlichkeit (Glossophobie) oder dem Urinieren in öffentlichen Toiletten.

Der Zustand wurde ursprünglich (1880) von dem amerikanischen Psychiater George Miller Beard als »Anthropophobie« definiert, als »Aversion gegen Gesellschaft, die Angst, einer größeren Ansammlung von Menschen zu begegnen oder zu nahe zu kommen oder jemand anderem gegenüberzutreten als uns selbst«. Diese Form der krankhaften Angst, so Beard, »geht häufig einher mit abgewendetem Blick und gesenktem Kopf«. In Frankreich nannte der Psychiater Pierre Janet das Syndrom 1903 *phobie des situations sociales*.

Die soziale Phobie wurde im *Diagnostischen und Statistischen Manual 3* erstmals im Jahr 1980 als psychische Störung aufgelistet, was es daran Erkrankten ermöglichte, die Kosten für entsprechende Medikamente ihrer Krankenkasse in Rechnung zu stellen. Das führte zu einem sprunghaften Anstieg bei der Diagnostik und der Verschreibung von Beruhigungsmitteln. Eine Umfrage im Jahr 1994 ergab, dass 13,3 Prozent aller Amerikaner irgendwann in ihrem Leben an der Phobie gelitten hatten, was sie zur häufigsten Angststörung im Land machte – und sie auf den dritten Platz auf der Liste der psychiatrisch behandelten Erkrankungen (nach Depression und Alkoholismus) setzte. Es scheint auch eine genetische Komponente zu geben. Die zehn bis 15 Prozent der Bevölkerung, die als Kleinkinder eine behaviorale Inhibition (Verhaltenshemmung) aufweisen – indem sie befangen und argwöhnisch sind –, entwickeln mit größerer Wahrscheinlichkeit später eine soziale Phobie. Die Phobie wird allerdings häufig erst durch überfürsorgliche oder übermäßig kritische Eltern ausgelöst beziehungsweise verstärkt, oder auch durch ein traumatisches Erlebnis wie Mobbing. Laut einer 2008 in *The Lancet* veröffentlichten Studie hat sich bei der Hälfte der betroffenen Menschen die Erkrankung bis zum Alter von elf Jahren herausgebildet und bei achtzig Prozent bis zum zwanzigsten Lebensjahr. Wie bei den meisten Phobien führt die Meidung der phobischen Objekte – in diesem Fall von Menschen – zu einer Verankerung der Angst. Manche Menschen mit sozialer Phobie sprechen gut auf eine kognitive Verhaltenstherapie an. Sie kann die negativen, irrigen Wahrnehmungen des Urteils anderer ebenso in den Blick nehmen wie die Neigung, über die Vergangenheit nachzugrübeln und sich um die Zukunft zu sorgen.

Im Westen wird Introvertiertheit häufig als Schwäche angesehen, doch in anderen Kulturen werden zurückhaltende Menschen deutlich mehr geschätzt. Eine Studie in China aus dem Jahr 1995 ergab, dass verschlossene Schulkinder am ehesten von ihren Altersgenossen und ihren Lehrern mit verantwortungsvollen und einflussreichen Positionen betraut wurden und dass sie auch nicht stärker gefährdet waren als ihre Klassenkameraden, eine Depression zu entwickeln. Andererseits kann eine Gesellschaft, die Zurückhaltung als hohe Tugend preist, auch lähmende Ausformungen von Schüchternheit erzeugen. In den 1920er Jahren beschrieb der japanische Psychiater Shoma Morita ein Syndrom, dem er den Namen *taijin-kyôfu* gab, was so viel bedeutet wie Angst vor zwischenmenschlichen Beziehungen. Die Betroffenen sind extrem besorgt, sie könnten anderen Menschen zu nahe treten, indem sie Blickkontakt mit ihnen aufnehmen, erröten, unangenehme Gerüche verströmen, Grimassen schneiden oder einfach nur unattraktiv aussehen. Es ist weniger das Urteil der anderen, das ihnen zu schaffen macht, als das Gefühl, dass sie durch ihre bloße Existenz Leid zufügen.

In seinem Buch *Shyness: How Normal Behavior Became a Sickness* von 2007 schildert Christopher Lane, wie Pharmakonzerne die Amerikanische Psychiatrische Gesellschaft dazu bewogen, die soziale Phobie in das *DSM* von 1980 aufzunehmen. Er vertritt den Standpunkt, dass die Diagnose in vielen Fällen eine Charaktereigenschaft zu einer Krankheit gemacht und damit Menschen, die von Natur aus reserviert, introvertiert oder still sind, pathologisiert hat. »Im Zeitraum von sechs Jahren«, so Lane, »hat eine kleine Gruppe selbstselektierender amerikanischer Psychiater für einen weitreichenden neuen Konsens gesorgt: Schüchternheit und eine Vielzahl vergleichbarer Charakterzüge waren auf einmal Angst- beziehungsweise Persönlichkeitsstörungen. Und diese hatten ihren Ursprung nicht mehr in psychologischen Konflikten oder gesellschaftlichen Spannungen, sondern in einem chemischen Ungleichgewicht oder gestörten Neurotransmittern im Gehirn.« Lane ist der Ansicht, dass wir einen hohen Preis bezahlen, wenn wir unsere Marotten, Eigenarten und auch ganz normale Empfindungen medikalisieren. »Die traurige Folge«, so sein Fazit, »ist ein gewaltiger, möglicherweise unwiederbringlicher Verlust von emotionaler Bandbreite, eine Verarmung menschlicher Erfahrung.«

☞ *Siehe auch: Agoraphobie, Erythrophobie, Gelotophobie, Glossophobie, Haphephobie, Lypemanie, Urinophobie, Syllogomanie*

SYLLOGOMANIE

Syllogomanie – nach dem griechischen *sylloge*, Sammeln, bezeichnet den Impuls, Dinge zu horten, unter dem einer Studie von 2008 zufolge zwei bis fünf Prozent der Bevölkerung leiden. Der Begriff scheint seit den frühen 1960er Jahren gebräuchlich zu sein, als vermehrt Studien zum Thema »Horten« in britischen medizinischen Fachzeitschriften auftauchten. Die weite Verbreitung des Syndroms wurde allerdings erst in den 1990ern offensichtlich.

Schon lange davor, in den ersten Jahrzehnten des 20. Jahrhunderts, häuften zwei reiche New Yorker in ihrem eleganten dreistöckigen Haus auf der Fifth Avenue 170 Tonnen an Gegenständen an. Langley Collyer, ein diplomierter Ingenieur und Konzertpianist, konstruierte dafür im Haus, in dem er mit seinem blinden Bruder Homer, einem ehemaligen Juristen, wohnte, eigens ein Tunnellabyrinth. Eingebettet in Langleys hohe Bücher- und Zeitungsstapel waren mehrere Konzertflügel, ein Röntgenapparat, die konservierten Überreste eines zweiköpfigen Fötus, Autoteile, Blechdosen, ein Kanu und ein Kronleuchter. Das Telefon wurde den Brüdern in den 1910er Jahren abgestellt, das Gas in den 1920ern und der Strom in den 1930ern. In dem Bemühen, Homers Blindheit zu heilen, gab Langley ihm 100 Apfelsinen am Tag zu essen und bewahrte alle Zeitungen für den Tag auf, an dem er wieder würde sehen können. Nachdem 1947 Nachbarn Alarm geschlagen hatten, drang die Polizei in das Haus ein und fand Langley Collyer in seinem Labyrinth, getötet von einer selbst gebastelten Sprengfalle. Die Ratten hatten schon an seinem Körper genagt. Nicht weit von ihm entfernt entdeckte man seinen Bruder Homer, der verhungert war.

Noch Jahre später warnten Eltern ihre Kinder, dass sie wie die Collyer-Brüder enden würden, wenn sie ihre Zimmer nicht aufräumten. E.L. Doctorow hingegen zeichnet in seinem Roman *Homer & Langley* von 2009 das Horten der Collyer-Brüder in einem romantischeren Licht, als eine Art Abenteuer. Die Brüder seien »Emigranten« gewesen, schrieb Doctorow, die, als sie sich ihr Gerümpel-Reich aufbauten, »dieses Land verließen und sich in das Land ihrer Väter aufmachten«.

Im Todesjahr der Collyer-Brüder stellte der deutsche Sozialpsychologe Erich Fromm die These auf, dass sich der Mensch entweder über das »Haben« oder das »Sein« definiere, über seinen Besitz also oder über seine Erfahrungen. Diejenigen mit einer »hortenden Orientierung«, so schrieb er in *Psychoanalyse und Ethik*, seien argwöhnische, zurückhaltende Typen, die ihre Gefühle lieber in Dinge investierten als in Menschen. Der Psychoanalytiker Donald Winnicott erklärte 1951, dass wir alle als Kleinkinder Gefühle »Übergangsobjekten« wie Stofftieren oder Decken entgegenbringen, die für einen trös-

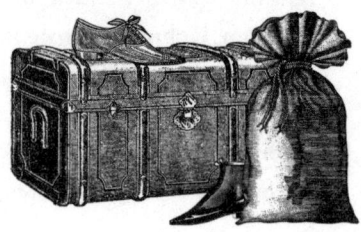

tenden Elternteil stehen, bis wir lernen, uns selbst zu beruhigen. Vielleicht haben es »Messies« ja versäumt, die fürsorgliche Komponente des Elternseins zu verinnerlichen, und weisen weiterhin Gegenständen in ihrem Umfeld eine umsorgende Funktion zu. Das Zuhause vieler »Messies« ist so vollgepackt mit Dingen, dass es einem Nest, einem Kokon, einer Höhle oder einem Bunker ähnelt, in dem sie sich aber meist alles andere als gefangen, sondern eher geborgen fühlen. Und für diejenigen, die ein traumatisches Erlebnis hinter sich haben, können Gegenstände im wahrsten Sinne des Wortes Schutzschilde sein – sie versperren Eindringlingen den Weg.

In ihrem Buch *Stuff: Compulsive Hoarding and the Meaning of Things* (2010) stellen Randy O. Frost und Gail Steketee fest, dass Sachen den »Messies« nicht selten als Erweiterung ihrer selbst dienen. »Mein Körper und mein Haus sind irgendwie ein und dasselbe«, bekannte eine 53-jährige Frau namens Irene. »Ich verleibe ihnen Dinge zum Trost ein.« Irene war lebhaft und gesellig, Immobilienmaklerin in Teilzeit und Mutter von zwei Kindern, doch ihr Sammeltrieb hatte, nach eigener Aussage, ihren Mann vertrieben und dafür gesorgt, dass sie aus Scham keine Freunde mehr zu sich einlud. Ihre Sachen waren integrale Bestandteile ihrer Identität. »Etwas zu besitzen, aufzuheben und zu erhalten, ist ein Teil von mir«, erklärte sie. »Wenn ich zu viel wegwerfe, bleibt nichts mehr von mir übrig.«

Als Frost sie zu Hause besuchte, führte sie ihn auf »Ziegenpfaden« durch die Zimmer, die mit Kleidungsstücken, Büchern, Zeitungen, Taschen, Körben und Kisten vollgestellt waren. Auf allen verfügbaren Flächen lagen Fotografien, Flyer, Gutscheine, Stifte, Pillenfläschchen sowie mit Notizen und Telefonnummern bekritzelte Zettel. Wie viele »Messies« bewahrte Irene Dinge auf, für den Fall, dass sie sich einmal als nützlich erweisen sollten. Frost erkannte, dass Irenes Sachen stellvertretend die Rolle ihres Gedächtnisses übernahmen und gleichsam als gegenständliches Bestandsverzeichnis ihrer Vergangenheit und ihrer erwarteten Zukunft dienten. »Messies« leben Frost zufolge in einem Bereich der Möglichkeiten, umgeben von Optionen, die sie um keinen Preis aufgeben möchten. Alles ist vorläufig. Für einen »Messie«, so Frost, »ist die Angst, eine Gelegenheit zu verpassen, stärker als die Befriedigung, eine zu nutzen.«

Frost sprach auch mit zwei reichen Hoteliers mittleren Alters, Alvin und Jerry, die sich selbst als »Collyer-Brüder von heute« bezeichneten. Die Brüder, beide in zerknitterten Anzügen und mit Fliege, führten ihn durch das Hotel, in dem sie lebten. Jeder Bruder besaß eine Penthouse-Suite, in denen sich Kunstwerke und Antiquitäten aneinanderreihten und Visitenkarten, Kleidung und sonstiges Allerlei bunt verstreut herumlagen. Diese Suiten waren nicht mehr bewohnbar; daher waren die Brüder in andere Appartements des Hotels umgezogen, die sich ebenfalls zügig füllten. Jerry schlief auf dem Fußboden, weil sein Bett mit Gegenständen belegt war.

Jerry konnte sich erstaunlich gut erinnern, wo sich jeder einzelne Gegenstand in seinen Räumen befand. »Zu allem hier gibt es eine Geschichte«, erklärte er, »und die habe ich alle im Kopf. Wenn ich irgendetwas davon wegwerfe, dann ginge die Geschichte verloren.« Als Alvin Frost seine Sachen zeigte, rief jedes Teil eine Erinnerung wach. »Es ist wie eine Sprache«, so Alvin. »Die Dinge können reden.« Mehrere von Frosts Gesprächspartnern teilten diese Neigung zur Vermenschlichung von Gegenständen. Ein Galeriebesitzer im Ruhestand erklärte, seine Sammlungen von Anzügen, Hemden und Budapestern drohten ihn zu verschlingen. »Sie scheinen mich zu beherrschen. Es wird allmählich etwas gefährlich. Sie stellen mir ein Bein und fallen auf mich, sodass ich mich verspäte.«

Alvin und Jerry gaben auf Frosts Fragen konfuse Antworten und räumten ein, dass sie sich mitunter auf den wirren Pfaden ihrer Gedankengänge verirrten. »Alles ist interessant«, erklärte Alvin, »und ist mit so vielem anderen verbunden.« Frost und Steketee verweisen darauf, dass viele »Messies« Symptome einer Aufmerksamkeitsdefizit-Hyperaktivitätsstörung (ADHS) erkennen lassen: Sie sind redselig, vergesslich, schnell abgelenkt. Diese Merkmale machen es den Betroffenen schwer, ihr Hab und Gut zu verwalten, eine Entscheidung zu treffen, eine Aufgabe zu Ende zu bringen oder ein Vorhaben umzusetzen.

Zudem haben Frost, Steketee und auch andere Hinweise auf eine Veranlagung für das Horten gefunden. Der forensische Psychiater Kenneth J. Weiss schrieb 2010 in einem Beitrag zu einer amerikanischen Fachzeitschrift, beim Horten könne es sich um eine adaptive Eigenschaft handeln, die »aus dem Ruder gelaufen ist«, eine fehlgeleitete Spielart unseres angeborenen Impulses, Dinge zusammenzutragen. Von dem Verhaltensforscher Konrad Lorenz stammt die These, dass die Angewohnheit die Umsetzung eines lange brachliegenden »festen Verhaltensmusters« ist, wie das Nüssesammeln bei Eichhörnchen oder der Nestbau bei Vögeln. Genetiker haben ähnliche Genstrukturen (auf dem Chromosom 14) in Familien mit zwei oder mehr »Messies« entdeckt, während Neurowissenschaftler nachgewiesen haben, dass bei »Messies« bisweilen ein Schaden im vorderen Bereich der Frontallappen vorliegt, der für Planung und Organisation zuständig ist, und eine verringerte Stoffwechselrate im anterioren cingulären Cortex, der für Motivation, Fokus und Entscheidungsfindung eine Rolle spielt. Doch diese neurologischen Erkenntnisse sind kein Beweis, dass manche Menschen für das Horten prädestiniert sind – vermutlich spiegeln die Muster im Gehirn das Verhalten eher, als dass sie es steuern. Frost und Steketee vermuten, dass »Messies« einen Charakterzug erben könnten, der das Horten begünstigt – eine starke Sensibilität fürs Detail etwa oder eine Marotte, nach der sie Erinnerungen abrufen – dass aber das aktive Tun erst einsetzt, wenn dazu noch traumatische Erlebnisse kommen.

Obwohl das pathologische Horten im Jahr 2013 durch einen Eintrag im *Diagnostischen und Statistischen Manual 5* der Amerikanischen Psychiatrischen Gesellschaft als psychische Erkrankung anerkannt wurde, gibt es immer noch Stimmen, die es als exzentrisches Verhalten einstufen und nicht als Krankheit. So stellt der Soziologe Allan V. Horwitz fest: »Von der gesellschaftlichen Norm abweichendes Handeln – sei es ein Mord, das Sammeln von Ramsch oder das Herumlaufen ohne Kleider – ist an sich noch kein Anzeichen für eine seelische Störung.« Unsere Abscheu vor »Messies« ist Horwitz zufolge auf eine »moralische Panik« zurückzuführen, eine Faszination von etwas, das wir an der Gesellschaft und an uns selbst fürchten. Zu bestimmten Zeiten und an manchen Orten ist das Hamstern von Gütern ein Zeichen von Sparsamkeit und gesundem Menschenverstand – Vorsorge für Mangelzeiten – und das Wegwerfen von Reserven gilt als fahrlässig, verschwenderisch, ja sogar unmoralisch. Doch in den Überflussgesellschaften am Ende des 20. Jahrhunderts waren Herstellung und Erwerb von Dingen so viel einfacher und preiswerter geworden, dass manche Menschen sich von dem vielen Zeug erdrückt fühlten. Designer begannen für eine modernistische Ästhetik zu werben, die Licht, Raum, klaren Linien und freien Oberflächen den Vorzug vor dem Ausgeklügelten und Verschnörkelten gaben. 1996 forderte der schwedische

Einrichtungskonzern IKEA die britischen Verbraucher auf: »Chuck out your chintz« (auf Deutsch so viel wie »Raus mit dem Chintz«). Die Preise für Antiquitäten fielen ins Bodenlose. Im Fernsehen lief eine Vielzahl von Dokus über Vermüllung: *Hoarders, The Hoarder Next Door, Hot Mess House, Tidying Up with Marie Kondo*.

In seinem Buch *The Hoarders* von 2014 legt Scott Herring dar, dass »Messies« uns die »Redundanzfülle« unserer Kultur vor Augen führen, »das uneingeschränkte Verlangen und die Fähigkeit, sich noch mehr und mehr von dem zu verschaffen, von dem man sowieso schon zu viel hat«. Szenen über »Messies« spiegeln in dramatischer Form unsere eigenen gestörten Beziehungen zu Gegenständen, zu all den nutzlosen Dingen, nach denen es uns gelüstet, und die Sehnsüchte, die sie für uns stillen sollen. Wenn zwanghaftes Kaufverhalten eine übersteigerte Verinnerlichung der Konsumkultur ist, dann ist das zwanghafte Festhalten an Dingen eine Fehlfunktion oder eine Parodie dieser Kultur, bei der die Konsumenten außerstande sind zu konsumieren. Besitz wird zur Belastung, mehr Geiselnehmer als Beute.

In Russland ist Syllogomanie als »Pljuschkin-Syndrom« bekannt – nach dem reichen Geizhals und Gutsbesitzer in Nikolai Gogols *Die toten Seelen* (1842). Pljuschkin hortet nicht nur seinen eigenen Besitz, sondern auch noch sämtliches Gerümpel, das er auf seinem Grund und Boden herumliegen sieht. Der Erzähler warnt den Leser: »Nehmt sie mit euch ins Leben, wenn ihr die zarten Jugendjahre verlasst und eintretet in das harte, erbarmungslose Mannesalter, nehmt sie mit euch, all die menschlichen Regungen, lasst sie nicht am Wegesrand zurück: Ihr werdet sie später nicht wiederfinden!« Pljuschkin hat, so will uns Gogol zu verstehen geben, das Pferd von hinten aufgezäumt: Während er gierig Dinge zusammenraffte, hat er unabsichtlich das Rüstzeug seiner Menschlichkeit wie Abfall auf die Straße fallen lassen.

Pljuschkins englisches Gegenstück ist der ungebildete Trödler Krook in Charles Dickens' *Bleakhaus* (1853). Krook hortet säckeweise Frauenhaare und alte Dokumente, die er gar nicht lesen kann. »Alles, was Fisch ist, geht mir ins Netz«, erklärt er. »Und es ist mir ganz unmöglich, etwas wieder herauszugeben, was ich einmal habe.« Ungefähr auf der Hälfte des Romans, der auch selbst wunderbar vollgestopft ist, erliegt der gindurchtränkte Krook inmitten des Durcheinanders in seinem Laden einer spontanen Selbstentzündung und lässt nur Ruß, Fett und seinen geheimen Vorrat an ungelesenen Schätzen zurück.

Bei ihren Recherchen für ein Buch über Sylvia Plath sah sich die amerikanische Journalistin Janet Malcolm mit der verstörenden Unordnung im Haus einer Interviewpartnerin konfrontiert, »einer Lagerstätte für bizarres Gerümpel und Chaos« in der ostenglischen Kleinstadt Bedford. »Entlang der Wände, auf dem Boden und auf sämtlichen freien Flächen waren Hunderte, mag sein auch Tausende Dinge aufgestapelt«, schreibt Malcolm in *Die schweigende Frau* (1994), »als wäre das Haus ein Secondhandladen, in den man hastig das Inventar von zehn anderen Secondhandläden gestopft hätte, und auf allem lag eine Staubschicht – nicht gewöhnlicher, kurzlebiger Staub, sondern Staub, der selbst schon mit Staub überzogen war, Staub, der mit den Jahren eine Art Gegenständlichkeit angenommen hatte, eine Art Immanenz.«

Nach dem Besuch fragte sich Malcolm, ob das Chaos im Haus sie vielleicht deswegen so erschüttert hatte, weil es eine Metapher für das Problem war, das sich ihr beim Schreiben ihres Buches stellte. Um ein Bild von Plath zu zeichnen, würde Malcolm aus einem riesigen verworrenen Sammelsurium von Informationen, die sie gesammelt hatte, Geschichten heraussuchen müssen und dabei viel von dem Erfahrenen aussortieren, um »einen Raum zu schaffen, in dem einige wenige Ideen, Bilder und Gefühle am Ende so angeordnet sind, dass ein Leser eine Zeitlang unter ihnen verweilen möchte, statt die Flucht anzutreten«. Doch für den Biografen ist das Ausmustern von Material ebenso wie für den »Messie« ein Prozess der Verfälschung. Das Haus war so beunruhigend für Malcolm, weil es sie an die Realität erinnerte, an der sie Verrat begehen würde. Das Gehortete war »unvermittelte Wirklichkeit in all ihrer Vielfalt, Beliebigkeit, Widersprüchlichkeit, Weitschweifigkeit, *Authentizität*«, wie sie es in ihrem Buch beschreibt, »ein monströses Sinnbild für die Wahrheit«. Die Geschichte, die sie erzählen würde, würde am Ende eleganter, gefälliger und weniger wahr sein.

☞ *Siehe auch: Aboulomanie, Monomanie, Mysophobie,*
Nomophobie, Oniomanie, soziale Phobie

T

TAPHEPHOBIE

Der italienische Psychiater Enrico Morselli prägte den Begriff Taphephobie (nach dem griechischen Wort *taphos*, Bestattung, Grab) als Diagnose für einen Mann, der sich so sehr davor fürchtete, lebendig begraben zu werden, dass er in seinem letzten Willen verfügte, sein Sarg solle mit einer Kerze, Essen und Trinken sowie einem Luftloch ausgestattet werden. »Er hat schlimme Geschichten gehört oder gelesen von Menschen im Zustand des Scheintodes, und nun fürchtet er, dass es ihm ebenso ergehen könnte«, berichtete Morselli 1891 in einer Abhandlung. Es sei eine Situation, »der er sich machtlos ausgeliefert fühlt, vor allem da er ja bewusstlos sein würde, und selbst wenn er bei Bewusstsein wäre, könnte er sich nicht regen oder durch ein Zeichen oder eine Handlung den Menschen kundtun, dass er nicht tot sei, sondern noch am Leben.«

Lebendig begraben zu werden, war zu früheren Zeiten eine reale Gefahr, wie Jan Bondeson in seinem Buch *Lebendig begraben. Geschichte einer Urangst* (2001) darlegt. Hin und wieder geschah so etwas als Strafe, etwa für vestalische Jungfrauen im alten Rom, die ihre Keuschheitsgelübde gebrochen hatten, oder im Italien des Mittelalters für Mörder ohne Reue und im

17. Jahrhundert in Russland für Frauen, die ihre Männer getötet hatten. Sehr viel häufiger kam es allerdings vor, dass Menschen vorschnell für tot erklärt und unter die Erde gebracht wurden. Im 18. Jahrhundert wurden immer wieder Särge ausgegraben, die bei ihrer Öffnung Leichname mit zerrissenen Nägeln, zerkratzten Knien und blutigen Ellbogen offenbarten. In seinem *Traktat von dem Kauen und Schmatzen der Toten in Gräbern* von 1734 war der deutsche Geistliche und Vampirismusforscher Michael Ranft bemüht, derartige Verletzungen auf übernatürliche Eingriffe zurückzuführen, doch die meisten sahen darin grausige Beweise für die Bestattung Lebender.

In Deutschland griff die Taphephobie immer mehr um sich. Wie Bondeson im Detail berichtet, ließ sich Herzog Ferdinand von Braunschweig 1792 einen Sarg nach Maß anfertigen mit Fenster, einem Luftloch und einem Schloss, das von innen geöffnet werden konnte. Die Schlüssel wurden in einer Tasche in seinem Totenhemd verstaut. Derweil machte ein deutscher Pastor den Vorschlag, Seile von den Kirchenglocken bis in alle Särge auf dem Friedhof zu legen. Dutzende Varianten derartiger »Sicherheitssärge« wurden in den Folgejahren in Deutschland hergestellt, ausgestattet mit Hämmern, Knallkörpern und Sirenen.

Die Situation verschärfte sich noch weiter. »Zu Beginn des 19. Jahrhunderts hatte sich das vorzeitige Begräbnis«, so Bondeson, »zu einem übermächtigen Schreckgespenst des Alltagslebens ausgewachsen, und Schriftsteller in ganz Europa widmeten dem Thema eine Fülle von Schriften und wissenschaftlichen Aufsätzen«. Essayisten machten geltend, Starrkrampf und Koma würden häufig mit dem Tod verwechselt. Teilweise wurde behauptet, mehr als ein Zehntel der Menschheit sei lebendig begraben worden.

Edgar Allan Poes Kurzgeschichte »Lebendig begraben« (1844) beschwört besonders eindringlich die Schrecken der Taphephobie herauf. »Ich krümmte, ich wand mich«, so der Erzähler, »und strengte mich krampfhaft an, den Deckel gewaltsam aufzubringen: – er wollte sich nicht bewegen. Ich tastete meine Handgelenke nach dem Läuteseil ab: – es war nirgends zu finden.« Er schildert »die erstickenden Dünste der feuchten Erde […] die unnachgiebige Umarmung des engen Hauses – die Schwärze der absoluten Nacht – die wie ein Meer überwältigende Stille – die unsichtbare, doch so greifliche Gegenwart des Eroberers Wurm – all dies […] erfüll[t] das Herz, das immer noch pochende, zuckende, mit einem Grade von qualvollem, unerträglichem Entsetzen, den auch die wagendste Imagination nicht auszudenken vermag.«

In England wurden die Ängste geschürt durch die hastigen Beerdigungen der Choleraopfer während der Epidemie von 1831/32. Weitere Sicherheitssärge wurden entworfen, einige nicht nur mit Fächern für Essen, sondern auch für Wein. Manche Taphephobiker sorgten dafür, dass sie überhaupt nicht begraben wurden. Alfred Nobel, der Erfinder des Dynamits, bestimmte, dass nach seinem Tod seine Blutgefäße geleert und sein Körper verbrannt werden sollte. Andere trafen Vorkehrungen, um sicherzustellen, dass sie auch wirklich tot waren, bevor sie unter die Erde kamen. Der Komponist Frederic Chopin hinterließ genaue Anweisungen, nach denen sein Körper vor der Bestattung aufzuschneiden sei. Der Märchendichter Hans Christian Andersen legte jede Nacht einen Zettel auf den Nachttisch, auf dem stand, er sei nicht tot, sondern schlafe nur.

Als Phobie wurde die Angst erst eingestuft, als gegen Ende des 19. Jahrhunderts die Gefahr des Lebendig-Begraben-Werdens zurückging. Dank der Fortschritte in der Medizin konnte man nun leichter feststellen, ob ein Mensch wirklich tot war. Taphephobiker gibt es allerdings immer noch. Zu Beginn des 21. Jahrhunderts ließ sich der brasilianische Unternehmer Freud de Melo eine Gruft bauen, ausgestattet mit Belüftungsöffnungen, einer Obstvorratskammer, einem Fernseher und Megafonen. Und gelegentlich droht auch noch immer jemand zu früh unter die Erde zu kommen. So hörte im Jahr 2001 in Massachusetts ein Bestatter gluckernde Geräusche aus einem Leichensack und erkannte, dass die 39-jährige Frau, die er gerade beerdigen wollte, dabei war, sich von ihrer vermeintlich tödlichen Überdosis an Drogen zu erholen.

☛ *Siehe auch: Klaustrophobie, Nyktophobie*

TELEPHONOPHOBIE

Ärzte an einem Pariser Krankenhaus stellten im Jahr 1913 erstmalig die Diagnose *téléphonophobie*. Sie beobachteten, dass ihre Patientin, »Madame X.«, beim Klingeln eines Telefons von einer Art gequältem Grauen erfasst wurde, erstarrte und kaum fähig war, etwas zu sagen, wenn sie den Hörer abhob. Eine walisische Zeitung zeigte Verständnis für die Misere. »Wenn man es sich recht überlegt, hat praktisch jeder Benutzer des Telefons diese Beschwerden«, konstatierte der *Merthyr Express.* »Es ist eine schrecklich weit verbreitete Krankheit, diese ›Telephonophobie‹.«

In der Frühzeit des Telefons hatten manche Menschen Angst, das Gerät würde ihnen einen Stromschlag verpassen, wie es Robert Graves im Ersten Weltkrieg passierte. Der Dichter nahm einen Anruf von einem Offizierskollegen entgegen, als der Blitz in die Leitung einschlug. Das versetzte ihm einen solchen Schock, dass er im Kreis herumwirbelte. Noch über ein Jahrzehnt danach, so Graves, geriet er ins Stottern und bekam Schweißausbrüche, wenn er ein Telefon benutzen musste. Die Witwe König Georges V., Queen Mary, Jahrgang 1867, war ihr Leben lang telephonophobisch. Kurz bevor sie 1953 starb, verriet ihr älterer Sohn, der Duke of Windsor, der Presse, dass sie kein einziges Mal einen Anruf entgegengenommen habe.

Das Telefon wurde vielfach als unheimlicher, störender Apparat gesehen. Es »läutete gebieterisch und ohne Vorwarnung aus den Tiefen des bürgerlichen Heims«, so der Literaturwissenschaftler David Trotter, »und stellte es total auf den Kopf.« Sein autoritäres Klingeln, ebenso unvermittelt wie unerbittlich, wurde als Angriff auf die Privatsphäre empfunden. Im Prag des frühen 20. Jahrhunderts entwickelte Franz Kafka eine regelrechte Panik vor dem Telefon, das ihm mit seiner Fähigkeit, Stimmen von Körpern zu trennen, beinahe übernatürlich erschien. In Kafkas Kurzgeschichte »Der Nachbar« von 1917 bildet sich ein junger Geschäftsmann ein, ein Konkurrent könne durch die Wand hindurch seine Telefongespräche mithören, als habe der Apparat alle physischen Schranken vollständig aufgelöst.

Jetzt, da wir so viele Möglichkeiten haben, aus der Ferne miteinander zu kommunizieren, ist die Angst, Telefonanrufe zu tätigen oder entgegenzunehmen, zurückgekehrt. Eine Umfrage unter 2500 britischen Büroangestellten zwischen 18 und 25 Jahren ergab im Jahr 2013, dass 94 Prozent lieber eine E-Mail verschickten als anzurufen. Vierzig Prozent machte das Telefonieren nervös, und fünf Prozent versetzte schon der Gedanke daran »in Panik«. Bis 2019 hatte sich die Situation augenscheinlich verschärft. Bei einer erneuten Umfrage unter

500 britischen Büroangestellten aller Altersstufen bekannten sich 62 Prozent zu einem Unbehagen, was Telefonanrufe betraf. Manche sorgten sich, dass sie, ohne die Möglichkeit, sich eine Antwort zurechtzulegen, dumm oder eigenartig klingen würden. Andere hatten Angst, den Anrufer nicht verstehen zu können, wieder andere, dass jemand mithörte – in einem Großraumbüro bewertet nicht nur die Person am anderen Ende der Leitung deine Worte, auch deine Kollegen bekommen alles mit. Die telefonophobischsten unter den Befragten waren die jüngsten: 76 Prozent aus der Generation Y (in den 1980ern oder 1990ern Geborene) gaben an, nervös zu werden, sobald ein Telefon klingele.

In einem Artikel im *Guardian* aus dem Jahr 2016 erklärt Daisy Buchanan, sie und ihre Freunde seien nicht nur weniger an Telefonanrufe gewöhnt als ältere Menschen, sie seien auch sensibler gegenüber ihren Auswirkungen. »Die Einstellung der Generation Y zu Telefonanrufen ist im Grunde eine Sache der richtigen Verhaltensweise«, schreibt sie. »Wir sind mit so vielen Möglichkeiten der Kommunikation aufgewachsen und tendieren nun zu den am wenigsten störenden, weil wir wissen, wie es ist, auf einer ganzen Palette unterschiedlicher Kanäle digital herumgeschubst zu werden.« Ein ungeplanter Anruf kann aggressiv und penetrant wirken, so, wie er es schon vor einem Jahrhundert war – eine nicht akzeptable, aufdringliche Form der Kontaktaufnahme.

☛ *Siehe auch: Glossophobie, Nomophobie, soziale Phobie*

TETRAPHOBIE

Eine irrationale Angst vor der Zahl vier (*tessares* auf Altgriechisch) kommt in ostasiatischen Ländern häufig vor, da in mehreren Sprachen (zum Beispiel Mandarin, Kantonesisch, Koreanisch und Japanisch) das Wort für »vier« ganz ähnlich klingt wie das Wort für »Tod«.

Viele Gebäude in Ostasien überspringen alle Etagen- und Zimmernummern, in denen eine Vier enthalten ist: 4, 14, 24, 34 und so weiter. In einigen Hotels in Hongkong geht es von der 39. gleich zur fünfzigsten Etage weiter. In Taiwan, Südkorea und China enden die Nummern von Schiffen und Flugzeugen selten auf vier, und auch viele chinesische und japanische Restaurants in allen Teilen der Welt vermeiden die Zahl. Bestimmte Kombinationen gelten als ganz besonders unheilvoll: 514 klingt auf Mandarin wie »ich möchte sterben«, 748 wie »fahr zur Hölle« und 74 wie »wird im Zorn sterben« oder »bereits tot«.

Für viele Menschen ist die Angst vor der Zahl vier nichts weiter als eine milde Form von Aberglauben, doch für einige kann sie zur fixen Idee werden. Als kleines Mädchen in Hongkong lachte die Schauspielerin Jo Chim über die Tetraphobie ihres Vaters, doch mit zunehmendem Alter wurde sie selbst phobisch. Zu Anfang war es nur eine Marotte – sie vermied es, sich im Theater in die vierte Reihe zu setzen, achtete darauf, dass in ihrer Telefonnummer keine Vier vorkam. Doch als sie, nach mehreren Anläufen, mit ihrem ersten Kind schwanger geworden war, brach die Phobie voll aus. Die Schwangerschaft kam ihr so willkürlich vor, wie ein unerklärliches Geschenk, dass es am sichersten schien, das Schicksal nicht herauszufordern. »Der Supermarkt war der reinste Spießrutenlauf«, erinnert sie sich in ihrem Blog. »Gott bewahre, dass ich jemals vier Sachen kaufte! Und natürlich niemals zur Kasse 4 [...] Mit Adleraugen behielt ich das Kassendisplay im Blick. Jedes Mal, wenn in der Gesamtsumme eine Vier vorkam, beschleunigte sich mein Puls und meine Handflächen wurden feucht. Sofort schnappte ich mir noch eine zusätzliche Packung Kaugummis, Chips, Batterien, egal was, und legte sie aufs Band, nur um die Summe abzuändern.«

In einer 2001 vom *British Medical Journal* veröffentlichten Analyse aller Todesfälle in den USA zwischen 1973 und 1998 wies ein Forscherteam nach, dass Amerikaner asiatischer Herkunft mit 13 Prozent höherer Wahrscheinlichkeit am vierten Tag eines Monats an Herzversagen sterben als an jedem anderen Tag, ein Höchstwert, dem an den nachfolgenden Tagen kein ausgleichender Rückgang bei den Herzinfarkten folgte. In Kalifornien, wo zur damaligen Zeit über vierzig Prozent der Asiaten ansässig waren, war das Phänomen sogar noch ausgeprägter: Am vierten Tag des Monats stieg die Zahl der tödlichen Herzanfälle in dieser Bevölkerungsgruppe um 27 Prozent. Die Autoren der Studie äußerten die Vermutung, dass der Umfang der chinesischen und japanischen Gemeinden in Kalifornien die Wirkmacht ihrer Tetraphobie verstärkte.

Die Forscher gaben ihrer Studie den Titel *The Hound of the Baskervilles Effect: a Natural Experiment on the Influence of Psychological Stress on the Timing of Death* (*Der Hund-von-Baskerville-Effekt. Ein natürliches Experiment zum Einfluss psychischer Belastung auf den Zeitpunkt des Todes*). Die Auflösung von Arthur Conan Doyles Detektivgeschichte von 1902, so legten sie dar, beruhe auf der Grundidee, dass Furcht einen tödlichen Herzinfarkt auslösen könne. Die Hypothese lässt sich nur schwerlich auf den Prüfstand stellen, da Tote ja keine Auskunft über ihre letzten Empfindungen geben können, doch schien die Analyse der Auswirkungen von Tetraphobie im *BMJ* zu bestätigen, dass Angst in der Tat fatale Folgen haben kann.

☞ *Siehe auch: Arithmomanie, Triskaidekaphobie*

THALASSOPHOBIE

Die Thalassaphobie (nach dem griechischen Wort *thalassa*, Meer) ist eine starke Angst vor größeren Wassermassen. Angst vor dem Ozean zu haben, ist nichts Unnatürliches. Schließlich kann er sehr gefährlich werden – wir könnten in eine reißende Strömung, einen Sturm oder einen Tsunami geraten, von einer Qualle gestochen oder von Haien angegriffen werden. Derartige Ängste werden in Filmen wie *Die Höllenfahrt der Poseidon* (1972), *Der weiße Hai* (1975) oder *Titanic* (1997) ebenso wie in vielen Mythen über Meeresungeheuer thematisiert. Die Griechen hatten panische Angst vor Scylla und Charybdis sowie vor der Hydra, die altnordischen Völker vor dem Kraken und die Japaner vor dem Kappa. Isländische und keltische Seeleute wurden vor den Selkies gewarnt, Peruaner vor der Yakumama, Polynesier vor den Taniwha. Solche Kreaturen bäumen sich aus den Tiefen des Wassers auf, um uns zu verschlingen. »Mit nur einem leichten Schäumen des Wassers [...] glitt das Ding über dem finstren Gewässer in mein Blickfeld«, berichtet der schiffbrüchige Erzähler aus H. P. Lovecrafts Kurzgeschichte »Dagon« (1919). »Gewaltig wie Polyphemos und widerwärtig wie ein riesiges Ungeheuer aus einem Alptraum schoss es den Monolithen hoch.«

Im *Journal of Marine Science* warnte 2020 eine Gruppe von Biologen, Thalassophobie stelle eine Bedrohung für den Planeten dar. Unsere Angst vor der Tiefsee, so ihre Argumentation, halte uns davon ab, uns für ihren Erhalt einzusetzen. Die Tiefsee unterhalb von 6000 Metern – die nach Hades, dem Herrscher über die griechische Unterwelt, Hadal genannt wird – ist unverhältnismäßig stark durch Schleppnetzfischerei und Rohstoffabbau sowie das Abladen von Plastik, Abwasser und Atommüll gefährdet.

Die Meeresbiologen machen im *Journal of Marine Science* geltend, Fernsehdokumentationen würden das Unheimliche und Unerklärliche in diesen Tiefen aufbauschen und uns damit von einer Meereslandschaft entfremden, die uns eigentlich lieb und teuer sein sollte. In einer Folge der BBC-Serie *Unser blauer Planet* spricht beispielsweise David Attenborough über die Tiefsee als von einer »andersartigen« Welt, einem »Meer aus ewiger Finsternis« und »fortwährender Dunkelheit« – einem »gigantischen schwarzen Nichts«, bewohnt von »seltsamen Kreaturen«, die »außerhalb der normalen Zeitregeln« leben.

Diese unheilvolle und »irrige« Charakterisierung, so die Biologen, beschwöre eine »fremdartige, schauderhafte, unversöhnliche und außerirdische Umgebung« herauf. Tiefseebewohner sind, wie die Wissenschaftler nachdrücklich betonen, keine Ungeheuer: Der Silberbeilfisch, die Tigermuräne und der Schwarze Drachenfisch kommen uns nur deshalb wunderlich vor, weil sie zweckdienliche Merkmale wie riesige Augen, Kiefer und Zähne ausgebildet haben, die ihnen helfen, an finsteren und dämmrigen Orten zu überleben. Aber es gibt dort unten auch hübschere, zartere Spezies: Rotschwanzgarnelen und durchscheinende Scheibenbäuche flimmern im Dämmerlicht; fedrige Seelilien wiegen sich in der Dunkelheit des Meeresbodens. Die Meeresbiologen plädieren dafür, dass wir unser Möglichstes tun, um dieses Wasser-Wunderland zu erhalten, den größten und vielleicht wichtigsten Lebensraum auf der Erde.

☞ *Siehe auch: Ablutophobie, Aquaphobie, Fykiaphobie, Hydrophobie, Kajakphobie, Nyktophobie*

TOKOPHOBIE

Sechs Prozent der schwangeren Frauen haben laut einer Umfrage aus dem Jahr 2001 eine pathologische Angst vor der Geburt. Bei 14 Prozent aller Frauen ist die Angst sogar so groß, dass sie eine Schwangerschaft entweder ganz vermeiden, sie verschieben oder abbrechen, selbst wenn sie ein Kind wollen. Der Begriff Tokophobie (nach dem griechischen Wort *tokos*, Geburt) wurde von Kristina Hofberg 2000 in einem Artikel für das *British Journal of Psychiatry* eingeführt, doch die Symptome hat der französische Psychiater Louis-Victor Marcé bereits 1858 beschrieben. Er benannte zwei Kategorien von Frauen, die an einer extremen Angst vor der Entbindung leiden. Da sind zunächst einmal diejenigen, die zum ersten Mal schwanger sind und die, nach Marcés Worten, »die Erwartung von ungekannten Schmerzen über die Maßen beschäftigt und in einen Zustand unbeschreiblicher Furcht versetzt«. Zur zweiten Kategorie gehören Frauen, die bereits Mutter sind und deren Ängste auf ihre Erinnerungen an den Gebärvorgang zurückgehen.

1978 veröffentlichten die französischen Ärztinnen Monique Bydlowski und Anne Raoul-Duval eine richtungsweisende Studie über zehn Frauen, die lange, schmerzhafte Geburten durchgemacht hatten und anschließend von Albträumen und panischer Angst vor einer erneuten Schwangerschaft geplagt worden waren. »Eine Entbindung«, so die Schlussfolgerung der Forscherinnen, »vor allem die erste, kann durch ihre zwangsläufige Heftigkeit und Konfrontation mit einem drohenden einsamen Tod die Mutter einer extremen Belastung aussetzen.« Für Frauen, die noch nie ein Kind zur Welt gebracht haben, kann die Angst auch durch ein anderes traumatisches Ereignis, etwa sexuellen Missbrauch, ausgelöst werden oder durch verstörende Bilder und Geschichten. Die Schauspielerin Helen Mirren schwor sich, niemals Kinder zu bekommen, nachdem sie in ihrer Klosterschule einen schockierenden Film über Entbindungen gesehen hatte. »Ganz ehrlich, es hat mich bis auf den heutigen Tag traumatisiert«, offenbarte sie 2007 in einem Interview. »Ich habe keine Kinder bekommen, und noch heute kann ich mir nichts ansehen, was mit Kinderkriegen zu tun hat. Ich finde es ganz widerlich.«

Manche Frauen fürchten sich nicht nur vor dem Geburtsvorgang mit seinen realen Gefahren für Mutter und Kind, sondern auch vor dem, was aus ihren Körpern herauskommen mag. In Roman Polanskis Film *Rosemary's Baby* (1968) kommt eine junge Frau zu der Überzeugung, sie sei vom Teufel geschwängert worden. Im Lauf ihrer Schwangerschaft verspürt sie starke Schmerzen im Bauch und entwickelt eine panische Angst vor dem Wesen, das in ihr heranwächst. Als die Wehen einsetzen, wird Rosemary betäubt. Wieder zu sich gekommen, macht sie sich auf die Suche nach der Wiege ihres Babys. Sie zieht den Himmel beiseite und schreckt entsetzt vor der Kreatur zurück, die sie zur Welt gebracht hat.

☛ *Siehe auch: Blut-, Verletzungs- und Spritzenphobie, Dämonomanie, Emetophobie, Mysophobie*

TRICHOMANIE

Die erste Verwendung des Wortes »Trichomane« für einen Menschen mit einer Leidenschaft für Haare (auf Griechisch *thrix*) findet sich in einem Essay des englischen Dichters Robert Graves aus dem Jahr 1949. In *The Common Asphodel* verkündet Graves, der Dichter John Milton sei ein solcher Trichomane gewesen. Im Christ's College in Cambridge habe ihm, so Graves, seine üppige Haarpracht den Spitznamen »Our Lady of Christ's« (so viel wie »Muttergottes von Christ's«) eingetragen, und in seinen Versen habe er sich lang und breit über »Ringellöckchen, Labyrinthe, eigentümliche Knoten, gordisches Geknäul und wunderliche Rundungen« ausgelassen.

Zur Zeit Miltons – als kurz geschorene, glatt rasierte *Roundheads* gegen lang gelockte, schnauzbärtige *Cavaliers* in den Krieg zogen – besaßen Haare moralisch, religiös, sexuell und politisch gesehen große Brisanz. Langes, offenes Haar konnte als Symbol für Unschuld, aber auch für Hedonismus, Dandytum, Elitedenken, Weiblichkeit, Fremdartigkeit oder Sinneslust verstanden werden. Kurze Haare standen für Disziplin, Männlichkeit und Mäßigung. In *Das verlorene Paradies* beschwört Milton mit dem Bild von Adams »hyazinthnen Locken« die Zwanglosigkeit im Garten Eden herauf und weist mit Evas »entfesseltem« Haar »in üppigem Gekräusel« auf den Sündenfall voraus.

Graves enthüllt in dem römischen Autor Apuleius einen weiteren Haarfanatiker. In seinen *Metamorphosen* schildert der Dichter liebevoll auf Frauenköpfen hoch aufgetürmtes oder lockig über ihren Rücken herabfließendes Haar, das golden oder honigfarben schimmert oder »bei Rabenschwärze mit der Täubchen blauspielenden Hälsen wetteifert«.

Die Blütezeit der Trichomanie war das 19. Jahrhundert, als die präraffaelitischen Maler in den üppigen, verführerischen Haarkaskaden ihrer Musen schwelgten. In seiner *Psychopathia sexualis* beschreibt der deutsche Psychiater Richard von Krafft-Ebing Fälle von Personen, die so sehr von Haaren besessen waren, dass sie merkwürdiges Verhalten an den Tag legten. Ein Mann in den Dreißigern verspürte den Drang, an dickem schwarzem Haar zu lutschen, und presste auf Spaziergängen immer wieder impulsiv seine Lippen auf die Köpfe dunkelhaariger junger Frauen. Ein vierzig Jahre alter Schlosser wurde 1889 im Konzertsaal des Trocadéro-Palasts in Paris mit einer Gartenschere in der Tasche und einem Büschel Haare in der Hand verhaftet. Er gab zu, an dem Abend einer jungen Frau die Locken abgeschnitten zu haben, und erklärte, er könne nur beim Kämmen, Streicheln oder Eintauchen in die Haarschöpfe von Frauen zum Orgasmus kommen. Als die Polizei seine Wohnung durchsuchte, fand sie noch 65 weitere Haarsträhne, eingeschweißt in einzelne Päckchen, sowie ein Sortiment von Nadeln und Schleifen.

In Charles Baudelaires Gedicht »Eine Hemisphäre im Haar« (1857) vergräbt das lyrische Ich sein Gesicht in den Locken der Geliebten:

In dem glühenden Herde deines Haares atme ich den Tabaksduft, versetzt mit Opium und Zucker; in der Nacht deines Haares sehe ich die Unendlichkeit des tropischen Azurs erstrahlen; an den schmiegsamen Ufern deines Haares berausche ich mich an den Düften von Teer, Moschus und Kokosöl.

Lass mich lange deine schweren und schwarzen Flechten kauen«, bettelt er. »Wenn ich dein elastisches und aufrührerisches Haar schmecke, ist es mir, als durchkoste ich Erinnerungen.

☞ *Siehe auch: Pogonophobie, Trichotillomanie*

TRICHOTILLOMANIE

Der Psychiater Pierre Janet erschrak, als im Jahr 1906 eine 24-jährige Frau in seiner Praxis erschien und sich eine blonde Perücke von Kopf zog. »Auf ihrem unbedeckten Kopf waren nur ein paar wenige kurze Haarlocken zu sehen«, berichtete er später, »und dazwischen große, vollkommen kahlen Stellen.« Zuerst dachte er an einen extremen Fall von Alopezie, wurde aber von der Patientin eines Besseren belehrt. Seit 18 Monaten hatte sie sich die Haare ausgerissen und gegessen. Es hatte begonnen, nachdem man sie aus ihrem Elternhaus auf dem Land als Dienstmädchen zu einer Familie nach Paris geschickt hatte. Ihre Arbeitgeber seien sehr anspruchsvoll und arrogant, so erzählte die junge Frau, und sie bekam großes Heimweh. Janet stellte fest, dass seine Patientin ansonsten durchaus rational und ausgeglichen wirkte. Sie wurde lediglich in regelmäßigen Abständen von dem »ungewöhnlichen Verlangen« gepackt, ein Haar auszuziehen und »den leichten Schmerz zu empfinden, der daraus resultierte«.

Der Begriff Trichotillomanie (nach dem Altgriechischen *thrich* für Haar und *tillein*, ziehen) wurde 1889 von dem Dermatologen François Hallopeau geprägt, um das Leiden eines Patienten zu diagnostizieren, der sich ganze Büschel aus der Kopfhaut riss. Die Redewendung »etwas ist zum Haareausreißen« soll Frustration ausdrücken, doch in der Praxis ist das Verhalten oft eher systematisch als impulsiv, methodisch und nicht wutentbrannt. Eine an Trichotillomanie leidende Person pflückt sich die Haare eins nach dem anderen von Kopfhaut, Wimpern, Augenbrauen und gelegentlich auch aus der Schamgegend.

Schätzungsweise zwei Prozent der Bevölkerung sind von Trichotillomanie betroffen. Unter Kindern ist das Verhalten besonders weit verbreitet. Bei ihnen ist die Wahrscheinlichkeit, dass sie sich die Haare ausziehen, siebenmal höher als bei Erwachsenen, und bei Frauen kommt es neunmal häufiger vor als bei Männern. Bisweilen ist das Haarausreißen eine unbewusste Regung und findet automatisch während des Fernsehens oder Tagträumens statt. Es kann aber auch ganz bewusst und zielstrebig vor sich gehen. »Ein Haar sitzt so, dass es ›sich nicht richtig anfühlt‹ (zu drahtig, kraus, krumm, gerade oder sonst irgendwie anders)«, heißt es im *Journal of Child Psychology and Psychiatry*. »Das Haar wird daraufhin ausgerissen und betrachtet, und dann unter Umständen die Wurzel oder das gesamte Haar gegessen. Haare können auch gesammelt werden, bevor man sie wegwirft. Wie lange sich der Vorgang des Haareausreißens hinzieht, ist unterschiedlich. Er kann vier oder fünf Stunden dauern, während derer mehrere Hundert Haare ausgezogen werden, oder es sind nur kurze Episoden und ein paar Haare, was dann allerdings vielfach den Tag über wiederholt wird.«

Aus einigen Studien geht hervor, dass Personen mit dieser oder einer anderen körperbezogenen repetitiven Verhaltensstörung ungewöhnlich stark auf Geräusche und Texturen reagieren. Das Ausreißen ihrer Haare dient als Ablenkung von übermächtigen äußeren Reizen. Es gibt auch die These, Trichotillomanie sei eine pathologische Variante unseres instinktiven Bedürfnisses nach Körperpflege, ein Verhalten, das uns vor Parasiten und Infektionen schützt. Wieder andere sehen in obsessivem Haareausreißen ein Selbstschutzritual im Umgang mit Verlustängsten und Traumata oder eine Verdrängung des Geschlechtstriebs. Die Störung kann mit Medikamenten behandelt werden, die die Gehirnfunktion verändern, wie etwa selektive Serotonin-Wiederaufnahmehemmer, oder mit Habit-Reversal-Training, bei dem einem Trichotillomanen beigebracht wird, die Auslöser für einen Schub zu erkennen und eine Ersatzreaktion zu entwickeln und beispielsweise eine Faust zu machen.

Viele Manien und Phobien beruhen auf Nachahmung, die Trichotillomanie jedoch ist ein ganz persönliches Verhalten, das Scham hervorruft. Ihre Auswirkungen werden häufig vertuscht – mithilfe von Perücken oder Hüten, Makeup oder Brillen. Wie Jemima Khan herausfand, als sie 2009 in einer Londoner Klinik Betroffene interviewte, unternehmen Trichotillomane große Anstrengungen, um ihre Angewohnheit zu verbergen. Eine Frau ging möglichst nicht in die Nähe von Doppeldeckerbussen aus Angst, die kahlen Stellen auf ihrer Kopfhaut könnten von oben gesehen werden. Eine andere vermied das Treppensteigen, an der Decke angebrachte Überwachungsspiegel, Schwimmbäder und Regen, während eine Dritte nicht die Nacht mit ihrem Freund verbringen wollte.

Eine Amerikanerin Mitte dreißig war überglücklich, als sie erfuhr, dass es einen Namen für ihre Krankheit gab und dass sie nicht die Einzige mit dem Drang war, sich die Haare auszureißen. Sie erklärte sich einverstanden, 1989 in einem Radiosender in Seattle über die Zwangsstörung zu sprechen, und berichtete dabei auch über den telefonischen Beratungsdienst, den sie eingerichtet hatte. Als sie wieder nach Hause kam, waren 600 Nachrichten auf ihrem Anrufbeantworter. »Die Leute haben geweint und um Hilfe gefleht«, erzählte sie hinterher. In der folgenden Woche rief sie alle zurück. »Es war die beste Therapie, die ich jemals hatte, denn ich hörte mein Leben in den Worten anderer Menschen beschrieben.«

Zu bestimmten Zeiten und an bestimmten Orten war die Praxis gesellschaftlich sanktioniert. Im alten Griechenland und Ägypten rissen sich die Frauen die Haare als Zeichen der Trauer aus. In Indien vollziehen Jain-Mönche noch immer das Kaya-Klesh-Ritual, eine zweistündige Prozedur, bei der sie ihre Fähigkeit demonstrieren, sich von Schmerz zu lösen, indem sie sämtliche Haarbüschel von ihrem Gesicht und ihrem Kopf entfernen. Alle Teilnehmer an einer Umfrage der Fachzeitschrift *Medical Anthropology* im Jahr 2018 wiesen die Bezeichnung ihrer Störung als »selbstverletzendes Verhalten« zurück. Vielmehr betonten sie das Vergnügen und die Erleichterung, die das Haareausreißen ihnen bereitete. Wie Pierre Janet es in seiner Abhandlung von 1906 formulierte: »Ist der Akt erst einmal ausgeführt, erlebt der Patient eine Freude, eine besondere Befriedigung, und eine Zeitlang scheint er befreit zu sein von der Erschöpfung und den diversen schmerzhaften Zuständen, die er davor fortwährend verspürte.«

☞ *Siehe auch: Dermatillomanie, Monomanie,*
   Onychotillomanie, Pogonophobie, Trichomanie

TRISKAIDEKAPHOBIE

Die irrationale Angst vor der Zahl 13 (*treiskaideka* auf Altgriechisch) ist in der westlichen Welt weit verbreitet. Sie könnte ihren Ursprung in der Geschichte von Loki, dem Trickster-Gott aus der nordischen Mythologie haben. Der war so wütend darüber, dass er von einer Zusammenkunft von zwölf Göttern in Walhall ausgeschlossen war, dass er uneingeladen erschien und als Dreizehnter bei Tisch die Erde mit Dunkelheit strafte. 13 ist für viele auch deshalb eine sperrige Zahl, weil sie nicht ohne Rest teilbar ist und weil wir viele Dinge zu einem Dutzend zusammenfassen (Apostel, die Monate des Jahres, die Stunden des Tages, die Sternzeichen, Eier).

»Bei der Zahl 13 läuft es mir immer unwillkürlich eiskalt den Rücken hinunter«, bekannte der Autor Stephen King. »Wenn ich schreibe, höre ich nie mit der Arbeit auf, wenn ich gerade auf Seite 13 oder einem Vielfachen von 13 bin, ich tippe einfach weiter, bis ich zu einer sicheren Zahl komme.« Als Entgegenkommen gegenüber Triskaidekaphobikern ist es in Hotels und Wohnblocks inzwischen Standard, bei der Nummerierung von Zimmern beziehungsweise Etagen die 13 auszulassen. Fluggesellschaften überspringen die Reihe 13. Bei Hausnummer wird von 12 zu 14 mit der 12 a übergeleitet. Am Freitag dem 13. vermeiden viele Menschen größere finanzielle Transaktionen oder Hochzeiten. Laut einer Schätzung des Stress Management Center and Phobia Institute in North Carolina von 2004 verlieren die Vereinigten Staaten über 800 Millionen Dollar pro Jahr, weil sich Angestellte weigern, an diesem Tag zu arbeiten oder in ein Flugzeug zu steigen (der Direktor des Instituts verpasste der Phobie vor Freitag dem 13. einen eigenen Namen: Paraskevidekatriaphobie nach Paraskevi, was auf Neugriechisch Freitag bedeutet).

Während manche Krankenhäuser keine ihrer Stationen oder Betten mit der Zahl 13 versehen, entschied sich das Southmead Hospital in Bristol, diesem Aberglauben bei der Eröffnung ihres Brunel Building im Jahr 2014 keine Beachtung zu schenken. Zwei der Ärzte nutzten die Gelegenheit, um zwischen 2015 und 2017 das Schicksal der Patienten in den verschiedenen Betten auf der neuen Intensivstation zu vergleichen. Sie stellten keine statistisch relevanten Abweichungen in der Todesrate von Patienten in Bett 13 und denen in den Betten 14 bis 24 fest. Wenn überhaupt etwas auffällig war, dann, dass es Patienten, die in Bett 13 lagen, geringfügig besser erging. Die Ergebnisse wurden 2018 im *Journal of Critical Care* unter der Überschrift »Die Aufnahme in Bett 13 auf der ITS mindert nicht die Überlebenschance.«

»Wir hoffen, dass unser Datenmaterial Patienten, deren Familien und natürlich auch Personal mit dieser Phobie beruhigt«, lautete der optimistische Kommentar der Ärzte, »und raten zu einer weniger abergläubischen rationaleren Einstellung zur Nummerierung von Krankenhausstationen und -betten.«

☞ *Siehe auch: Arithmomanie, Tetraphobie*

TRYPOPHOBIE

Trypophobie, ein Ekel vor gehäuft auftretenden Löchern oder Blasen, trat als Phänomen erstmals 2003 zutage, als das Foto einer augenscheinlich von Maden befallenen weiblichen Brust im Internet kursierte. Diejenigen, die am stärksten auf das Bild reagierten – mit Übelkeit und Panik – erfuhren, dass sie mit ihrer Abscheu nicht allein waren. Es wurden Online-

Gesprächs- und Selbsthilfegruppen ins Leben gerufen, und 2005 prägte eine Teilnehmerin (»Louise« aus Irland) den Begriff Trypophobie (nach dem neugriechischen *trypa* für Loch). Das ursprüngliche Meme stellte sich als Fotomontage aus einer Lotussamenschote und der Brust einer Frau heraus, doch das machte es für echte Trypophobiker nicht weniger abstoßend. Die Phobie kann durch jede Art von Ansammlung annähernd kreisrunder Formen ausgelöst werden: in Schwämmen, Seepocken, Crumpets, Seifenschaum, Honigwaben, Schweizer Käse, Granatäpfeln, einem sprudelnd heißen Getränk, den Eiern auf dem Rücken der Großen Wabenkröte. »Ich kann kleine Löcher nicht mal anschauen«, schrieb Modell und Reality-TV-Star Kendall Jenner 2016 in einem Blog-Post. »Dann bekomme ich ganz fürchterliche Beklemmungen. Wer weiß, was sich da drin befindet?«

Anfangs wurde die Phobie als Hirngespinst des Internets abgetan. Es schien sich um einen emotionalen Zustand zu handeln, eine psychogene Angststörung, die allein durch Suggestion auf andere übertragen wurde. Viele der Internetforen zu Trypophobie waren voll mit Bildern von Löchern, die eher dazu geeignet schienen, das Leiden zu pflegen, statt es zu lindern. Doch verdeutlichten einige Nutzer dieser Seiten, dass sie es mit einer Art Expositionstherapie versuchten und mittels Gewöhnungseffekt eine Desensibilisierung anstrebten. Andere nannten den Wunsch, löchrige Oberflächen unschädlich zu machen, und bekannten sich zu dem Verlangen, die Gegenstände ihrer Abscheu nicht nur auszuschalten, sondern auch zu berühren.

Einige Wissenschaftler äußern die Vermutung, Trypophobie könne womöglich eine evolutionäre Anpassung mit dem Ziel sein, uns vor Pathogenen zu schützen. Unregelmäßige Lochmuster erinnern an wunde Stellen, Blasen, Pusteln, Ausschlag oder einen Pilz, die Pickel und Pocken von ansteckenden Krankheiten. Einer 2018 in Amsterdam veröffentlichten Studie zufolge hegen die meisten Menschen eine Abneigung gegen »krankheitsrelevante Cluster-Stimuli«, und bei Trypophobikern erstreckt sich die Aversion auf weitere schwammartige beziehungsweise pockige Oberflächen. Als Reaktion auf den Anblick von geballt auftretenden Löchern nennen Trypophobiker häufig Hautreizungen wie Jucken oder Kribbeln. »Diese Ergebnisse«, so das Fazit der Forscher, »bestätigen die These, dass Individuen mit einer Trypophobie Cluster-Stimuli überwiegend als Anzeichen für Ektoparasiten und über die Haut übertragene Pathogene wahrnehmen.«

Meist hat eine trypophobische Reaktion keine gravierenden Auswirkungen auf den gewohnten Alltag eines Menschen und ist eher ein erhöhtes Unbehagen als eine Phobie. Für einige wenige ist es hingegen eine starke, lähmende Aversion, die durchaus auch Panikattacken auslösen kann. »Ich weine hemmungslos, und mein Puls geht schneller«, berichtete eine 19-Jährige aus Ohio, die alles, von Pfirsichkernen bis zu Käsereiben mit Entsetzen erfüllt. »Mein Herz und meine Gedanken überschlagen sich. Mein Brustkorb verengt sich, und ich wünsche mir nur, dass alles aufhört. In solchen Momenten würde ich mein linkes Bein hergeben, wenn es nur aufhörte. Ich möchte so schnell wie möglich davonlaufen, aber es spielt sich in meinem Kopf ab, und vor seinen Gedanken kann man nun mal nicht davonlaufen.«

☞ *Siehe auch: Akarophobie, Koumpounophobie, Mysophobie*

TULPENMANIE

Nicht nur Einzelpersonen, auch ganze Nationen können durchdrehen, wie der schottische Journalist Charles Mackay in seinem Buch *Zeichen und Wunder. Aus den Annalen des Wahns* von 1841 darlegt: »Ganze Staaten leben plötzlich nur noch auf ein Ziel hin und werden bei dessen Verfolgung schier verrückt; Millionen von Menschen sind gleichzeitig von einer und derselben Wahnidee besessen und laufen ihr [...] nach.« Als Beispiel führt Mackay die niederländische »Tulpenmanie« von 1634 bis 1637 an, in deren Verlauf der Preis für Tulpenzwiebeln in astronomische Höhen stieg, um dann abrupt in den Keller zu gehen und damit viele Spekulanten in den Ruin zu treiben.

Tulpen kamen um die Mitte des 16. Jahrhunderts aus der Türkei nach Westeuropa. Der Name geht wohl auf das persische und türkische Wort für Turban zurück, dem die Blütenform auch ähnelt. Im sogenannten Goldenen Zeitalter, als die Niederlande wirtschaftlich und kulturell eine enorme Blütezeit erlebten, galt die Tulpe als Statussymbol. Die wertvollsten Exemplare hatten farbenprächtige, mit zarten Gelb- und Weißakzenten durchzogene Blütenblätter. Da sie aus »gebrochenen« Zwiebeln wuchsen, war ihre Züchtung am langwierigsten und mit den größten Risiken verbunden.

Tulpenhändler schufen einen Terminmarkt, indem sie im Frühjahr und Sommer Verträge zum Kauf von Zwiebeln aufsetzten, die am Ende der Saison einkassiert wurden. Bis 1636 sollen manche Verträge zehnmal am Tag den Besitzer gewechselt haben. Sie erzielten sagenhafte Preise. Der Preis einer einzelnen Tulpe der Sorte *Viceroy* entsprach einem zeitgenössischen Autor zufolge dem von vier fetten Ochsen, acht fetten Schweinen, zwölf fetten Schafen, zwei Oxhoften (etwa 450 l) Wein, vier Fässern Bier, zwei Fässern Butter, 1000 Pfund Käse, einem Bett, einem Anzug, einem Silberbecher sowie großen Mengen an Weizen und Roggen. Mackay gibt eine Anekdote wieder, die sich wohl eher nicht so zugetragen hat, aber dennoch aufschlussreich ist. Sie erzählt von einem hungrigen Seemann, der vom Tresen eines Kaufmanns eine Tulpenzwiebel stibitzte im Glauben, es wäre eine Speisezwiebel. Man fand ihn neben seinem Schiff sitzend, wo er fröhlich die Zwiebel zu einem Hering als Frühstück verspeiste. Vom Verkaufswert der Zwiebel, so fasst es Mackay zusammen, hätte die gesamte Schiffsmannschaft ein Jahr lang verköstigt werden können.

Mackay zufolge nahm die Gier nach dem Besitz von Tulpen solche Ausmaße an, »dass die reguläre Industrie des Landes vernachlässigt wurde und die gesamte Bevölkerung bis zur untersten Unterschicht sich dem Tulpenhandel hingab [...] Adlige, Bürger, Bauern, Handwerker, Seeleute, Lakaien, Dienstmädchen, selbst Schornsteinfeger und alte Flickschneiderinnen handelten mit Tulpen. Alle liquidierten ihr Vermögen, um Investitionskapital zu haben.« Alle dachten, die Tulpenleidenschaft würde ewig anhalten, so Mackay, doch zu Beginn des Jahres 1637 geriet das Vertrauen in den Markt ins Wanken und im Februar brach er ein. Die Regierung konnte auch nichts machen, und viele Händler gerieten beinahe an den Bettelstab.

Mackay ist später vorgeworfen worden, das Ausmaß der Tulpenmanie übertrieben zu haben. Die Historikerin Anne Goldgar etwa zieht nach einer Auswertung von Verträgen aus der Zeit den Schluss, dass der Tulpenmarkt nur klein und die Auswirkungen des Crashs begrenzt waren. Sie konnte keine einzige Person ausfindig machen, die durch Tulpen in den

Ruin getrieben wurde. Die Manie um die Manie, so ihre These, sei von holländischen Calvinisten in Flugblättern geschürt worden, in denen sie den Tulpenwahn als Beleg für die Übel der Spekulationsgeschäfte brandmarkten. Dass die Episode dennoch einflussreich war, glaubt aber auch Goldgar: »Auch wenn die finanzielle Krise nur sehr wenige berührte, saß der Schock der Tulpenmanie tief. Ein ganzes Geflecht von Werten wurde infrage gestellt.« Der Hunger nach Tulpen wurde zum Symbol für Hybris, Habsucht und kapitalistische Hysterie.

☞ *Siehe auch: Bibliomanie, Plutomanie*

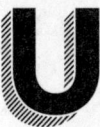

URINOPHOBIE

Auf öffentlichen Toiletten machen manche Menschen die Erfahrung, dass ihr Harnröhrenschließmuskel sich so zusammenzieht, dass sie nicht urinieren können – ein psychogener Zustand, der unter dem Begriff Paruresis oder umgangssprachlich auch als »schüchterne Blase« bekannt ist. Unter den sozialen Phobien gilt sie als zweithäufigste, gleich nach der Glossophobie, der Angst vor dem Reden in der Öffentlichkeit. Menschen mit diesem Handicap sind zum Beispiel oft nicht imstande, Urin für einen Drogentest zu liefern. Andere versetzt die Aussicht, womöglich eine öffentliche WC-Anlage nutzen zu müssen, so in Sorge, dass sie sich gezwungen fühlen, zu Hause zu bleiben. Schlimmstenfalls richtet die Phobie gesundheitlichen Schaden an (Nierensteine, Infektionen im Harntrakt), der medizinisch behandelt werden muss.

Die erste Studie zum Phänomen der Paruresis im Jahr 1954 ergab, dass 14 Prozent der Studenten mindestens einmal schon damit zu tun gehabt hatten. Schätzungen zu ihrer Häufigkeit bewegen sich seitdem zwischen 2,8 und 16,4 Prozent. Die Störung ist unter Männern geläufiger als unter Frauen, was an den physiologischen Unterschieden zwischen den Geschlechtern liegen könnte (Männer leiden mit zunehmendem Alter eher unter Harnverhalt, während bei Frauen die Inkontinenz steigt), aber auch an den unterschiedlichen Graden von Privatsphäre in öffentlichen Toiletten (für Männer gibt es meist nur Urinale, für Frauen geschlossene Kabinen). Manche Menschen können ihre Phobie an einem peinlichen Erlebnis festmachen, wenn ihnen jemand etwa beim Urinieren zuhörte oder zusah. Den meisten ist es jedoch ein Rätsel, warum sie derartig blockiert sind.

Die übliche Behandlung der Phobie erfolgt mittels kognitiver Verhaltens- oder Desensibilisierungstherapie, doch gibt es auch die Rückmeldung, dass Rückwärtszählen hilfreich ist. Eine weitere Technik ist auf der Homepage der International Paruresis Association nachzulesen. Demnach sollte man 45 Sekunden lang ungefähr 75 Prozent seines Atems ausstoßen und dabei, je nach Bedarf, die Nasenwurzel zusammendrücken, was den Beckenboden veranlassen könnte, sich zu senken, und dem Strahl freien Lauf ließe.

☛ *Siehe auch: Erythrophobie, Gelotophobie, Mysophobie, soziale Phobie*

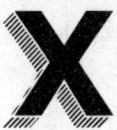

XENOPHOBIE

In den 1880er Jahren war »Xenophobie« ein Synonym für »Agoraphobie«, die Angst vor öffentlichen Plätzen, abgeleitet vom griechischen Wort *xenos*, fremdartig. Erst zu Beginn des 20. Jahrhunderts verlagerte sich die Bedeutung des Begriffs auf die Abneigung gegenüber Menschen einer anderen Ethnie, Nationalität oder Religion. Unterformen der Xenophobie sind die Islamophobie (seit den 1870 Jahren in Umlauf, im Westen jedoch erst seit den 1990ern auf breiterer Ebene gebräuchlich), Judäophobie (bereits 1847 als Ausdruck für Antisemitismus zu finden) und Sinophobie (anscheinend erstmals 1876 in einem Buch über den Opiumhandel in der Bedeutung »Aversion gegen Chinesen und ihre Kultur« verwendet). 1923 bezeichnete die *New York Times* auch die Einstellung des Ku-Klux-Klans zu Afroamerikanern als Xenophobie: »eine Krankheit, die für ein freies Volk gefährlicher ist als die Pest«.

Psychoanalytiker vertreten die These, Xenophobie gründe in einer Angst vor den eigenen Impulsen. »Andere werden mit dem Teil von uns identifiziert, mit dem wir nicht einverstanden sind«, so Joost Meerloo, ein niederländischer Jude, der 1942 vor den Nazis floh, »und so wächst in uns der Hass auf den Gegenstand unserer Identifikation. Tatsächlich wird er zur Personifikation unserer Angst, auch wenn er möglicherweise nur ein symbolischer Sündenbock ist [...] Ein großer Teil des Hasses auf und der Verfolgung von Minderheiten kann auf unerforschte, unerklärte Angst zurückgeführt werden.«

Wie andere Phobien auch können derartige Vorurteile zu körperlichen Aversionen werden. Jüngste Studien im Bereich der Sozialpsychologie haben nachgewiesen, dass kulturelle Stereotypen sich im Gehirn verankern. »Assoziiert man wiederholt ein Merkmal eines Vertreters einer Fremdgruppe mit negativem Affekt, werden alle Vertreter dieses Typus mit einem negativen somatischen Marker versehen«, so der Philosoph Stephen T. Asma. »Die Amygdala verrichtet dieses schändliche Werk.« In Experimenten an der New York University ermittelte der Sozialpsychologe David Amodio im Jahr 2013 ethnische Unterschiede als Ursache für diese unbewussten Reaktionen. Doch verweist Amodio auch darauf, dass man sich seine unsozialen Impulse auch abtrainieren kann, indem man mittels der Reflexionsfähigkeit des komplexen Frontalkortex irrationale konditionierte Ängste modifiziert. »Der menschliche Verstand ist äußerst geschickt im Kontrollieren und Regulieren«, so Amodio, »und die Tatsache, dass wir diese Voreingenommenheiten haben, sollten wir eigentlich als Chance sehen, sich ihrer bewusst zu werden und etwas dagegen zu tun.«

Der britische Bildungsberater Robin Richardson machte den Begriff Islamophobie 1997 in einem Bericht über antimuslimische Empfindungen populär, warnte 15 Jahre später aber davor, ihn zu benutzen. Rassismus und Nationalismus als phobisch zu kennzeichnen, könne ins Auge gehen, lautete seine Argumentation 2012, da dies Gegensätze zwischen Menschen zu rechtfertigen scheine und der Debatte einen Riegel vorschiebe. »Jemandem vorzuwerfen, er wäre geistesgestört oder irrational, ist eine Beleidigung und lässt ihn, wenig überraschend, in die Defensive gehen und eine Trotzhaltung annehmen«, so Richardson. »Ein ausgewogener Dialog ist dann so gut wie unmöglich.« Die bessere Herangehensweise ist aus seiner Sicht, rassistische und nationalistische Empfindungen nicht als Aversionen oder Krankheiten zu betrachten, sondern als Manifestationen von Angst.

☞ *Siehe auch: Homophobie*

XYLOPHOBIE

Dem Begriff Xylophobie, einer starken Angst vor dem Wald, liegt das griechische Wort *xylon* für Holz zugrunde. Die Angst durchzieht Märchen wie Hänsel und Gretel und Rotkäppchen sowie Horrorfilme wie *Tanz der Teufel* (1981) und *Blair Witch Project* (1999). Ein Wald bietet Tieren wie Wildschweinen und Wölfen, aber auch Hexen und wilden Männern Unterschlupf. Es ist ein Ort, an dem wir die Orientierung verlieren und uns verlaufen können, ohne vielleicht jemals wieder aufzutauchen.

In seinem Aufsatz »Fear and Loathing on the Eastern Front« beschreibt der Historiker David Alegre Lorenz das Grauen, das die dichten sowjetischen Wälder in den französischen, wallonischen und spanischen Freiwilligen auslösten, die im Zweiten Weltkrieg auf Seiten der Deutschen kämpften. Beim Vormarsch der Soldaten stieg um sie herum der Waldboden an, und das Laubdach schloss sich über ihren Köpfen. Der spanische faschistische Politiker Dionisio Ridruejo sprach von einem »Wald voller Pfützen, starken Gerüchen; dunkel, mit hohen Tannen, die alles nur noch schwärzer machen«.

Die Freiwilligen spürten, dass sich zwischen den Bäumen sowjetische Partisanen versteckten: »Wir werden beobachtet«, schrieb ein Franzose in Belarus, »ein unangenehmes Gefühl, sich zu rasieren in dem Wissen, dass dir hundert Meter entfernt jemand mit dem Gewehr in der Hand zusieht.« Manch einer hegte gar den Verdacht, übernatürliche Kräfte seien am Werk. »Der Wald ruft den Teufel auf den Plan«, schrieb ein spanischer Soldat, während sich ein anderer noch beim Verlassen des Waldes verfolgt fühlte vom »Geist dieser Wälder, der die Linien überschreitet und sich von hinten auf die Nachhut stürzt, diese Partisanenverstecke, diese Wälder, die dich verpfeifen.«

»Der Wald ist ein einziges Partisanennest«, stöhnte ein wallonischer Kriegsfreiwilliger 1943. »Dieser Dreck, dieser Regen, diese Tannen geben einem das Gefühl, man würde gegen Gespenster kämpfen, die aus dem Nebel auftauchen […] Russland stellt uns eine Falle.« Der Wald, so schien es, war mit dem Feind im Bunde.

Lorenz vermutet, dass die Furcht vor dem urzeitlichen Wald schon seit Langem westliche Vorstellungen von Russland geprägt hatte und bei den Kämpfen an der Ostfront wieder auflebte. Die Wälder der Sowjetunion, so seine These, »wurden zur Verkörperung des Mythos von Russland und dem ›Wilden Osten‹.« Ein Werbeplakat in Ronald Reagans Wahlkampf 1984 beschwor eine antisowjetische Stimmung herauf mit dem Slogan:

»There's a bear in the woods« (im Wald lebt ein Bär) unter einem Bild eines riesigen Bären, dem traditionellen Symbol für Russland, der sich durch ein dunkles Baumdickicht schiebt.

☞ *Siehe auch: Klaustrophobie, Nyktophobie, Thalassophobie*

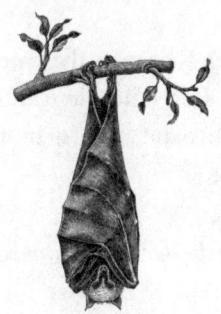

ZOOPHOBIE

Zoophobie – nach dem griechischen Wort *zōon*, Lebewesen, – ist eine krankhafte Angst vor Tieren, ob es sich nun um ein bestimmtes Tier handelt oder Tiere im Allgemeinen. Diesbezügliche Ängste sind in allen Teilen der Welt überraschend einheitlich. Einer Studie aus dem Jahr 1998 zufolge zeigten die Menschen in Großbritannien, den USA, Südkorea, den Niederlanden und Indien einen ganz ähnlichen Grad von Furcht vor den gleichen Tieren, und nur die Einwohner Japans und Hongkongs verzeichneten geringfügig höhere Werte. Die am meisten gefürchteten Raubtiere sind Tiger, Alligator, Krokodil, Bär, Wolf, Hai, Löwe und Schlange. Von diesen ist nur die Schlange Gegenstand einer verbreiteten Phobie – also einer übermäßigen beziehungsweise irrationalen Angst. Wir neigen sehr viel stärker zu einer irrationalen Angst vor den Lebewesen, die ekelbedingte Furcht auslösen und deren Spitzenvertreter die Kakerlake, die Spinne, der Wurm, der Blutegel, die Fledermaus, die Eidechse und die Ratte sind.

Neun von zehn Zoophobikern verzeichnen eine merkliche Besserung, wenn sie sich zunächst einer systematischen Desensibilisierungstherapie unterziehen, bei der eine kontrollierte Visualisierung des Gegenstands ihrer Phobie erfolgt, und danach einer direkten Konfrontation mit dem gefürchteten Tier. Doch meiden die meisten Betroffenen derartige Behandlungen (oder brechen sie vorzeitig ab), weshalb es 2018 ein Team von Neurowissenschaftlern aus Japan, Hongkong und den USA mit einer Alternative versuchte: einer Therapie gegen Zoophobie, die den bewussten Verstand umging.

Als Erstes nutzten die Forscher die neue Technik der »Hyperalignment Dekodierung« einer funktionellen Magnetresonanztomografie (fMRT), um die mit bestimmten Tieren assoziierten Gehirnmuster an einer Gruppe nichtphobischer Menschen zu identifizieren. Ausgestattet mit diesen Codes nutzten die Wissenschaftler den fMRT-Scanner zur Überwachung der Gehirne von 17 Personen mit Phobien vor jeweils mindestens zwei Tieren. Jedem Teilnehmer wurde eine graue Scheibe gezeigt, die größer wurde, sobald die Aktivität in seinem beziehungsweise ihrem präfrontalen Cortex mit dem Codemuster übereinstimmte, das einem der beiden Tiere entsprach. Als Anreiz für die Versuchspersonen, länger bei ihren Gedanken in diesen Augenblicken zu verweilen, sagten ihnen die Forscher, dass sich die finanzielle Entschädigung für ihre Teilnahme an der Studie nach der Größe der Scheibe richte.

Die Teilnehmer dachten nicht bewusst über die von ihnen gefürchteten Tiere nach, als der Code ermittelt wurde. Selbst nach fünf Sitzungen konnten sie nicht sagen, welches Tier von dem Scanner ins Visier genommen worden war. Dennoch hatte sich ihre Phobie vor den entsprechenden Tieren, gemessen an ihren körperlichen Reaktionen wie etwa Hautleitfähigkeit, erheblich verringert, während ihre Angst vor den Kontrolltieren bestehen blieb.

»Diese Studie liefert den Beleg«, so das Fazit der Forscher, »dass physiologische Angstreaktionen auf spezifische, subklinische, natürlich auftretende Ängste mit Hyperalignment-

Dekodierern unterbewusst reduziert werden können, ohne dass die Versuchspersonen es überhaupt wahrnehmen.« Die Zoophobiker hatten gelernt, die ehemals gefürchteten Tiere mit Belohnung zu assoziieren, ohne zu wissen, dass ihnen diese Tiere überhaupt in den Sinn gekommen waren.

 Siehe auch: Akarophobie, Ailurophobie, Arachnophobie.
Batrachophobie, Cynophobie, Entomophobie, Hippophobie,
Musophobie, Ophidiophobie

QUELLEN

EINFÜHRUNG

American Psychiatric Association, Diagnostic and Statistical
Manual 5, Washington 5, DC 2013.

Stephen T. Asma, »Monsters on the Brain: An Evolutionary Episte-
mology of Horror«, in: *Social Research* 81, Nr. 4 (2014).

George Miller Beard, *A Practical Treatise on Nervous Exhaustion
(Neurasthenia): Its Symptomes, Nature, Sequence, Treatment*, New
York 1880.

Joanna Bourke, *Fear: A Cultural History*, London 2005.

S. E. Cassin, J. H. Riskind und N. A. Rector, »Phobias«, in: V. S. Ramachandran (Hg.), *Encyclopedia of Human Behaviour*, Amsterdam
2012.

Graham C. L. Davey (Hg.), *Phobias: A Handbook of Theory, Research
and Treatment*, Chichester und New York 1997.

William W. Eaton, O. Joseph Bienvenu und Beyon Miloyan, »Specific Phobias«, in: *The Lancet Psychiatry* 5, Nr. 8 (2018).

Jean-Étienne Dominique Esquirol, *Die Geisteskrankheiten in Beziehung zur Medizin und Staatsarzneikunde*, übers. von Dr. W. Bernhard, 2 Bde., Berlin 1838.

Hilary Evans und Robert Bartholomew, Outbreak! The Encyclopedia of Extraordinary Social Behavior, San Antonio 2009.

Sigmund Freud, *Neue Folge der Vorlesungen zur Einführung in die
Psychoanalyse*. 32. Vorlesung: »Angst und Triebleben«, Wien
1933.

Granville Stanley Hall, »A Study of Fears«, in: *American Journal of
Psychology* 8, Nr. 2 (1897).

– »Synthetic Genetic Study of Fear: Part 1«, in: *American Journal of
Psychology* 25, Nr. 2 (1914).

– »A Synthetic Genetic Study of Fear: Part 2«, in: *American Journal of
Psychology* 25, Nr. 3 (1914).

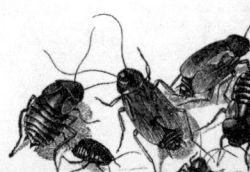

Pierre Janet, »On the Pathogenesis of Some Impulsions«, in: *Journal of Abnormal Psychology* 1, Nr. 1 (1906).

Jeffey A. Lockwood,*The Infested Mind: Why Humans Fear, Love and Loathe Insects*, Oxford, 2013.

Richard J. McNally, »The Legacy of Seligman's ›Phobias and Preparedness‹ (1971)«, in: *Behavior Therapy* 47, Nr. 5 (2015).

Isaac M. Marks und Randolph M. Nesse, »Fear and Fitness: An Evolutionary Analysis of Anxiety Disorders«, in: *Ethology and Sociobiology* 15, Nr. 5 (1994).

Benjamin Rush, »On the Different Species of Phobia« und »On the Different Species of Mania«, in: *Columbian Magazine* (1786).

– *Medical Inquiries and Observations Upon Diseases of the Mind*, Philadelphia 1812.

Martin E. P. Seligman, »Phobias and Preparedness«, in: *Behavioural Therapy* 2 (1971).

Mick Smith und Joyce Davidson, »›It Makes My Skin Crawl …‹, The Embodiment of Disgust in Phobias of ›Nature‹«, in: *Body & Society* 12, Nr. 1 (2006).

David Trotter, *The Uses of Phobia: Essays on Literature and Film*, Malden, Massachusetts 2010.

K. J. Wardenaar u. a., »The Cross-National Epidemiology of Specific Phobia in the World Mental Health Surveys«, in: *Psychological Medicine* 47, Nr. 10 (2017).

Fritz Wittels, »The Contribution of Benjamin Rush to Psychiatry«, in: Bulletin of the History of Medicine 20, Nr. 2 (1946).

ABLUTOPHOBIE

G. Stanley Hall, »A Study of Fears«, in: *American Journal of Psychology* 8, Nr. 2 (1897).

Stephen Zdatny, »The French Hygiene Offensive of the 1950 s: A Critical Moment in the History of Manners«, in: *The Journal of Modern History* 84, Nr. 4 (2012).

ABOULOMANIE

William A. Hammond,*A Treatise on Insanity in Its Medical Relations*, New York 1883.

Pierre Janet, »The Fear of Action«, übers. Lydiard H. Horton, *The*

Journal of Abnormal Psychology and Social Psychology 10, Nr. 1
(1921).

Ralph W. Reed, »An Analysis of an Obsessive Doubt with a Paranoid
Trend«, *Psychoanalytic Review* 3, Nr. 4 (1916).

AEROPHOBIE

Julian Barnes, *In die Sonne sehen*, übers. v. Gertraude Krueger, Zürich
1991.

Gerd Gigerenzer, »Dread Risk, September 11, and Fatal Traffic Acci-
dents«, *Psychological Science* 15, Nr. 4 (2004).

Erica Jong, *Angst vorm Fliegen*, übers. Kai Molvig, Berlin 2014.

Margaret Oakes und Robert Bor, »The Psychology of Fear of Flying
(Part I): A Critical Evaluation of Current Perspectives on the Nature, Prevalence and Etiology of Fear of Flying«, in: *Travel Medicine and Infectious Disease* 8, Nr. 6 (2010).

Margaret Oakes und Robert Bor, »The Psychology of Fear of Flying
(Part II): A Critical Evaluation of Current Perspectives on
Approaches to Treatment«, in: *Travel Medicine and Infectious
Disease* 8, Nr. 6 (2010).

David Ropeik, »How Risky is Flying?«, in: *Nova*, 17 October 2006.

Richard Sugden, »Fear of Flying«, in: Jay S. Keystone u. a. (Hg.), *Travel Medicine* (Missouri, 2008).

AGORAPHOBIE

J. H. Boyd and T. Crump, »Westphal's Agoraphobia«, in: *Journal of
Anxiety Disorders* 5, Nr. 1 (1991).

Paul Carter, *Repressed Spaces: The Poetics of Agoraphobia*, London
2002.

CNN Transcripts, »Larry King Live: Interview with Macaulay
Culkin«, 27. Mai 2004.

Allan Compton, »The Psychoanalytic View of Phobias Part I:
Freud's Theories of Phobias and Anxiety«, *Psychoanalytic Quarterly* (1992).

Helene Deutsch, »The Genesis of Agoraphobia«, *International Journal of Psychoanalysis* 10 (1929).

Sigmund Freud, *New Introductory Lectures on Psychoanalysis*, übers. v.
James Strachey (London, 1933)

Sigmund Freud: Die Traumdeutung, in: Sigmund Freud: *Gesammelte Werke*. Chronologisch geordnet. Bde 2,3, S. Fischer, 3. Aufl., 1961.

Jean Martin Charcot, *Poliklinische Vorträge von Prof. J. M. Charcot*, übers.v. Dr. Sigmund Freud, Bd 1, Leipzig, Wien 1894, S. 224.

Joshua Holmes, »Building Bridges and Breaking Bridges: Modernity and Agoraphobia«, in: *Opticon* 1826 1, Nr. 1 (2006).

Klaus Kuch und Richard P. Swinson, »What Westphal Really Said«, in: *Canadian Journal of Psychiatry*, 37, Nr. 2 (1992).

John Lanchester, »Diary«, *London Review of Books*, 30. August 1990.

Maureen C. McHugh, »A Feminist Approach to Agoraphobia«, in: *Lectures on the Psychology of Women*, Aufl. 3, New York 1994.

Kathryn Milun, *Pathologies of Modern Space: Empty Space, Urban Anxiety, and the Recovery of the Public Self*, Abingdon 2007.

Robert Seidenberg und Karen DeCrow, *Women Who Marry Houses: Panic and Protest in Agoraphobia*, New York 1983.

Mabel Loomis Todd (Hg.), *Letters of Emily Dickinson*, Boston 1894.

David Trotter, »Platz Angst«, in: *London Review of Books*, 24. Juli 2003.

David Trotter, *The Uses of Phobia: Essays on Literature and Film*, Malden, Massachusetts 2010.

Anthony Vidler, *Warped Space: Art, Architecture and Anxiety in Modern Culture*, Cambridge, Massachusetts 2000.

Carl Friedrich Otto Westphal, »Die Agoraphobie, eine neuropathische Erscheinung«, in: *Archiv für Psychiatrie und Nervenkrankheiten*, Berlin, 1871–72; 3: 138–161.

Alex Williams, »Generation Agoraphobia«, in: *New York Times*, 16. Oktober 2020.

AILUROPHOBIE

H. L. Freeman und D. C. Kendrick, »A Case of Cat Phobia: Treatment by a Method Derived from Experimental Psychology«, in: H. J. Eysenck (Hg.), *Experiments in Behaviour Therapy: Readings in Modern Methods of Treatments of Mental Disorders Derived from Learning Theory*, Oxford 1964.

G. Stanley Hall, »A Synthetic Genetic Study of Fear: Part 2«, *American Journal of Psychology* 25, Nr. 3 (1914).

Don James McLaughlin, *Infectious Affect: The Phobic Imagination in American Literature*, PhD dissertation, University of Pennsylvania, Philadelphia 2017.

Silas Weir Mitchell, »Of Ailurophobia and the Power to be Conscious of the Cat as Near, When Unseen and Unheard«, in: *Transactions of the Association of American Physicians* 20 (1905).

AKAROPHOBIE

Luis Buñuel, *My Last Breath*, London 1994.

Jeffrey A. Lockwood, *The Infested Mind: Why Humans Fear, Love and Loathe Insects*, Oxford 2013.

William G. Waldron, »The Entomologist and Illusions of Parasitosis«, in: *California Medicine* 117 (1972).

P. Weinstein und D. Delaney, »Psychiatry and Insects: Phobias and Delusions of Insect Infestations in Humans«, in: J. L. Capinera (Hg.), *Encyclopedia of Etymology*, Heidelberg 2008.

AKROPHOBIE

Graham C. L. Davey, Ross Menzies, und Barbara Gallardo, »Height Phobia and Biases in the Interpretation of Bodily Sensations: Some Links Between Acrophobia and Agoraphobia«, in: *Behaviour Research and Therapy* 35, Nr. 11 (1997).

Daniel Freeman u. a., »Automated Psychological Therapy Using Immersive Virtual Reality for Treatment of Fear of Heights: A Single- Blind, Parallel-Group, Randomised Controlled Trial«, in: *Lancet Psychiatry* 5, Nr. 8 (2018).

G. Stanley Hall, »A Study of Fears«, in: *American Journal of Psychology* 8, Nr. 2 (1897).

G. Stanley Hall, »A Synthetic Genetic Study of Fear: Part 1«, in: *American Journal of Psychology* 25, Nr. 2 (1914).

Milan Kundera, *Die unerträgliche Leichtigkeit des Seins*, übers. von Susanna Roth, Hameln 1989.

Isaac M. Marks and Randolph M. Nesse, »Fear and Fitness: An Evolutionary Analysis of Anxiety Disorders«, in: *Ethology and Sociobiology* 15, Nr. 5 (1994).

Andrea Verga, »Acrophobia«, in: *American Journal of Psychology* 2, Nr. 1 (1888).

AQUAPHOBIE

Kevin Dawson, »Parting the Waters of Bondage: African Americans' Aquatic Heritage«, in: *International Journal of Aquatic Research and Education* 11, Nr. 1 (2018).

J. Graham and E. A. Graffan, »Fear of Water in Children and Adults: Etiology and Familial Effects«, in: *Behaviour Research and Therapy* 35, Nr. 2 (1997).

Carol Irwin u. a., »The Legacy of Fear: Is Fear Impacting Fatal and Non-Fatal Drowning of African American Children?«, in: *Journal of Black Studies* 42, Nr. 4 (2011).

Stanley J. Rachman, *Fear and Courage: A Psychological Perspective,* San Francisco 1978.

ARACHNOPHOBIE

Karl Abraham, »The Spider as a Dream Symbol« (1922), in: *Selected Papers on Psychoanalysis,* New York 1953.

S. Binks, D. Chan und N. Medford, »Abolition of Lifelong Specific Phobia: A Novel Therapeutic Consequence of Left Mesial Temporal Lobectomy«, in: *Neurocase* 21, Nr. 1 (2015).

Charlie Brooker, »Forget Religious Fanatics: The Biggest Threat We Face Today has Eight Legs and is Hiding Behind My Telly«, in: *Guardian*,3 September 2007.

Graham C. L. Davey, »The ›Disgusting‹ Spider: The Role of Disease and Illness in the Perpetuation of the Fear of Spiders«, in: *Society and Animals* 2, Nr. 1 (1994).

Graham C. L. Davey, »Arachnophobia – the ›Disgusting Spider‹«, in: *Psychology Today*, 7. Juli 2014.

Graham C. L. Davey u. a., »A Cross-Cultural Study of Animal Fears«, in: *Behaviour Research and Therapy* 36, Nos 7–8 (1998).

Jenny Diski, *What I Don't Know About Animals,* London 2010.

Tim Flannery, »Queens of the Web«, in: *New York Review of Books*, 1. Mai 2008.

Jeffrey A. Lockwood, *The Infested Mind: Why Humans Fear, Love and Loathe Insects,* Oxford 2013.

Claire Charlotte McKechnie, »Spiders, Horror, and Animal Others in Late Victorian Empire Fiction«, in: *Journal of Victorian Culture* 17, Nr. 4 (2012).

Paul Siegel, »The Less You See: How We Can Unconsciously Reduce Fear«, in: *Psychology Today*, 27. August 2018.

Mick Smith, Joyce Davidson and Victoria L. Henderson, »Geographies, Spiders, Sartre and ›Magical Geographies‹: The Emotional Transformation of Space«, in: *Transactions of the Institute of British Geographers* 37, Nr. 1 (2012).

Marieke Soeter and Merel Kindt, »An Abrupt Transformation of Phobic Behavior After a Post-Retrieval Amnesic Agent«, in: *Biological Psychiatry* 78, Nr. 12 (2015).

George W. Wood, *Glimpses into Petland*, London 1863.

ARITHMOMANIE

George Frederick Abbott, *Macedonian Folklore*, London, 1903.

Nikki Rayne Craig, »The Facets of Arithmomania«, www. theodysseyonline.com/facets-arithmomania, 28 Juni 2016.

Lennard J. Davis, *Obsession: A History*, Chicago 2008.

Gilbert King, »The Rise and Fall of Nikola Tesla and his Tower«, in: *Smithsonian*, 4. Februar 2013.

Sesame Street, Episoden 539 (22. November 1973) und 1970 (23. November 1984).

Daniel Hack Tuke, »Imperative Ideas«, in: *Brain* 17 (1894).

BAMBAKOMALLOPHOBIE

Chris Hall, »Can Anything Cure My Lifelong Fear of Cotton Wool?«, in: *Guardian*, 10. November 2019.

Mario Maj u. a. (Hgg.), *Phobias*, Hoboken, New Jersey 2004.

Crystal Ponti, »Investigating My Lifelong Phobia of Cotton Balls«, in: *The Cut*, 19 July 2017.

Laurence Scott, persönliches Gespräch, November 2021.

BATRACHOPHOBIE

Bruce A. Thyer und George C. Curtis, »The Repeated Pretest-Posttest Single-Subject Experiment: a New Design for Empirical Clinical Practice«, in: *Journal of Behaviour Therapy and Experimental Psychiatry* 14, Nr. 4 (1983).

John Locke, *An Essay Concerning Human Understanding* (London, 1690).

John Locke: *Gedanken über Erziehung.* In der Übersetzung Ouvriers mit Einleitung und Anmerkungen herausgegeben von Dr. Theodor Fritzsch, Leipzig 1920.

Marta Vidal, »Portuguese Shopkeepers Using Ceramic Frogs to ›Scare Away‹ Roma«, in: *Al Jazeera*, 4. Februar 2019.

BEATLEMANIE

Theodor W. Adorno: »On Popular Music«, in: John Storey (Hg.): *Cultural Theory and Popular Culture. A reader*, Athens, Georgia 1998, S. 197–209.

Garry Berman, *We're Going to See the Beatles!: An Oral History of Beatlemania as Told by the Fans Who Were There*, Santa Monica, California 2008.

Barbara Ehrenreich, Elizabeth Hess, und Gloria Jacobs, »Beatlemania: A Sexually Defiant Consumer Subculture?«, in: Ken Gelder und Sarah Thornton (Hgg.), *The Subcultures Reader*, London 1997.

Heinrich Heine, »Musikalische Saison von 1844. Erster Bericht«, in: *Lutetia. Berichte über Politik, Kunst und Volksleben*. Link: http://www.heinrich-heine-denkmal.de/heine-texte/lutetia.shtml.

Lisa A. Lewis, *The Adoring Audience: Fan Culture and Popular Media*, London, New York 1992.

Dorian Lynskey, »Beatlemania: »The Screamers« and Other Tales of Fandom«, in: *Guardian*, 29. September 2013.

Nicolette Rohr, »Yeah Yeah Yeah: The Sixties Screamscape of Beatlemania«, in: *Journal of Popular Music Studies*, 28. Juni 2017.

Julia Sneeringer, »Meeting the Beatles: What Beatlemania Can Tell Us About West Germany in the 1960 s«, in: *The Sixties: A Journal of History, Politics and Culture* 6, Nr. 2 (2013).

Shayna Thiel-Stern, *From the Dancehall to Facebook: Teen Girls, Mass Media, and Moral Panic in the United States, 1905–2010*, Amherst, Massachusetts 2014.

BIBLIOMANIE

Nicholas A. Basbanes, A *Gentle Madness: Bibliophiles, Bibliomanes, and the Eternal Passion for Books*, New York 1995.

Philip Connell, »Bibliomania: Book Collecting, Cultural Politics, and the Rise of Literary Heritage in Romantic Britain«, in: *Representations*, Nr. 71 (2000).

Jeremy B. Dibbell, »Not Wisely«, in: *Fine Books and Collections*, February 2009.

Thomas Frognall Dibdin, Bibliomania, or Book Madness: A Bibliographical Romance, London 1876.

Thomas Frognall Dibdin, *Reminiscences of a Literary Life*, London 1836.

Isaac D'Israeli, »Of Erudition and Philosophy«, in: *Literary Miscellanies*, London, 1801.

Gustave Flaubert, *Bibliomanie*, übers. v. Erwin Rieger, Insel Verlag 2022.

C. G. Roland, »Bibliomania«, in: *Journal of the American Medical Association* 212, Nr. 1 (1970).

BLUT-, VERLETZUNGS- UND SPRITZENPHOBIE

H. Stefan Bracha, O. Joseph Bienvenu und William W. Eaton, »Testing the Paleolithic-Human-Warfare Hypothesis of Blood-Injection Phobia in the Baltimore ECA Follow-up Study – Towards a More Etiologically-Based Conceptualization for DSM-V«, in: *Journal of Affective Disorders* 97, Nr. 1–3 (2007).

Josh M. Cisler, Bunmi O. Olatunji und Jeffrey M. Lohr, »Disgust, Fear, and the Anxiety Disorders: A Critical Review«, in: *Clinical Psychological Review* 29, Nr. 1 (2009).

James G. Hamilton, »Needle Phobia: A Neglected Diagnosis«, in: *Journal of Family Practice* 41, Nr. 2 (1995).

L. Öst and K Hellstrom, »Blood-Injury-Injection Phobia«, in: Graham C. Davey (Hg.), *Phobias: A Handbook of Theory, Research and Treatment*, Chichester und New York 1997.

John Sanford, »Blood, Sweat and Fears: A Common Phobia's Odd Pathophysiology«, in: *Stanford Medicine*, Spring 2013.

BRONTOPHOBIE

George Miller Beard, A *Practical Treatise on Nervous Exhaustion (Neurasthenia): Its Symptoms, Nature, Sequences, Treatment,* New York 1880.

D. J. Enright, *The Faber Books of Fevers and Frets,* London 1989.

G. Stanley Hall, »A Study of Fears«, in: *American Journal of Psychology* 8, Nr. 2 (1897).

Andrée Liddell und Maureen Lyons, »Thunderstorm Phobias«, in: *Behavioural Research and Therapy* 16, Nr. 4 (1978).

Barry Lubetkin, »The Use of a Planetarium in the Desensitisation of a Case of Bronto- and Astra-phobia«, in: *Behavior Therapy* 6 (1975).

Martin E. P. Seligman, »Phobias and Preparedness«, in: *Behavior Therapy* 2 (Juli 1971).

CHOREOMANIE

Robert Bartholomew, »Rethinking the Dancing Mania«, in: *Skeptical Inquirer* 24, Nr. 4 (2000).

Hilary Evans und Robert Bartholomew, *Outbreak! The Encyclopedia of Extraordinary Social Behavior,* San Antonio, Texas 2009.

Kélina Gotman, *Choreomania: Dance and Disorder,* Oxford 2018.

Justus Friedrich Carl Hecker, *Die grossen Volkskrankheiten des Mittelalters: Historisch-pathologische Untersuchungen,* hrsg. v. Dr. August Hirsch, Berlin 1865.

John Waller, *A Time to Dance, a Time to Die. The Extraordinary Story of the Dancing Plague of 1518,* London 2008.

COULROPHOBIE

Anon., »No More Clowning Around – It's Too Scary«, in: *Nursing Standard* 22, Nr. 19 (2008).

Katie Gibbons, »To Help Child Patients, Send in the Clowns«, in: *The Times,* 17. Dezember 2020.

Stephen King, *Es,* übers. v. Alexandra von Reinhardt, München 1986.

Andrew McConnell Stott, »Clowns on the Verge of a Nervous Breakdown: The Memoirs of Joseph Grimaldi«, in: *Journal for Early Modern Cultural Studies* 12, Nr. 4 (2012).

Craig Marine, »Johnny Depp«, in: *San Francisco Examiner,* 17. November 1999.

Linda Rodriguez McRobbie, »The History and Psychology of Clowns Being Scary«, in: *Smithsonian Magazine,* 31 Juli 2013.

Benjamin Radford, *Bad Clowns,* Albuquerque, New Mexico 2016.

DÄMONOMANIE

Jean Étienne Dominique Esquirol, *Die Geisteskrankheiten in Beziehung zur Medizin und Staatsarzneikunde*, 1, übers. v. W. Bernhard, Berlin 1838.

Hilary Evans und Robert Bartholomew, *Outbreak! The Encyclopedia of Extraordinary Social Behavior,* San Antonio, Texas 2009.

Ruth Harris, »Possession on the Borders: The ›Mal de Morzine‹ in Nineteenth-Century France«, in: *Journal of Modern History* 69, Nr. 3 (1997).

Catherine-Laurence Maire, *Les Possédées de Morzine 1857–1873*, Paris 1981.

Allen S. Weiss, »Narcissistic Machines and Erotic Prostheses«, in: Richard Allen und Malcolm Turvey (Hgg.), *Camera Obscura, Camera Lucida*, Amsterdam 2003.

DERMATILLOMANIE

Michael B. Brodin, »Neurotic Excoriations«, in: *Journal of the American Academy of Dermatology* 63, Nr. 2 (2010).

Celal Calikusu und Ozlem Tecer, »Skin Picking: Clinical Aspects«, in: Elias Aboujaoude und Lorrin M. Koran (Hgg.), *Impulse Control Disorders*, Cambridge 2010.

Jon E. Grant und Marc N. Potenza, *The Oxford Handbook of Impulse Control Disorders*, Oxford 2011.

Jon E. Grant und Samuel R. Chamberlain, »Prevalence of Skin Picking (Excoriation) Disorder«, in: *Journal of Psychiatric Research* 130 (2020).

G. E. Jagger und W. R. Sterner, »Excoriation: What Counsellors Need to Know about Skin Picking Disorder«, in: *Journal of Mental Health Counseling* 38, Nr. 4 (2016).

G. M. Mackee, »Neurotic Excoriations«, in: *Archives of Dermatology and Syphilology* 1, Nr. 256 (1920).

DIPSOMANIE

Jean Étienne Dominique Esquirol, *Die Geisteskrankheiten in Beziehung zur Medizin und Staatsarzneikunde*, übers. v. W. Bernhard, Berlin 1838.

Friedrich-Wilhelm Kielhorn, »The History of Alcoholism: Brühl-Cramer's Concepts and Observations«, in: *Addiction* 91, Nr. 1 (1996).

Pierre Janet, »On the Pathogenesis of Some Impulsions«, in: *Journal of Abnormal Psychology* 1, Nr. 1 (1906).

Daniel Hack Tuke, *A Dictionary of Psychological Medicine*, Philadelphia 1892.

Mariana Valverde, *Diseases of the Will: Alcohol and the Dilemmas of Freedom*, Cambridge 1998.

DORAPHOBIE

G. Stanley Hall, »A Study of Fears«, in: *American Journal of Psychology* 8, Nr. 2 (1897).

Helen Thomson, »Baby Used in Notorious Fear Experiment is Lost No More«, in: *New Scientist*, 1. Oktober 2014.

John B. Watson und Rosalie Rayner, »Conditioned Emotional Reactions«, in: *Journal of Experimental Psychology* 3, Nr. 1 (1920).

DROMOMANIE

Charlotte Brontë: *Jane Eyre, Die Waise von Lowood, Eine Autobiographie,* übers. v. Marie von Borch, vollständig neu bearbeitet von Martin Engelmann, Berlin 2010.

Ian Hacking, *Mad Travellers: Reflections on the Reality of Transient Mental Illness,* Charlottesville, Virginia 1998.

Sabrina Imbler, »When Doctors Thought »Wanderlust« was a Psychological Condition«, in: *Atlas Obscura*, 15. April 2019.

Pierre Janet, »On the Pathogenesis of Some Impulsions«, in: *Journal of Abnormal Psychology* 1, Nr. 1 (1906).

Sarah Mombert, »Writing Dromomania in the Romantic Era: Nerval, Collins and Charlotte Brontë«, in: Klaus Benesch und François Specq (Hgg.), *Walking and the Aesthetics of Modernity: Pedestrian Mobility in Literature and the Arts,* New York 2016.

G. Nicholson, *The Lost Art of Walking: The History, Science, Philosophy, Literature, Theory and Practice of Pedestrianism,* Chelmsford, Essex 2011.

Friedrich Nietzsche: *Ecce Homo. Wie man wird, was man ist,* Leipzig 1908.

Emmanuel Régis, *A Practical Manual of Mental Medicine*, übers.
H.M.Bannister, New York 1894.

Jean-Jacques Rousseau: *Rousseau's Bekenntnisse, Erster Theil*,
übers.v.H. Denhardt, Leipzig 1910.

Rebecca Solnit, *Wanderlust: A History of Walking*, New York 2000.

Wilhelm Stekel, *Impulshandlungen. Wandertrieb, Dipsomanie,
Kleptomanie, Pyromanie und verwandte Zustände*, Berlin und Wien
1922.

EGOMANIE

Max Nordau, *Entartung*, Verlag von Carl Dunder, Bd.2, Berlin 1893.

W.S.Walker, *Poetical Works*, London 1852.

EIBOHPHOBIE

Stan Kelly-Bootle, *The Devil's DP Dictionary*, New York 1981.

EMETOPHOBIE

Marcel A. van den Hout und Iris M.Engelhard, »How Does EMDR
Work?«, in: *Journal of Experimental Psychopathology* 3, Nr.5 (2012).

Ad de Jongh, »Treatment of a Woman with Emetophobia: A Trauma
Focused Approach«, in: *Mental Illness* 4, Nr.1 (2012).

Alexandra Keyes, Helen R.Gilpin und David Veale, »Phenomeno-
logy, Epidemiology, Co-Morbidity and Treatment of a Specific
Phobia of Vomiting: A Systematic Review of an Understudied
Disorder«, in: *Clinical Psychology Review* 60, Nos 15–31 (2018).

David Veale, Philip Murphy, Neil Ellison, Natalie Kanakam und
Ana Costa, »Autobiographical Memories of Vomiting in People
with a Specific Phobia of Vomiting (Emetophobia)«, in: *Journal
of Behavior Therapy and Experimental Psychiatry* 44, Nr.1 (2013).

ENTOMOPHOBIE

Anon., »Celebrities' Secret Phobias Revealed«, in: *Economic Times*,
7.Juli 2008.

Steve Coll, »The Spy Who Said Too Much«, in: *New Yorker*, 1.April
2013.

Millais Culpin, »Phobias: With the History of a Typical Case«, in:
The Lancet, 23.September 1922.

Dani Fitzgerald, »New Castle Native Who Served Prison Time for Blowing Whistle on »Enhanced Interrogation Techniques« Shares Story with Slippery Rock Crowd«, in: *Beaver County Times*, 1. März 2018.

Aurel Kolnai, »Der Ekel«, in: *Jahrbuch für Philosophie und phänomenologische Forschung* 10, (1929).

Julia Kristeva, *Powers of Horror: An Essay on Abjection*, übers. Leon Roudiez, New York 1982.

Jeffrey A. Lockwood, *The Infested Mind: Why Humans Fear, Love and Loathe Insects*, Oxford 2013.

William I. Miller, *The Anatomy of Disgust*, Cambridge, Massachusetts 1997.

M. Schaller und L. A. Duncan, »The Behavioral Immune System: Its Evolution and Social Psychological Implications«, in: J. P. Forgas, M. G. Haselton und W. von Hippel (Hgg.), *Evolution and the Social Mind: Evolutionary Psychology and Social Cognition*, New York 2007.

Mick Smith und Joyce Davidson, »»It Makes My Skin Crawl ...‹ The Embodiment of Disgust in Phobias of ›Nature‹«, in: *Body & Society* 12, Nr. 1 (2006).

US Senate Select Committee on Intelligence, Committee Study of the Central Intelligence Agency's Detention and Interrogation Program, Washington DC, 9. Dezember 2014.

ERGOPHOBIE

Anon., »Ergophobia: A Diagnosis«, in: *The Bystander* 6, Nr. 79 (1905).

Anon., »New Name for Laziness«, in: *Baltimore Sun*, 27. Februar 1905.

W. D. Spanton, »An Address on Ergophobia«, in: *British Medical Journal*, 11. Februar 1905.

EROTOMANIE

G. E. Berrios und N. Kennedy, »Erotomania: A Conceptual History«, in: *History of Psychiatry* 52, Nr. 4 (2002).

Jean Étienne Dominique Esquirol, *Die Geisteskrankheiten in Beziehung zur Medizin und Staatsarzneikunde*, Bd. 2, übers. v. W. Bernhard Berlin 1838.

Ian McEwan, *Liebeswahn*, übers. v. Hans-Christian Oeser, Zürich 2000.

Maria Teresa Tavares Rodriguez, Tomaz Valadas und Lucilla Eduarda Abrantes Bravo, »De Clérambault's Syndrome Revisited: A Case Report of Erotomania in a Male«, in: *BMC Psychiatry* 20, Nr. 516 (2020).

Kate Summerscale, *Die Verfehlungen einer Lady: Der Fall der Mrs. Robinson,* übers. v. Susanne Röckel, Berlin 2012.

ERYTHROPHOBIE

Mark Axelrod, *Notions of the Feminine: Literary Essays from Dostoevsky to Lacan,* New York 2015.

Edmund Bergler, »A New Approach to the Therapy of Erythrophobia«, in: *Psychoanalytic Quarterly* 13, Nr. 1 (1944).

http://chronicblushinghelp.com (Q&A with Enrique Jadresic).

W. Ray Crozier, *Blushing and the Social Emotions: The Self Unmasked,* London 2006.

W. Ray Crozier, »The Puzzle of Blushing«, in: *Psychologist* 23 (2010).

Charles Darwin, *Der Ausdruck der Gemütsbewegungen bei Menschen und Tieren,* Halle a. d. S. 1885.

Alexander L. Gerlach, Karin Gruber, Frank H. Wilhelm und Walton T. Roth, »Blushing and Physiological Arousability in Social Phobia«, in: *Journal of Abnormal Psychology* 2, Nos. 247–58 (2001).

G. Stanley Hall, »A Synthetic Genetic Study of Fear: Part 1«, in: *American Journal of Psychology* 25, Nr. 2 (1914).

Pierre Janet, »Fear of Action«, in: *The Journal of Abnormal Psychology and Social Psychology* 16 (1921–22).

Leo N. Tolstoi, *Anna Karenina*, übers. v. Hans Moser, Leipzig 1920.

FYKIAPHOBIE

Otto Renik, »Cognitive Ego Function in the Phobic Symptom«, in: *Psychoanalytic Quarterly* 41 (1972).

Charles A. Sarnoff, »Symbols and Symptoms: Phytophobia in a Two- Year-Old Girl«, in: *Psychoanalytic Quarterly* 39 (1970).

GEBOMANIE

Anon., »Suffering from ›Giftomania‹«, in: *Daily News* (London), 22. Januar 1897.

GELOTOPHOBIE

Neelam Arjan Hiranandani und Xiao Dong Yue, »Humour Styles, Gelotophobia and Self-Esteem Among Chinese and Indian University Students«, in: *Asian Journal of Social Psychology* 17, Nr. 4 (2014).

Graham Keeley, »Britain has a Bad Case of Paranoia, Humour and Laughter Symposium is Told«, in: *The Times*, 8. Juli 2009.

R. Proyer, W. Ruch u.a., »Breaking Ground in Cross-Cultural Research on the Fear of Being Laughed At: A Multi-National Study Involving 73 Countries«, in: *International Journal of Humor Research* 22, Nrn. 1–2 (2009).

Willibald Ruch, »Fearing Humor? Gelotophobia: The Fear of Being Laughed at, Introduction and Overview«, in: *International Journal of Humor Research* 22, Nrn. 1–2 (2009).

Grace Sanders, »Fearing Laughter«, in: *Psychologist*, 9. April 2021.

Michael Titze, »Gelotophobia: The Fear of Being Laughed At«, in: *International Journal of Humor Research* 22, Nrn. 1–2 (2009).

GERASKOPHOBIE

J. M. Barrie, *Peter Pan, or The Boy Who Wouldn't Grow Up*, London 1904.

Laurencia Perales-Blum, Myrthala Juárez-Treviño und Daniela Escobedo-Belloc, »Severe Growing-Up Phobia, a Condition Explained in a 14-Year-Old Boy«, in: Case Reports in Psychiatry (2014).

Oscar Wilde, *Das Bildnis des Dorian Gray*, übers. v. Hedwig Lachmann und Gustav Landauer, Hamburg 2012.

GLOBOPHOBIE

Anon., »7 Korean Celebrities Terrifying Fears with Super Uncommon Phobias«, koreaboo.com, 27. Januar 2018.

Ken Lombardi, »Oprah Winfrey Reveals Her Phobia of Balloons«, *CBS News*, 10. September 2013.

GLOSSOPHOBIE

Cicero: *Vom Redner*, übers. v. Raphael Kühner, Stuttgart 1858.

Karen Kangas Dwyer und Marlina M. Davidson, »Is Public Speaking Really More Feared Than Death?«, in: *Communication Research Reports* 29, Nr. 2 (2012).

John Lahr, »Petrified: The Horrors of Stage Fright«, in: *New Yorker*, 28. August 2006.

D. L. Rowland und J. J. D. M. van Lankveld, »Anxiety and Performance in Sex, Sport, and Stage: Identifying Common Ground«, in: *Frontiers in Psychology* 10 (2019).

Kenneth Savitsky und Thomas Gilovich, »The Illusion of Transparency and the Alleviation of Speech Anxiety«, in: *Journal of Experimental Social Psychology* 39, Nr. 6 (2003).

Jerry Seinfeld, *I'm Telling You for the Last Time*, HBO, 9. August 1998.

GRAPHOMANIE

Lennard J. Davis, *Obsession: A History*, Chicago 2008.

Tillie Elkins, »Hypergraphia: A Two-Sided Affliction«, in: *Doctor's Review*, September 2016.

Max Nordau, *Entartung*, Verlag von Carl Dunder, Berlin 1893.

Helen Thomson, ›Epilepsy Gives Woman Compulsion to Write Poems‹, in: *New Scientist*, 19. September 2014.

HAPHEMANIE

Fred Penzel, »Compulsion to Touch Things in OCD Cases«, https://beyondocd.org/expert-perspectives/articles/a-touching-story\

Melissa C. Water, »Reach Out and Touch It – Haphemania – OCD«, *Tourette Canada*, 20. Juli 2019, https://tourette.ca/reach-out-and-touch-it-haphemania-ocd/

HAPHEPHOBIE

E. Weill and M. Lannois, *Note Sur un Cas D'Haphéphobie*, Lyon 1892.

HIPPOPHOBIE

Harold P. Blum, »Little Hans: A Centennial Review and Reconsideration«, in: *Journal of the American Psychoanalytic Association*, 1. September 2007.

Franco Borgogno, »An ›Invisible Man‹? Little Hans Updated«, in: *American Imago* 65, Nr. 1 (Spring 2008).

Sigmund Freud, »Analyse der Phobie eines fünfjährigen Knaben«, in: Sigmund Freud, *Studienausgabe*, Bd. 8, Frankfurt a. M. 1969.

Julia Kristeva, *Powers of Horror: An Essay on Abjection*, übers. Leon
  Roudiez, New York 1982.
Francis Rizzo, »Memoirs of an Invisible Man«, in: *Opera News*, 5. Februar 1972.
Jerome C. Wakefield, »Max Graf's ›Reminiscences of Professor Sigmund Freud‹ Revisited: New Evidence from the Freud Archives«,
  in: *Psychoanalytic Quarterly* 76, Nr. 1 (2007).

HIPPOPOTOMONSTROSESQUIPPEDALIOPHOBIE

Dennis Coon and John O. Mitterer, *Introduction to Psychology: Explo-
  ration and Application*, Eagan, Minnesota 1980.

HOMOPHOBIE

Lige Clarke und Jack Nichols, »He-Man Horse-Shit«, in: *Screw*,
  23. Mai 1969.
William Grimes, »George Weinberg Dies at 86«, in: *New York Times*,
  22. März 2017.
Gregory M. Herek, »Beyond ›Homophobia‹: Thinking About Sexual
  Prejudice and Stigma in the Twenty-First Century«, in: *Sexuality
  Research and Social Policy* 1, Nr. 2 (2004).
Amanda Hess, »How ›-Phobic‹ Became a Weapon in the Identity
  Wars«, in: *New York Times*, 20. Januar 2016.
Celia Kitzinger, »Heteropatriarchal Language: the Case against ›Ho-
  mophobia‹«, in: *Gossip* 5 (c.1986–88).
George Weinberg, »Homophobia: Don't Ban the Word – Put it in
  the Index of Mental Disorders«, in: *Huffington Post*, 12. Juni 2012.
George Weinberg, *Society and the Healthy Homosexual*, New York
  1972.
Daniel Wickberg, »Homophobia: On the Cultural History of an
  Idea«, in: *Critical Inquiry* 27, Nr. 1 (Autumn 2000).

HYDROPHOBIE

James Joyce, *Ulysses*, übers. v. Hans Wollschläger, in: James Joyce,
  Werke, Frankfurter Ausgabe, Bde. 3.1 und 3.2, Frankfurt 1975.
Don James McLaughlin, *Infectious Affect: The Phobic Imagination in
  American Literature*, PhD dissertation, University of Pennsylvania,
  Philadelphia (2017).

Benjamin Rush, *Medical Inquiries and Observations 4*, Philadelphia 1798.

HYPNOPHOBIE

R.G. Mayne, An Expository Lexicon of the Terms, Ancient and Modern, of Medical and General Science, London 1853.

Wilfred R. Pigeon und Jason C. DeViva, »Is Fear of Sleep a Valid Construct and Clinical Entity?«, in: *Sleep Medicines Review 55* (2021).

HYPOPHOBIE

G. Stanley Hall, »A Study of Fears«, in: *American Journal of Psychology* 8, Nr. 2 (1897).

Isaac M. Marks und Randolph M. Nesse, »Fear and Fitness: An Evolutionary Analysis of Anxiety Disorders«, in: *Ethology and Sociobiology* 15, Nr. 5 (1994).

KAJAKPHOBIE

Ivan Lind Christensen und Søren Rud, »Arctic Neurasthenia – the Case of Greenlandic Kayak Fear 1864–1940«, in: *Social History of Medicine* 26, Nr. 3 (2013).

Zachary Gussow, »A Preliminary Report of Kayak-Angst Among the Eskimo of West Greenland: A Study in Sensory Deprivation«, in: *International Journal of Social Psychiatry* 9 (1963).

Klaus Georg Hansen, »Kayak Dizziness: Historical Reflections About a Greenlandic Predicament«, *I FOLK, Journal of the Danish Ethnographic Society* 37 (1996).

KLAUSTROPHOBIE

Benjamin Ball, »On Claustrophobia«, in: *British Medical Journal*, 6. September 1879.

Edgar Jones, »Shell Shock at Maghull and the Maudsley: Models of Psychological Medicine in the UK«, in: *Journal of the History of Medicine and Allied Sciences* 65, Nr. 3 (2010).

Don James McLaughlin, *Infectious Affect: The Phobic Imagination in American Literature*, PhD dissertation, University of Pennsylvania, Philadelphia (2017).

Stanley Rachman, »Claustrophobia«, in: Graham C. Davey (Hg.),
  Phobias: A Handbook of Theory, Research and Treatment, Chichester
  und New York 1997.
Stanley Rachman und Steven Taylor, »Analyses of Claustrophobia«,
  in: *Journal of Anxiety Disorders* 7 (1993).
W. H. R. Rivers, »A Case of Claustrophobia«, in: *The Lancet,* 18. Au-
  gust 1917.
Siegfried Sassoon, *Counter-Attack, and Other Poems,* London 1918.
Anthony Vidler, *Warped Space: Art, Architecture and Anxiety in Mo-
  dern Culture,* Cambridge, Massachusetts 2000.
Minna Vuohelainen, »Cribb'd, Cabined, and Confined«, in: *Journal
  of Literature and Science* 3 (2010).

KLAZOMANIE

G. D. L. Bates, I. Lampert, M. Prendergast und A. E. Van Woerkom,
  »Klazomania: the Screaming Tic«, in: *Neurocase* 2, Nr. 1 (1996).
A. Hategan und J. A. Bourgeois, »Compulsive Shouting (Klazomania) Responsive to Electroconvulsive Therapy«, in: *Psychosomatics*
  54, Nr. 4 (2013).
William Pryse-Phillips, *Companion to Clinical Neurology,* Oxford
  2009.

KLEPTOMANIE

Elaine A. Abelson, »The Invention of Kleptomania«, in: *Signs* 15,
  Nr. 1 (1989).
Anon., »Homicidal Monomania«, in: *Journal of Psychological Medi-
  cine and Mental Pathology* 5, Nr. 20 (1. Oktober 1852).
Anon., »Kleptomania«, in: *The Lancet,* 16. November 1861.
Clara Bewick Colby, »Kleptomania and the Wife's Income«, in: *Wo-
  man's Signal,* 31. December 1896.
Jenny Diski, »The Secret Shopper«, in: *London Review of Books* 26
  (September 2011).
Paul Dubuisson, *Les Voleuses de Grands Magasins,* Paris 1902.
Ronald A. Fullerton und Girish N. Punj, »Shoplifting as Moral Insa-
  nity: Historical Perspectives on Kleptomania«, in: *Journal of Ma-
  cromarketing* 24, Nr. 1 (2004).
Carolynn S. Kohn, »Conceptualisation and Treatment of Kleptoma-

nia Behaviors Using Cognitive and Behavioral Strategies«, in: *International Journal of Behavioral Consultation and Therapy* 2, Nr. 4 (2006).

Thomas Lenz und Rachel MagShamhráin, »Inventing Diseases: Kleptomania, Agoraphobia and Resistance to Modernity«, in: *Society* 49 (2012).

Wilhelm Stekel, *Impulshandlungen. Wandertrieb, Dipsomanie, Kleptomanie, Pyromanie und verwandte Zustände,* Berlin und Wien 1922.

– »The Sexual Root of Kleptomania«, in: *Journal of Criminal Law and Criminolog,* 2, Nr. 2 (1911).

Émile Zola, *Das Paradies der Damen*, übers. von Armin Schwarz, München 1925.

KOUMPOUNOPHOBIE

Anon., »Button Phobia is Ruining My Life«, in: *Metro* (London), 20. April 2008.

Chris Hall, »Can Anything Cure My Lifelong Fear of Cotton Wool?«, in: *Guardian*, 10. November 2019.

Anne Jolis, »Steve Jobs's Button Phobia Has Shaped the World«, in: *Spectator*, 22. November 2014.

Kateri McRae, Bethany G. Ciesielski, Sean C. Pereira und James J. Gross, »Case Study: A Quantitative Report of Early Attention, Fear, Disgust, and Avoidance in Specific Phobia for Buttons«, in: *Cognitive and Behavioral Practice*, 18. September 2021.

Lissette M. Saavedra und Wendy K. Silverman, »Case Study: Disgust and a Specific Phobia of Buttons«, in: *Journal of the American Academy of Child and Adolescent Psychiatry* 41 (2002).

KYNOPHOBIE

Emma Brazell, »China to Recognise Dogs as Pets and Not Food«, in: *Metro* (London), 10. April 2020.

S. E. Cassin, J. H. Riskind and N. A. Rector, »Phobias«, in: V. S. Ramachandran (Hg.), *Encyclopedia of Human Behavior,* Amsterdam 2012.

L. Kevin Chapman, Sarah J. Kertz, Megan M. Zurlage und Janet

Woodruff-Borden, »A Confirmatory Factor Analysis of Specific Phobia Domains in African American and Caucasian American Young Adults«, in: *Journal of Anxiety Disorders* 22, Nr. 2 (2008).

Benoit Denizet-Lewis, »The People Who Are Scared of Dogs«, in: *Pacific Standard*, 24 Juli 2014.

J. Gilchrist, J. J. Sacks, D. White und M.-J. Kresnow, »Dog Bites: Still a Problem?«, in: *Injury Prevention* 14, Nr. 5 (2008).

Marian L. MacDonald, »Multiple Impact Behaviour Therapy in Child's Dog Phobia«, in: *Journal of Behavior Therapy and Experimental Psychiatry* 6, Nr. 4 (1975).

Julia McKinnell, »Big (Bad) Dogs«, in: *Maclean's* 120, Nr. 34 (2007).

Solomon Northup, *Twelve Years a Slave*, New York 1853.

Timothy O. Rentz u. a., »Active Imaginal Exposure: Examination of a New Behavioral Treatment for Cynophobia (Dog Phobia)«, in: *Behaviour Research and Therapy* 41, Nr. 11 (2003).

Shontel Stewart, »Man's Best Friend? How Dogs Have Been Used to Oppress African Americans«, in: *Michigan Journal of Race and Law* 25 (2020).

LACHMANIE

Robert E. Bartholomew und Bob Rickard, *Mass Hysteria in Schools: A Worldwide History Since 1566*, McFarland, California, 2014.

Hilary Evans und Robert Bartholomew, *Outbreak! The Encyclopedia of Extraordinary Social Behavior,* San Antonio 2009.

Suzanne O'Sullivan, »The Healthy Child Who Wouldn't Wake Up: The Strange Truth of ›Mystery‹ Illnesses«, in: *Guardian*, 12. April 2021.

– *The Sleeping Beauties: And Other Stories of Mystery Illness,* London 2021.

LYPEMANIE

G. E. Berrios, »The Psychopathology of Affectivity: Conceptual and Historical Aspects«, in: Psychological Medicine 15, Nr. 4 (1985).

MEGALOMANIE

Horatio Clare, *Heavy Light: A Journey Through Madness, Mania and Healing,* London 2021.

Rebecca Knowles, Simon McCarthy-Jones und Georgina Rowse,
»Grandiose Delusions: A Review and Theoretical Integration of
Cognitive and Affective Perspectives«, in: *Clinical Psychology Re-
view* 31, Nr. 4 (2011).

MIKROMANIE

Anon., »Micromania«, in: *Yorkshire Evening Post*, 22. September
1920.

Lewis Carroll, *Alice im Wunderland*, übers. von Antonie Zimmer-
mann, Frankfurt 2012.

Osman Farooq und Edward J. Fine, »Alice in Wonderland Syndrome: A Historical and Medical Review«, in: *Pediatric Neurology*
77 (2017).

Caro W. Lippman, »Certain Hallucinations Peculiar to Migraine«,
in: *Journal of Nervous and Mental Disease* 116, Nr. 4 (1952).

H. Power, Leonard William Sedgwick und Robert Gray Mayne, *The
New Sydenham Society Lexicon of Medicine and the Allied Sciences*
London, 1879.

MONOMANIE

Mary Elizabeth Braddon, *Lady Audley's Secret*, London 1864.

Emily Brontë, *Die Sturmhöhe*, übers. von Grete Rambach, 4. Aufl.
Frankfurt 1979.

Lennard J. Davis, *Obsession: A History*, Chicago 2008.

Jean-Étienne Dominique Esquirol, *Die Geisteskrankheiten in Beziehung zur Medizin und Staatsarzneikunde*, übers. von Dr. W. Bernhard, 2 Bde., Berlin 1838.

Jean-Pierret Falret, *De la Nonexistence de la Monomanie*, Paris 1854.

Jan Goldstein, »Professional Knowledge and Professional Self-Interest: The Rise and Fall of Monomania in 19th-Century France«, in:
International Journal of Law and Psychiatry 21, Nr. 4 (1998).

Herman Melville, *Moby-Dick oder Der Wal*, übers. von Matthias
Jendis, München 2001.

Edgar Allan Poe, »Berenice«, übers. von Arno Schmidt, in: Kuno
Schumann und Hans Dieter Müller (Hgg.), E. A. Poe, *Das gesamte
Werk in zehn Bänden*, Bd. 2: Arabesken und Detektivgeschichten,
Olten 1979.

Lindsey Stewart, *Monomania: The Life and Death of a Psychiatric Idea in Nineteenth-Century Fiction 1836–1860,* Dissertation Open University 2018.

Kate Summerscale, *Der Verdacht des Mr Whicher oder Der Mord von Road Hill House,* Berlin 2011.

Anthony Trollope, *He Knew He Was Right,* London 1869.

MONOPHOBIE

George Miller Beard, *A Practical Treatise on Nervous Exhaustion (Neurasthenia): Its Symptomes, Nature, Sequences, Treatment,* New York 1880.

Granville Stanley Hall, »A Study of Fears«, in: *American Journal of Psychology* 8, Nr. 2 (1897).

MORD-MONOMANIE

J. P. Eigen, »Delusion in the Courtroom: The Role of Partial Insanity in Early Forensic Testimony«, in: *Medical History* 35 (1991).

Jean Étienne Dominique Esquirol, *Die Geisteskrankheiten in Beziehung zur Medizin und Staatsarzneikunde*, 1, übers. v. W. Bernhard, Berlin 1838.

Michel Foucault, Alain Baudot, Jane Couchman, »About the concept of the ›dangerous individual‹ in 19th-century legal psychiatry«, in: *International Journal of Law and Psychiatry* 1, Nr. 1 (1978).

Jan Goldstein, »Professional Knowledge and Professional Self-Interest: The Rise and Fall of Monomania in 19th-Century France«, in: *International Journal of Law and Psychiatry* 21, Nr. 4 (1998).

David W. Jones, »Moral Insanity and Psychological Disorder: The Hybrid Roots of Psychiatry«, in: *History of Psychiatry* 28, Nr. 3 (2017).

R. Smith, *Trial by Medicine: Insanity and Responsibility in Victorian Trials,* Edinburgh 1981.

Kate Summerscale, *The Wicked Boy: The Mystery of a Victorian Child Murderer,* London 2016.

MUSOPHOBIE

Sigmund Freud, »Bemerkungen über einen Fall von Zwangsneurose«, in: *Jahrbuch für psychoanalytische und psychopathologische Forschungen*, Bd. 1, Leipzig und Wien 1909.

George Orwell, *Mein Katalonien*, übers. von Wolfgang Rieger, München 1964.

– 1984, übers. von Michael Walter, Berlin 1994.

Taylor, D. J., *Orwell: The Life*, London 2003.

MYSOPHOBIE

Frederick Aardema, »Covid-19, Obsessive-Compulsive Disorder and Invisible Life Forms that Threaten the Self«, in: *Journal of Obsessive- Compulsive and Related Disorders* 26 (2020).

Josh M. Cisler, Bunmi O. Olatunji und Jeffrey M. Lohr, »Disgust, Fear, and the Anxiety Disorders: A Critical Review«, in: *Clinical Psychological Review* 29, Nr. 1 (2009).

Valerie Curtis, »Why Disgust Matters«, in: Philosophical Transactions of the Royal Society of Biological Sciences 366, Nr. 1583 (2011).

Jean-Étienne Dominique Esquirol, *Die Geisteskrankheiten in Beziehung zur Medizin und Staatsarzneikunde*, übers. von Dr. W. Bernhard, 2 Bde., Berlin 1838.

Sigmund, Freud »Die Angst«, in: *Vorlesungen zur Einführung in die Psychoanalyse*, Wien 1917 u. ö.

Cassandre Greenberg, »Self-Exposure: Therapy and a Pandemic«, in: *White Review,* August 2020.

William A. Hammons, *Neurological Contributions*, New York 1879.

McLaughlin, Don James, *Infectious Affect: The Phobic Imagination in American Literature,* Dissertation an der University of Pennsylvania, Philadelphia 2017.

Isaac Marks, »Behavioral Treatments of Phobic and Obsessive- Compulsive Disorders: A Critical Appraisal«, in: Michel Hersen, Richard M. Eisler und Peter M. Miller (Hgg.), *Progress in Behavior Modification*, Bd. 1, Amsterdam 1975.

Ira Russell, »Mysophobia«, in: *The Alienist and Neurologist* 1 (Oktober 1880).

MYTHOMANIE

Michèle Bertrand, »Pathological Lying and Splitting of the Ego«, in: *Revue Française de Psychanalyse* 79, Nr. 1 (2015).

Emmanuel Carrère, *Der Widersacher*, übers. von Claudia Hamm, Berlin 2018.

Helene Deutsch, »On the Pathological Lie (Pseudologia Phantastica)«, in: *The Therapeutic Process, the Self, and Female Psychology*, New York 1999.

Charles C. Dike, Madelson Baranoski und Ezra E. H. Griffith, »Pathological Lying Revisited«, in: *Journal of the American Academy of Psychiatry and Law* 33 (2005).

William Healy und Mary Tenney Healy, »Pathological Lying, Accusation, and Swindling«, in: *Criminal Science Monographs No. 1* (1915).

Stephen Grosz, *Die Frau, die nicht lieben wollte*. Und andere wahre Geschichten über das Unbewusste, übers. von Bernhard Robben, Frankfurt 2018.

Andrew Hull, »Pseudologia Fantastica: What is Known and What Needs To Be Known«, in: *Forensic Scholars Today*, 3, Nr. 4 (2018).

Ranit Mishori, Hope Ferdowsian, Karen Naimer, Muriel Volpellier und Thomas McHale, »The Little Tissue that Couldn't – Dispelling Myths about the Hymen's Role in Determining Sexual History and Assault«, in: Reproductive Health, 16 (2019).

Kate Summerscale, *The Haunting of Emma Fielding*, London 2020.

NOMOPHOBIE

Nicola Luigi Bragazzi und Giovanni del Puente, »A Proposal for Including Nomophobia in the New DSM-V«, in: *Psychology Research and Behavior Management* 16, Nr. 7 (2014).

Amber Case, »The Cell Phone and its Technosocial Sites of Engagement«, Dissertation am Lewis and Clark College 2007.

Russell B. Clayton, Glenn Leshner und Anthony Almond, »The Extended iSelf: The Impact of iPhone Cognition, Emotion, and Physiology«, in: *Journal of Computer-Mediated Communication* 20, Nr. 2 (2015).

Charlie D'Agata, »Nomophobia: Fear of Being Without Your Cell Phone«, *CBS News* 3. April 2008.

Keith Griffith, »Cambridge Dictionary Reveals Its Word of the Year: Nomophobia«, in: *Daily Mail*, 30. Dezember 2018.

Chuong Hock Ting und Yoke Yong Chen, »Smartphone Addiction«, in: Ceclia A. Essau und Paul H. Delfabbro (Hgg.) *Adolescent Addiction: Epidemiology, Assessment, and Treatment*, 2. Aufl. Cambridge, Massachusetts, 2020.

NYKTOPHOBIE

David Cohen, J. B. Watson: *The Founder of Behaviourism*, London 1979.

George Devereux, »A Note on Nyctophobia and Peripheral Vision«, in: Bulletin of the Menninger Clinic 13, Nr. 3 (1949).

Tim Edensor, *From Light to Dark: Daylight, Illumination, and Gloom*, Minneapolis 2017.

Sigmund Freud, »Die Angst«, in: *Vorlesungen zur Einführung in die Psychoanalyse*, Wien 1917 u. ö.

Jocelynne Gordon, Neville J. King, Eleonora Gullone, Peter Muris und Thomas H. Ollendick, »Treatment of Children's Nighttime Fears: The Need for a Modern Randomised Controlled Trial«, in: *Clinical Psychology Review* 27, Nr. 1 (2007).

Granville Stanley Hall, »A Study of Fears«, in: *American Journal of Psychology* 8, Nr. 2 (1897).

David A. Kipper, »In Vivo Desensitization of Nyctophobia: Two Case Reports«, in: *Psychotherapy* 17, Nr. 1 (1980).

Peter Muris, Harald Merckelbach, Thomas Hollendick, Neville J. King und Nicole Bogie, »Children's Nighttime Fears: Parent–Child Ratings of Frequency, Content, Origins, Coping Behaviors and Severity«, in: *Behaviour Research and Therapy* 39, Nr. 1 (2001).

NYMPHOMANIE

Lilybeth Fontanesi u. a., »Hypersexuality and Trauma: A Mediation and Moderation Model From Psychopathology to Problematic Sexual Behavior«, in: *Journal of Affective Disorders* 281 (2021).

Richard B. Gartner, *Betrayed as Boys: Psychodynamic Treatment of Sexually Abused Men*, New York 1999.

J. R. Giugliano, »Sex Addiction as a Mental Health Diagnosis: Coming Together or Coming Apart?«, in: *Sexologies* 22, Nr. 3 (2013).

Carol Groneman, *Nymphomanie. Die Geschichte einer Obsession*, Frankfurt 2001.

– »Nymphomania: The Historical Construction of Female Sexuality«, in: *Signs* 19, Nr. 2 (1994).

Barry Reay, Nina Attwood und Claire Gooder, *Sex Addiction: A Critical History*, Cambridge 2015.

Sarah W. Rodriguez, »Rethinking the History of Female Circumcision and Clitoridectomy: American Medicine and Female Sexuality in the Late Nineteenth Century«, in: *Journal of the History of Medicine and Allied Sciences* 63, Nr. 3 (2008).

Keren Skegg, Shyamala Nada-Raja, Nigel Dickson und Charlotte Paul, »Perceived ›Out of Control‹ Sexual Behavior in a Cohort of Young Adults from the Dunedin Multidisciplinary Health and Development Study«, in: *Archives of Sexual Behavior* 39, Nr. 4 (2009).

ODONTOPHOBIE

Dina Gordon, Richard G. Heimberg, Marison I. Tellez und Amid I. Ismail, »A Critical Review of Approaches to the Treatment of Dental Anxiety in Adults«, in: *Journal of Anxiety Disorders* 27, Nr. 4 (2013).

Isaac M. Marks und Randolph M. Nesse, »Fear and Fitness: An Evolutionary Analysis of Anxiety Disorders«, in: *Ethology and Sociobiology*, 15, Nr. 5 (1994).

Rosa de Stefano, »Psychological Factors in Dental Patient Care: Odontophobia«, in: *Medicina 55*, Nr. 10 (2019).

ONIOMANIE

Jean Harvey Baker, *Mary Todd Lincoln: A Biography*, New York 1987.

Bernardo Dell'Osso, Andrea Allen und A. Carlo Altamura, »Impulsive-Compulsive Buying Disorder: Clinical Overview«, in: *Australian and New Zealand Journal of Psychiatry* 42, Nr. 4 (2208).

Darian Leader, *Strictly Bipolar*, London 2013.

ONOMATOMANIE

Daniel Hack Tuke, »Imperative Ideas«, in: *Brain* 17 (1894).

ONYCHOTILLOMANIE

Evan A. Rieder und Antonella Tosti, »Onychotillomania: An Underrecognized Disorder«, in: *Journal of the American Academy of Dermatology* 75, Nr. 6 (2016).

Ivar Snorrason und Douglas W. Woods, »Nail Picking Disorder (Onychotillomania): A Case Report«, in: *Journal of Anxiety Disorders* 28, Nr. 2 (2014).

OPHIDIOPHOBIE

Stephen T. Asma, »Monsters on the Brain: An Evolutionary Episte-
mology of Horror«, in: *Social Research* 81, Nr. 4 (2014).

Charles Darwin, *Der Ausdruck der Gemüthsbewegungen bei dem Menschen und den Thieren*, übers. von J. Victor Carus, 4. Aufl., Stuttgart
1884.

– *Die Abstammung des Menschen*, übers. von J. Victor Carus, Stuttgart
1872.

Granville Stanley Hall, »A Synthetic Genetic Study of Fear: Part 2«,
in: *American Journal of Psychology* 25, Nr. 3 (1914).

Lynne A. Isbell, »Snakes as Agents of Evolutionary Change in Primate Brains«, *Journal of Human Evolution* 51 (2006).

– *The Fruit, the Tree, and the Serpent: Why We See So Well*, Harvard,
Massachusetts, 2009.

Arne Öhman und Susan Mineka, »Fears, Phobias, and Preparedness:
Towards an Evolved Module of Fear and Fear Learning«, in: *Psychological Review* 108, Nr. 3 (2001).

– »The Malicious Serpent: Snakes as a Prototypical Stimulus for an
Evolved Module of Fear«, in: *Current Directions in Psychology* 12,
Nr. 1 (2003).

Arne Öhman, »Phobia and Human Evolution«, in: Larry R. Squire
(Hg.), *Encyclopedia of Neuroscience*, London 2009.

ORNITOPHOBIE

Dell Catherall, »Birdwoman: Or My Fear of Feathers«, in: *Globe and
Mail*, 20. März 2015.

Adam Phillips, *Vom Küssen, Kitzeln und Gelangweiltsein*, Göttingen
1997.

S. Pink »1D Crisis as Birds Flock to US Gigs: Exclusive Niall Pigeon
Phobia Flap«, *Sun* 30. März 2012.

OSMOPHOBIE

Burges Watson, Duika L., Miglena Campbell, Claire Hopkins, Barry
Smith, Chris Kelly und Vincent Deary, »Altered Smell and Taste:
Anosmia, Parosmia and the Impact of Long Covid-19«, in: *PLOS
ONE*, 24. September 2021.

Ahmad Chitsaz, Abbas Ghorbani, Masoumed Dashti, Mohsen

Khosravi und Mohammedreza Kianmehr, »The Prevalence of Os-
mophobia in Migrainous and Episodic Tension Type Headaches«,
in: *Advanced Biomedical Research* 6, Nr. 44 (2017).

OVOPHOBIE

Oriana Fallaci, *The Egotists: Sixteen Surprising Interviews*, Chicago
1963.
Casey McCittrick, *Hitchcock's Appetites: The Corpulent Plots of Desire
and Dread*, London 2016.

PANTOPHOBIE

Wilhelm Stekel, *Impulshandlungen. Wandertrieb, Dipsomanie,
Kleptomanie, Pyromanie und verwandte Zustände*, Berlin und Wien
1922.

PEDIOPHOBIE

Ernst Jentsch, »Zur Psychologie des Unheimlichen«, in: *Psychiat-
risch-Neurologische Wochenschrift* 8, Nr. 22 (1906).
Rachana Pole und G.K.Vankar, »Doll Phobia – Single Session The-
rapy«, in: *Archives of Indian Psychiatry* 13 (2013).
Leo Rangell, »The Analysis of a Doll Phobia«, in: *International Jour-
nal of Psycho-Analysis* 33 (1952).
Laura Spinney, »Spooked? Locating the Uncanny Valley«, in: *New
Scientist*, 29.Oktober 2016.
Kate Summerscale, *The Queen of Whale Cay: The Extraordinary Life of
›Joe‹ Carstairs, the Fastest Woman on Water*, London 1997.

PHONOPHOBIE

Zamzil Amini Asha'ari, Nora Mat Zain und Ailin Razali, »Phono-
phobia and Hyperacusis: Practical Points from a Case Report«, in:
Malaysian Journal of Medical Science 17, Nr. 1 (2010).
Jody Doherty-Cove, »Fight in Sussex over Person ›Eating Too
Loudly‹«, in: *Brighton Argus*, 27.Juli 2021.
Sukhbinder Kumar u.a., »The Brain Basis for Misophonia«, in: *Cur-
rent Biology*, 2.Februar 2017.

PLUTOMANIE

Nick D'Alton, »The American Planet«, in: American History 40, Nr. 4 (2005).

Edwin Lawrence Godkin, »Who Will Pay the Bills of Socialism?«, in: *The Forum* 17 (1894).

Thomas Urquhart, »Ekskybalauron« (1652), in: *Tracts of the Learned and Celebrated Antiquarian Sir Thomas Urquhart of Cromarty*, Edinburgh 1774.

PNIGNOPHOBIE

Richard J. McNally, »Choking Phobia: A Review of the Literature«, in: *Comprehensive Psychiatry*, 35, Nr. 1 (1994).

Öst, Lars-Göran, »Cognitive Therapy in the Case of Choking Phobia«, in: *Behavioural Psychotherapy* 20 (1992).

POGONOPHOBIE

Valerie A. Curtis, »Dirt, Disgust and Disease: A Natural History of Hygiene«, in: *Journal of Epidemiological Community Health* 61, Nr. 8 (2007).

Roald Dahl, *The Twits*, London 1980 (Dt. Ausgabe *Die Trottels*, übers. von Sabine und Emma Ludwig, München 2022).

Sam Jones, »Disney Lifts Beard Ban for Workers«, *Guardian*, 24. Januar 2012.

Ed Lowther, »A History of Beards in the Workplace«, in: *BBC News* 14. August 2013.

Danielle Sheridan, »Why Roald Dahl Bristled at the Sight of Beards«, in: *The Times* (London), 12. September 2015.

David A. Smith und James M. Willson, »Affairs Abroad«, in: *Covenanter* 7 (1851).

Alun Withey, *Concerning Beards: Facial Hair, Health and Practice in England 1650–1900*, London 2021.

POPCORN-PHOBIE

College of Curiosity: »Popcorn (Maizophobia)«, in: *Pantophobia* Folge 5, 28. März 2016.

Mary Douglas, *Reinheit und Gefährdung. Eine Studie zu Vorstellungen von Verunreinigung und Tabu*, Berlin 1985.

PTERONOPHOBIE

Granville Stanley Hall, »A Study of Fears«, in: *American Journal of Psychology* 8, Nr. 2 (1897).

PYROMANIE

American Psychiatric Association, Diagnostic and Statistical Manual 5, Washington 5, DC 2013.

Jonathan Andrews, »From Stack-Firing to Pyromania: Medico-Legal Concepts of Insane Arson in British, US and European Contexts, c. 1800–1913«, in: *History of Psychiatry* 21 (2010).

Lydia Dalhuisen, »Pyromania in Court: Legal Insanity versus Culpability in Western Europe and the Netherlands (1800–1950)«, in: *International Journal of Law and Psychiatry* 58 (2008).

Jean-Étienne Dominique Esquirol, *Die Geisteskrankheiten in Beziehung zur Medizin und Staatsarzneikunde*, übers. von Dr. W. Bernhard, 2 Bde., Berlin 1838.

Sigmund Freud, »Zur Gewinnung des Feuers« (1932), in: *Gesammelte Werke*, Bd. 16, Frankfurt 1960 ff.

Jeffrey L. Geller, Jonathon Eden und Rosa Lynn Pinkus, »A Historical Appraisal of America's Experience with ›Pyromania‹ – a Diagnosis in Search of a Disorder«, in: *International Journal of Law and Psychiatry* 9 (1986).

J. E. Grant, N. Thomarios und B. L. Odlaug, »Pyromania«, in: George Koob (Hg.), *Encyclopedia of Behavioural Neuroscience*, Vancouver 2010.

Nolan D. C. Lewis und Helen Yarnell, *Pathological Fire-Setting (Pyromania)*, New York 1951.

Wilhelm Stekel, *Impulshandlungen. Wandertrieb, Dipsomanie, Kleptomanie, Pyromanie und verwandte Zustände*, Berlin und Wien 1922.

Sarah Wheaton, »Memoirs of a Compulsive Firesetter«, Online-Veröffentlichung am 1. August 2001 unter ps.psychiatryonline.org/doi/full/10.1176/appi.ps.52.8.1035.

SEDATEPHOBIE

Bruce Fell, »Bring the Noise: Has Technology Made Us Scared of Silence?«, in: *The Conversation*, 30. Dezember 2012.

Imke Kirste, Zeina Nicola, Golo Kronenberg und Tara L. Walker, »Is Silence Golden? Effects of Auditory Stimuli and their Absence on Adult Hippocampal Neurogenesis«, in: *Brain Structure and Function* 220 (2015).

SIDERODROMOPHOBIE

George Miller Beard, *A Practical Treatise on Nervous Exhaustion (Neurasthenia): Its Symptoms, Nature, Sequences, Treatment,* New York 1880.

Sigmund Freud, *Drei Abhandlungen zur Sexualtheorie, Gesammelte Werke* Bd. 5, Frankfurt 1960 ff.

– *Aus den Anfängen der Psychoanalyse. Briefe an Wilhelm Fliess, Abhandlungen und Notizen aus den Jahren 1887–1902,* London 1950.

Laura Marcus, *Dreams of Modernity: Psychoanalysis, Literature, Cinema,* Cambridge 2014.

Malcolm Alexander Morris, *The Book of Health,* London 1884.

Peter L. Rudnytsky, ff. *Reading Psychoanalysis: Freud, Rank, Ferenczi, Groddeck,* Ithaca, New York, 2002.

SOZIALE PHOBIE

George Miller Beard, *A Practical Treatise on Nervous Exhaustion (_ Neurasthenia): Its Symptoms, Nature, Sequences, Treatment,* New York 1880.

Xinyin Chen, Kenneth H. Rubin und Boshu Li, »Social and School Adjustment of Shy and Aggressive Children in China«, in: *Development and Psychopathology* 7, Nr. 2 (1995).

Pierre Janet, *Obsessions and Psychasthenia,* Paris 1903.

Christopher Lane, *Shyness: How Normal Behavior Became a Sickness,* New Haven 2007.

Helen Saul, *Phobias: Fighting the Fear,* London 2001.

SYLLOGOMANIE

Charles Dickens, *Bleakhaus,* übers. von Gustav Meyrink, Frankfurt 2003.

E. L. Doctorow, *Homer und Langley,* übers. von Gertraude Krüger, Köln 2011.

Erich Fromm, *Den Menschen verstehen. Psychoanalyse und Ethik* (1947), übers. von Paul Stapf und Ignaz Mühsam, München 2017.

Randy O. Frost und Gail Steketee, *Stuff: Compulsive Hoarding and the Meaning of Things,* New York 2010.

Nikolai Gogol, *Tote Seelen*, übers. von Vera Bischitzky, 5. Aufl. München 2021.

Scott Herring, *The Hoarders: Material Deviance in Modern American Culture, Chicago* 2014.

Allan V. Horwitz, *Creating Mental Illness*, Chicago 2002.

Janet Malcolm, *The Silent Woman: Sylvia Plath and Ted Hughes* (New York, 1993)

Kenneth J. Weiss, »Hoarding, Hermitage, and the Law: Why We Love the Collyer Brothers«, in: *Journal of the American Academy of Psychiatry and the Law* 38, Nr. 2 (2010).

TAPHEPHOBIE

Jan Bondeson, *Lebendig Begraben. Geschichte einer Urangst,* Hamburg 2002.

Matt Moffett, »A Man Called Freud Can't Keep His Phobia Buried«, in: *Wall Street Journal*, 31. Oktober 2008.

Enrico Morselli»Dysmorphophobia and Taphephobia: Two Hitherto Undescribed Forms of Insanity with Fixed Ideas« [englische Übersetzung einer Abhandlung von 1891], in: *History of Psychiatry* 12, Nr. 45 (2001).

Edgar Allan Poe, »Das vorzeitige Begräbnis«, übers. von Hans Wollschläger, in: Kuno Schumann und Hans Dieter Müller (Hgg.), E. A. Poe, *Das gesamte Werk in zehn Bänden*, Bd. 4: Phantastische Fahrten, Faszination des Grauens, Olten 1979.

TELEPHONOPHOBIE

Anon., »Gossip«, in: *Merthyr Express*, 8. November 1913.

Australian Associated Press, »Queen Mary Fears Phones«, in: *Sun* (Sydney), 12. März 1953.

Daisy Buchanan, »Wondering Why That Millennial Won't Take Your Phone Call? Here's Why«, in: *Guardian*, 26. August 2016.

Sigmund Freud, *Das Unbehagen in der Kultur,* Wien 1930.

Robert Graves, *Goodbye to All That*, London 1929 (dt. Ausgabe *Strich drunter*, übers. von Gottfried Reinhold Treviranus, Berlin 1930.

Rob Stott, »Telephonophobia: It's a Real Thing«, in: *Now Associations*, 11. Oktober 2013.

David Trotter, *The Uses of Phobia: Essays on Literature and Film*, Malden, Massachusetts, 2010.

John Zilcosky, *Kafka's Travels: Exoticism, Colonialism and the Traffic of Writing*, London 2004.

TETRAPHOBIE

Anon., »Nothing to Fear … But Four Itself«, in: *Economist* 5 (Dezember 2015).

Anon., »Tetraphobia and Doing Business in Asia«, in: *Acclaro*, 4. April 2012.

Jo Chim, »Tetraphobia: Overcoming My Fear of Four«, 24. August 2020, medium.com/@jochim/tetraphobia-15778da79bd1.

David P. Philips, George C. Liu, Kennon Kwok, Jason R. Jarvinen, Wei Zhang und Ian S. Abramson, »The *Hound of the Baskervilles* Effect: A Natural Experiment on the Influence of Psychological Stress on the Timing of Stress«, in: *British Medical Journal*, 22. Dezember 2001.

THALASSOPHOBIE

Seán J. Harrington, »The Depths of Our Experience: Thalassophobia and the Oceanic Horror«, in: Jon Hackett und Seán Harrington (Hgg.), *Beasts of the Deep: Sea Creatures and Popular Culture*, London 2018.

Alan J. Jamieson, Glenn Singleman, Thomas D. Linley und Susan Casey, »Fear and Loathing of the Deep Ocean: Why Don't People Care About the Deep Sea?«, in: *ICES Journal of Marine Science*, 21. Dezember 2020.

H. P. Lovecraft ›Dagon‹, in: *The Vagrant*, 11 (1919) (dt. Ausgabe unter http://www.hplovecraft.de).

Kate Lyons, »Mining's New Frontier: Pacific Nations Caught in the Rush for Deep-Sea Riches«, *Guardian*, 23. Juni 2021.

TOKOPHOBIE

Kristina Hofberg und Ian Brockington, »Tokophobia: An Unreasoning Dread of Childbirth«, in: *British Journal of Psychiatry* 176, Nr. 1 (2000).

Laura Jacobs, »The Devil Inside: Watching *Rosemary's Baby* in the Age of #MeToo«, *Vanity Fair*, 31. Mai 2018.

Ashley Lauretta, »Too Afraid to Have a Baby«, in: *The Atlantic*, 29. Juni 2016.

Maeve A. O'Connell, Patricia Leahy-Warren, Ali S. Khashan, Louise C. Kenny und Sinéad M. O'Neill, »Worldwide Prevalence of Tocophobia in Pregnant Women: Systematic Review and Meta-Analysis«, in: *Acta Obstetricia et Gynecologica Scandinavica*, 30. März 2017.

P. Slade, K. Balling, K. Sheen und G. Houghton, »Establishing a Valid Construct of Fear of Childbirth: Findings from In-Depth Interviews with Women and Midwives«, in: *BMC Pregnancy and Childbirth* 19 (2019).

TRICHOMANIE

Charles Baudelaire, *Gedichte in Prosa*, übers. von Camill Hoffmann, Leipzig 1918.

Robert Graves, *The Common Asphodel*, London 1949.

Richard von Krafft-Ebing, *Psychopathia sexualis. Eine klinisch-forensische Studie* (1886), 16. Aufl. Stuttgart 1924.

TRICHOTILLOMANIE

Bridget Bradley und Stefan Ecks, »Disentangling Family Life and Hair Pulling«, in: *Medical Anthropology* 10 (2018).

Hemali Chhapia, »Ordinary Jains into Extreme Penance: Every Hair Pulled Out«, in: *Times of India*, 19. August 2012.

François Henri Hallopeau, »Alopecia par Grattage (Trichomania ou Trichotillomania)«, in: *Annales de Dermatologie et Syphilologie* 10 (1889).

Pierre Janet, »On the Pathogenesis of Some Impulsions«, in: *Journal of Abnormal Psychology* 1, Nr. 1 (1906).

Miri Keren, Adi Ron-Miara, Ruth Feldman und Samuel Tyano, »Some Reflections on Infancy-Onset Trichotillomania«, in: *Psychoanalytic Study of Childhood* 61 (2006).

Jemima Khan, »Beautiful Women Who Tear Out Their Hair«, in: *The Times* (London), 22. Februar 2009.

Daniela G. Sampaio und Jon E. Grant, »Body-Focused Repetitive Behaviors and the Dermatology Patient«, in: *Clinical Dermatology* 36, Nr. 6 (2018).

S. Swedo und J. Rapoport, »Trichotillomania«, in: *Journal of Child Psychology and Psychiatry and Allied Disciplines* 32 (1991).

TRISKAIDEKAPHOBIE

Melissa Chan, »Why Friday the 13th Is a Real Nightmare for Some People«, *Time*, 13. Oktober 2017.

Scott Grier und Alex R. Manara, »Admission to Bed 13 in the ICU Does Not Reduce the Chance of Survival«, in: *Journal of Critical Care* 48 (2018).

Brian Handwerk und John Roach, »Where Our Fear of Friday the 13th Came From«, in: *National Geographic*, 13. November 2015.

TRYPOPHOBIE

Jennifer Abbasi, »Is Trypophobia a Real Phobia?«, in: *Popular Science*, 25. Juli 2011.

Anon., »Living with Trypophobia: a Fear of Honeycomb-Like Patterns«, in: *USNews.com*, 30. Oktober 2017.

Chrissie Giles, »Why Do Holes Horrify Me?«, in: *Mosaic*, Wellcome, 12. November 2019.

Tom R. Kupfer und An T. D. Le, »Disgusting Clusters: Trypophobia as an Overgeneralised Disease Avoidance Response«, in: *Cognition and Emotion* 32, Nr. 4 (2018).

Juan Carlos Martinez-Aguayo u. a., »Trypophobia: What Do We Know So Far? A Case Report and Comprehensive Review of the Literature«, in: *Frontiers in Psychiatry* 9 (2018).

Ali Szubiak, »Kendall Jenner Suffers From ›Really Bad‹ Trypophobia«, in: *Popcrush*, 18. August 2016.

TULPENMANIE

Hilary Evans und Robert Bartholomew, *Outbreak! The Encyclopedia of Extraordinary Social Behavior*, San Antonio 2009.

Anne Goldgar, *Tulipmania: Money, Honor, and Knowledge in the Dutch Golden Age,* Chicago 2007.

Charles Mackay, *Zeichen und Wunder. Aus den Annalen des Wahns,* übers. von Kurt Jürgen Huch, Frankfurt a.M. 1992.

URINOPHOBIE

Mark Hay, »How People Deal with Having Shy Bladder Syndrome«, in: *Vice,* 31. Mai 2018.

Kenley L. J. Kuoch, Denny Meyer, David W. Austin und Simon R. Knowles, »A Systematic Review of Paruresis: Clinical Implications and Future Directions«, in: *Journal of Psychosomatic Research* 98 (2017).

XENOPHOBIE

David M. Amodio, »The Neuroscience of Prejudice and Stereotyping«, in: *Neuroscience* 15 (2014).

Joanna Bourke, *Fear: A Cultural History,* London 2005.

Amanda Hess, »How ›Phobic‹ Became a Weapon in the Identity Wars«, in: *New York Times,* 20. Januar 2016.

Joost Meerloo Abraham Mauritis, *Aftermath of Peace: Psychological Essays,* New York 1946.

Mark Schaller, »The Behavioural Immune System and the Psychology of Human Sociality«, in: *Philosophical Transactions of the Royal Society of Biological Sciences,* 12. Dezember 2011.

XYLOPHOBIE

David Alegre Lorenz, »Fear and Loathing on the Eastern Front: Soviet Forests and the Memory of Western Europeans in the German Military Forces, 1941–1944«, in: *Journal of Modern European History* 19, Nr. 1 (2021).

ZOOPHOBIE

Graham C. L. Davey u. a., »A Cross-Cultural Study of Animal Fears«, in: *Behaviour Research and Therapy* 36 (1998).

Jakub Polák, Silvie Rádlová u. a., »Scary and Nasty Beasts: Self-Reported Fear and Disgust of Common Phobic Animals«, in: *British Journal of Psychology,* 11. Juni 2019.

Vincent Taschereau-Dumouchel u. a., »Towards an Unconscious Neural Reinforcement Intervention for Common Fears«, in: *Proceedings of the National Academy of Sciences of the United States of America* 114, Nr. 13 (2018).

DANK

Ich bin all denjenigen unendlich dankbar, die mit mir über dieses Buch gesprochen oder es in Teilen gelesen haben – besonders durch die langen Phasen des Lockdowns hindurch –, zu ihnen gehören Anjana Ahuja, Hal Currey, Graham Davey, Rose Dempsey, Shomit Dutta, Miranda Fricker, Victoria Lane, Sinclair McKay, Ruth Metzstein, Robert Randall, John Ridding, Laurence Scott, Sophie Scott, Wycliffe Stutchbury, Ben Summerscale, Juliet Summerscale und Frances Wilson. Mein besonderer Dank gilt auch den Mitarbeitern und Mitarbeiterinnen der Wellcome Collection und der British Library sowie Martha Stutchbury für ihre wundervolle Recherchearbeit.

Vielen Dank an alle, die an der Produktion dieses Buches beteiligt waren, allen voran meine brillante Lektorin Francesca Barrie von Wellcome Collection, und auch Alex Elam, Andrew Franklin, Graeme Hall, Pete Dyer, Hannah Ross, Rosie Parnham, Jack Murphy, Claire Beaumont und Ellen Johl von Profile Books, und Ann Godoff, Virginia Smith Younce und Caroline Sydney von Penguin Press. Ich danke auch Kate Johnson für ihre außerordentliche redaktionelle Bearbeitung und Nathan Burton und James Alexander für das Design. Wie immer auch ein großes Dankeschön an meine Literaturagenten Georgia Garrett und Melanie Jackson, und an Honor Spreckley. Ich widme dieses Buch in Liebe meinem Sohn Sam.

PHOBIEN

MANIEN

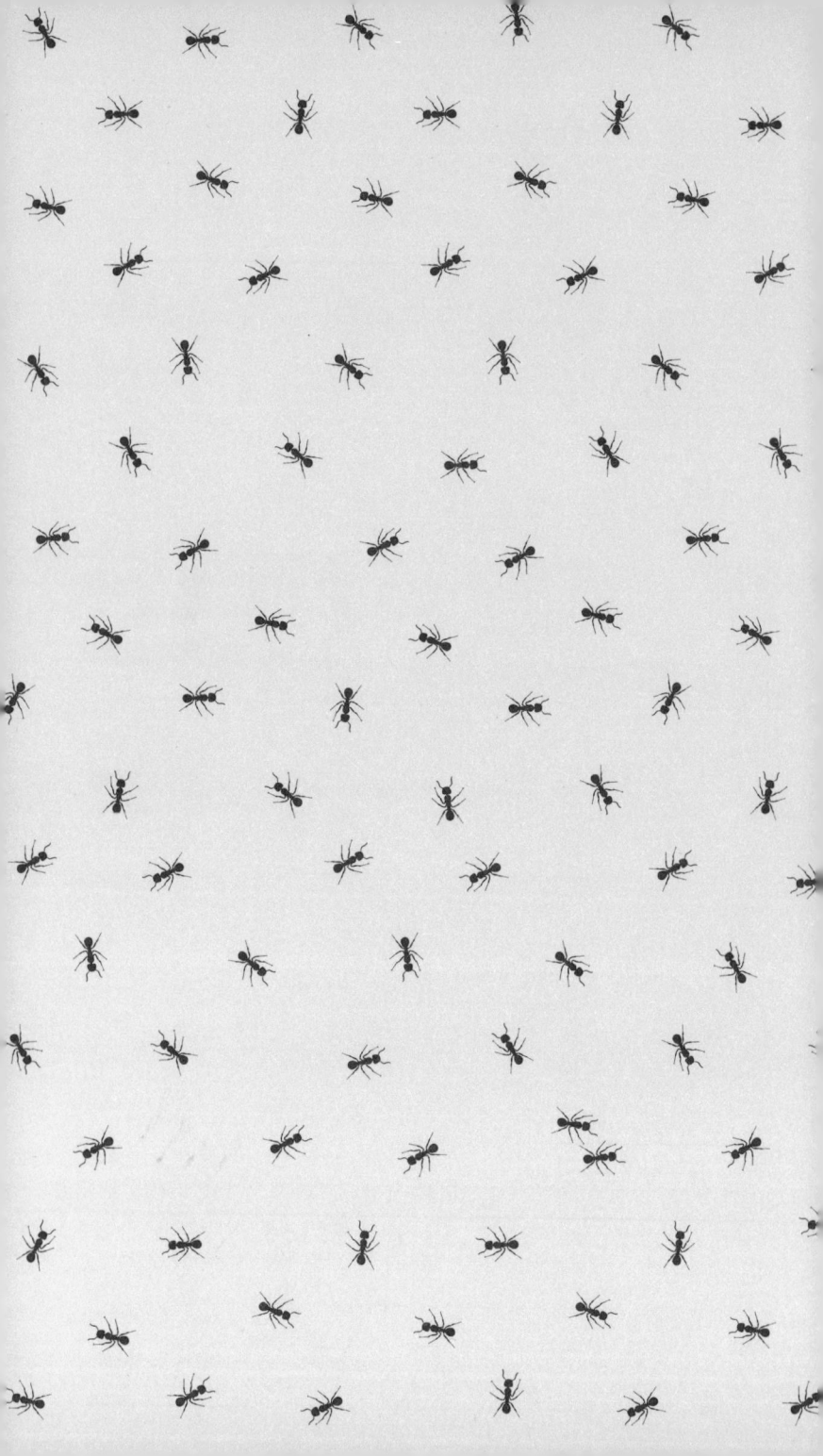